"十四五"职业教育国家规划教材

烹饪营养与安全

Pengren Yingyang yu Anquan

（第三版）

（烹饪类专业）

主 编 张怀玉

U0298908

高等教育出版社·北京

内容简介

本书是"十四五"职业教育国家规划教材，根据烹饪专业"烹饪营养与卫生"课程教学基本要求，参照有关行业的职业技能鉴定标准，在第二版的基础上修订而成。

本书共分三部分内容：绪论；基础理论，内容包括营养学基础、食品安全基础、各类食品的营养价值及其安全控制、餐饮行业食品安全管理；实习指导。全书内容紧贴专业实际，具有较强的实践性和可操作性。

本书配有学习卡资源，按照书后"郑重声明"页中的提示，登录我社 Abook 网站，可获取相关教学资源。

本书可作为中等和五年制高等职业院校烹饪类专业，包括中餐烹饪专业、西餐烹饪专业、中西面点专业等的教材，也可作为相关行业岗位培训教材和自学用书。

图书在版编目（ＣＩＰ）数据

烹饪营养与安全／张怀玉主编. --3版. --北京：高等教育出版社，2022.1（2024.5重印）

ISBN 978-7-04-056929-2

Ⅰ. ①烹… Ⅱ. ①张… Ⅲ. ①烹饪-营养卫生-中等专业学校-教材②食品卫生-中等专业学校-教材 Ⅳ. ①R154②R155.5

中国版本图书馆 CIP 数据核字（2021）第 175688 号

策划编辑　苏　杨　　　责任编辑　苏　杨　　　封面设计　李小璐　　　版式设计　徐艳妮
责任校对　马鑫蕊　　　责任印制　沈心怡

出版发行	高等教育出版社	网　　址	http://www.hep.edu.cn
社　　址	北京市西城区德外大街4号		http://www.hep.com.cn
邮政编码	100120	网上订购	http://www.hepmall.com.cn
印　　刷	运河（唐山）印务有限公司		http://www.hepmall.com
开　　本	889mm×1194mm　1/16		http://www.hepmall.cn
印　　张	14.75	版　　次	2002 年 12 月第 1 版
字　　数	300 千字		2022 年 1 月第 3 版
购书热线	010-58581118	印　　次	2024 年 5 月第 7 次印刷
咨询电话	400-810-0598	定　　价	34.00 元

本书如有缺页、倒页、脱页等质量问题，请到所购图书销售部门联系调换

版权所有　侵权必究
物 料 号　56929-A0

第三版前言

本书在《烹饪营养与卫生》(第二版)基础之上,根据近年来食品营养与安全研究的新进展,并结合多年来的烹饪教学实践修订而成。修订过程落实立德树人根本任务,坚持"实践导向"原则,以素质培养为基础、以能力培养为本位,强化职业精神、职业道德培育,内容体现必需、实用、够用。本书以新成果和新数据,以及权威专业书籍为主要参考,力求内容新颖、实用、完整,描述准确又通俗易懂。

1995年我国颁布了《中华人民共和国食品卫生法》。为保证食品安全,保障公众身体健康和生命安全,2009年2月28日,第十一届全国人大常委会第七次会议通过了《中华人民共和国食品安全法》(以下简称《食品安全法》),2015年4月24日,经第十二届全国人大常委会第十四次会议修订,2018年12月29日经第十三届全国人大常委会第七次会议第一次修正,2021年4月29日经第十三届全国人大常委会第二十八次会议第二次修正。

《食品安全法》中管理部门职责更加明确,体现了预防为主的思想。《食品安全法》是适应新形势发展的需要,为了从制度上解决现实生活中存在的食品安全问题,更好地保证食品安全而制定的,是食品行业学习者和从业者都要遵守的国家法令,因而本书书名改为《烹饪营养与安全》(第三版),并在修订内容中增加《食品安全法》中的新理论、新要求。

修订后的教材内容保持原教材结构,内容主要变化是:删除了某些原来作为选修的内容,添加了新知识、新成果;整合了内容量过少的小节,添加了过去被忽略却又非常重要的内容。例如,第一章营养学基础,删去了上版第十二节(不同国家的膳食结构特点),将上版第十一节(几种人群的膳食特点)修订为"几种人群的膳食特点与膳食原则";第二章食品安全基础,将上版第二、三、九、十三节内容分别进行了整合,并增加了"寄生虫污染及控制"一节;第三章各类食品的营养价值及其安全控制,上版共13节内容,本版整合为11节;第四章餐饮行业食品安全管理,第一节更新了对《食品安全法》的介绍,并对其他三节进行了调整和扩容,从"物""人"及"行为过程"三个方面论述了食品卫生与食品安全管理问题。

修订后的教材总学时仍为72学时,教师可以根据具体教学情况灵活把握深度与广度,但在教学中应该尽量保证基本理论的完整性及其与实践的相关性。

具体学时分配如下(供参考):

模块类别	教学内容	教学时数		
		总计	课堂授课	实验实习
绪论	绪论	1	1	
基础理论	营养学基础	11	11	
	食品安全基础	18	18	
	各类食品的营养价值及其安全控制	18	18	
基础理论	餐饮行业食品安全管理	10	10	
实习指导	实习指导	10	2	8
选学与机动	选学内容、机动安排	2	2	
总复习	复习指导	2	2	
合计		72	64	8

本教材配有《烹饪营养与安全学习指导与训练》(第三版),以帮助学生复习巩固所学内容。同时还配有与课程相关的教学课件和教案,按照书后"郑重声明"页中的提示,登录 Abook 网站,即可获得相关学习资源。

由于编者水平有限,书中存在不足之处在所难免,敬请读者提出宝贵意见和建议,以便进一步修订完善。读者意见反馈邮箱:zz_ dzyj@ pub. hep. cn。

编者

2022 年 11 月

第一版前言

本书是根据教育部颁布的"中等职业学校烹饪专业课程设置"中主干课程"烹饪营养与卫生"教学基本要求，并参照劳动部职业技能鉴定中心等单位制定的规范及中级技术工人等级考核标准，编写的中等职业教育国家规划教材。

《烹饪营养与卫生》一书，既是中等职业学校烹饪专业主干课教材，也是中等职业学校饭店服务与管理专业和旅游服务与管理专业的基础课教材，也可作为旅游、饭店系统职工培训教材。通过这门课的学习，学生可了解食物的各种营养成分和对人体的作用，并获得对食品原料的卫生处理以及如何保证人体健康等理论基础知识。本书对如何进行食品卫生管理，饮食行业从业人员职业道德规范要求，中华人民共和国食品卫生法做了相应的阐述，目的是使学生今后从事烹饪工作及饭店、旅游工作具有一定的理论基础与法制观念。

本书在编写中力求体现当前教育改革精神，体现我国加入世界贸易组织之后，国际国内烹饪营养与卫生发展的新动向，同时在"加强能力"方面更重视实验实践技能的培养，使学生更能胜任实际工作。

本书内容选择体现了"以就业为导向，以能力为本位，以应用为目的"，与相应的职业资格标准衔接，强化技能教学，满足职业岗位"应知""应会"的需要；力求取材合适、深浅适中、通俗易懂、删繁就简，体现"少而精"，利教利学。

参加本书编写工作的有广州市旅游职业高级中学蒋建基老师和西安旅游职业中专张怀玉老师。书中的第一章和第三章由张怀玉老师编写；前言与绪论、第二章、第四章、实验与实习指导以及附录由蒋建基老师编写。全书由蒋建基总纂。

《烹饪营养与卫生》授课总时数为72学时，具体学时分配可参照下表：

模块类别	教学内容	教学时数		
		总计	课堂授课	实验实习
基础理论模块	绪论	1	1	
	营养学概述	8	8	
	食品卫生	20	20	
	各类食品的营养价值及其卫生	20	20	
	食品卫生管理	10	10	

模块类别	教学内容	教学时数		
		总计	课堂授课	实验实习
实验实践模块	实验与实习指导	8	2	6
选学与机动模块	选学内容与机动安排	3	3	
总复习	复习指导	2	2	
合计		72	66	6

本书由全国中等职业教育教材审定委员会审定，哈尔滨商业大学杨铭铎教授担任责任主审，杨铭铎和刘静波审阅了此稿，在此表示衷心感谢。

由于水平有限，书中的不足之处在所难免，敬请广大读者提出宝贵意见。

编者

2002 年 8 月

目　　录

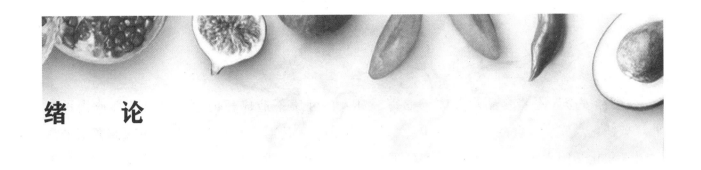

绪　论

一、烹饪食品的营养

何谓营养？营养是人体为了维持正常的新陈代谢、生长发育、免疫修复等生理功能，通过摄取、消化、吸收而利用食物中营养素的综合过程。

营养学是营养科学体系中的最基本内容，它是以营养素为主线，研究营养素的性质和生理功能、在人体内的消化吸收及代谢过程、需要量及膳食参考摄入量、营养评价及食物来源等的科学。烹饪营养学是基于营养学的一门实用科学。它不仅涉及人体对营养素的需要，还涉及烹饪过程对食物营养素的影响。根据营养学的基础理论，在烹饪过程中应充分保留或释放食物中的营养成分，合理调配膳食，以满足人体对营养素的需要。

本书关于营养方面讲述的主要内容有：人体必需的营养素及对营养素的需要；各种食物的营养价值及其在加工烹调中营养素的变化、损失与保存问题；人体不同生理状况及不同劳动(体力、脑力)条件下的营养需求量和供给量。

现代科学证明，人类从饮食中得到的营养物质(即营养素)至少有6种，即糖类、脂类、蛋白质、无机盐、维生素、水。

合理营养，要求进入体内的各种营养物质种类全、数量足，质和量分配适当，这就可以促进婴幼儿、青少年生长发育，改进成年人健康状况，使人精力充沛，体格健壮，生产、工作效率提高，使人类对疾病的抵抗力增强，并防止过早衰老，延年益寿。相反，饮食中营养物质供应不足、分配不当或不均衡，则会直接影响身体发育和健康。营养不足会使儿童体形矮小、瘦弱甚至畸形；成年人缺乏精神，易于疲劳，工作效率低，还会出现各种营养缺乏症，如软骨病、夜盲症；营养失衡会造成身体肥胖，易引发动脉粥样硬化、高血压、糖尿病等多种慢性疾病。由此可见，营养与健康的关系极为密切，正确引导国民的饮食消费结构，科学膳食，合理营养，在国家繁荣昌盛、人民生活水平不断提高的今天，显得格外重要。

二、烹饪食品的安全

"食品安全"是指食品对人体无毒害，对人体健康不造成任何急性、亚急性或慢性危害。烹饪食品安全是食品安全体系中的一门实用科学，以影响食品安全最为主要和普遍的生物因素和化学因素为主线，研究它们的形成原因、可能造成的危害、预防危害的措施，以及烹调方法对食品安全性的影响，以保障食品安全，保证人体健康。

如果说食物中所含的营养成分是食物营养价值的关键，那么，保证食物无毒害便是食物的基础。食物原料如果被化学有害物质污染，化学有害物质进入体内会进一步浓缩、积聚而导致人体慢性中毒；烹调方法不科学，不注意卫生问题，某些致病微生物或寄生虫有可能导致人体疾患，也可能产生有害物质，影响人体健康。另外，厨房及进餐环境如果不符合卫生要求也会造成食品安全隐患。总之，各环节都要注意遵守卫生要求，否则，再富含营养的食物也会失去其食用价值。

本书食品安全讲述的内容有：影响食品安全的微生物、食品腐败变质的原因、食品受有害生物和化学物质的污染，以及违规使用食品添加剂对人体健康的危害及预防；食物中毒及其预防；食品安全标准及其监测；食品加工、烹饪等从业人员和餐饮企业的卫生管理及食品安全的相关法规等。

三、烹饪食品营养与安全的关系

随着我国经济文化不断发展，烹饪营养与安全知识已经不仅仅用于指导和规范旅游宾馆、酒店、餐饮企业的经营，也逐渐走进了百姓生活，指导家庭日常生活饮食。

无论你在哪里，无论你做什么，"吃"都是人类生活共同的第一要素。"吃"可以是一种文化，但它首先是一门实用科学，不遵守"吃得科学"就会发生各种疾病。既要吃饱，又要吃好，这个"饱"字，可理解为身体获得了均衡的、足量的营养素供给；这个"好"字可以理解为既吃得"安全"又获得"感官满足"。"健康的身体是吃出来的"，这就是目前营养科学的新理念。

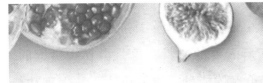

第一章　营养学基础

学习目标

1. 了解食品中各种营养素与人体健康及烹饪之间的关系。
2. 理解食品中营养素的吸收与转化、烹饪与消化的关系。
3. 掌握营养素在烹饪过程中的损失过程及减少损失的方法。

 案例

名模"姐妹花"先后"瘦死"

2006年，18岁的艾利安娜·拉摩斯和22岁的路茜尔名模姐妹花来自乌拉圭。在阿根廷追求模特事业的姐姐路茜尔为了让自己更加骨感，3个月中除了莴苣叶外不吃任何东西，身高1.8 m的她最后体重减到47 kg。8月，由于严重营养不良，路茜尔在一场模特秀后突然心脏衰竭，不治身亡。

2007年2月13日，也就是在路茜尔死亡6个月后，妹妹艾利安娜在位于乌拉圭的家中突然死亡。警方初步尸检发现，同样身高1.8 m的艾利安娜也是死于营养不良，她的体重只有40 kg。

"姐妹花"在半年之内相继"瘦死"。2006年12月，21岁的巴西模特安娜为保持苗条身材，每顿饭只吃苹果和番茄，最后也在巴黎突然死亡。模特因过度节食引发营养不良，最终导致的一幕幕悲剧再次在时尚界引起了对模特审美标准的争议。西班牙首都马德里时装周规定模特的身体质量指数不能低于18。已有5名女模特由于过分"皮包骨"被禁止登台走秀。意大利米兰、美国纽约等时尚重镇也纷纷跟进……巴西圣保罗时装周还要求所有登台模特提供健康证书。

摘自《华商报》(2007年2月16日转载英国《泰晤士报》)

人体的各种生理活动，如胃肠蠕动、神经传导、体液的维持，以及工作、学习、运动所需要的能量都来源于食物，身体的生长发育和组织更新所需要的原料，也是由食物供给的。因此，人体每天必须摄入一定量的食物。食物中能够供给人体能量，维持机体正常生理功能和生长发育、生殖等生命活动和运动的有效成分，称为营养素。

除氧气外，人体需要的必需营养素主要有：糖类、脂类、蛋白质、无机盐、维生素和水六类，通常称为六大营养素。

营养素在体内有三大功能：

（1）作为构成和修复细胞组织结构的原料。

（2）为细胞新陈代谢及机体生理活动提供能量。

（3）调节和控制细胞新陈代谢过程及生理机能。

第一节　糖　　类

一、糖类的组成和分类

糖类主要是由碳、氢、氧三种元素组成的一类有机化合物，大多数糖类的氢氧比例为2∶1，与水相同，故也称为碳水化合物。它是绿色植物经光合作用的产物。糖类是自然界中较丰富的有机物质，如日常食用最多的淀粉类食品（大米、面粉、玉米、甘薯、马铃薯等）、食糖（蔗糖、葡萄糖、蜂蜜等）和膳食纤维（纤维素、半纤维素、果胶、藻胶等）都属于这类化合物。它在人们每日膳食中的摄入量远远超过了蛋白质和脂肪，是供给人体能量的重要物质。

糖类根据其分子结构和组成的不同，可以分为单糖、双糖和多糖三大类。

1. 单糖

单糖分子结构最简单并且是不能水解的最基本的糖分子，由3~6个碳原子或更多个碳原子组成。单糖为结晶物质，易溶于水，有甜味，不经消化就可为人体直接吸收利用。在营养上有重要作用的单糖是葡萄糖、果糖和半乳糖三种。

（1）葡萄糖　是单糖中最重要的一种，分子式为$C_6H_{12}O_6$，是自然界广泛存在的六碳糖，主要存在于植物性食物中，一般水果中含量最为丰富，如柑橘、西瓜、甜瓜、葡萄，且以葡萄中含量最高，为其干重的20%。葡萄糖对人体很重要，人体血糖主要就是葡萄糖，其在体内氧化可释放能量供机体利用。

（2）果糖　分子式与葡萄糖相同，但结构不同，亦为六碳糖，为白色晶体，是最甜的一种糖，其甜度为蔗糖的1.75倍。果糖一般存在于水果中，但以蜂蜜中含量最高。食物中的果糖在人体内转变为肝糖原，然后分解为葡萄糖。

（3）半乳糖　半乳糖是二糖类的乳糖经消化后，一半转变为半乳糖，另一半转变为葡萄糖。半乳糖的甜度比葡萄糖低，当然更低于果糖。它在人体内可转变成肝糖原而被利用，又是构成神经组织的重要成分。

此外，还有一些单糖的衍生物，如山梨糖、甘露醇；有几种 5 个碳原子的单糖及其衍生物也很重要，如核糖及脱氧核糖（构成核糖核酸、脱氧核糖核酸，为生物遗传物质）、阿拉伯糖、木糖等在食物中也有少量存在。

2. 双糖

双糖，也称二糖，是由两分子单糖脱水缩合而成的化合物，属于低聚糖。双糖味甜，多为结晶体，易溶于水，不能直接被人体所吸收，在消化道中必须经过酶的水解作用，生成单糖以后才能被吸收利用。与生活关系密切的双糖有蔗糖、麦芽糖和乳糖。

（1）蔗糖　蔗糖是由一分子葡萄糖和一分子果糖缩合而成，在甘蔗和甜菜中含量特别丰富，日常食用的红糖、白糖、砂糖都是蔗糖。纯净的蔗糖为白色晶体，易溶于水，熔点为 185~186℃。当加热至 200℃ 时变成焦糖（俗称糖色）。烹调中红烧类菜肴的酱红色，就是利用这一性质将白糖炒成焦糖着色而成。蔗糖的甜度仅次于果糖。

（2）麦芽糖　麦芽糖是由两分子葡萄糖缩合而成，为针状晶体，易溶于水。它在各种谷类种子发出的芽中含量较多，尤以麦芽中含量最多，所以称为麦芽糖。我们食用淀粉类食品（米、面制品）时，在口腔中慢慢咀嚼能感觉到甜味，就是唾液淀粉酶将淀粉水解成麦芽糖的缘故。唾液、胰液中含有的淀粉酶都能将淀粉水解成麦芽糖，麦芽糖经麦芽糖酶水解形成两分子葡萄糖后，才能被人体吸收。麦芽糖也是一种被普遍应用的食用糖，我们平时吃的饴糖，其主要成分就是麦芽糖。饴糖是糕点、面包的配方原料和烹饪的常用原料，如烤鸭、烧饼等食品的制作常用饴糖。饴糖在加热时随温度的升高可产生浅黄至红黄、酱红、焦黑等不同的色泽。

（3）乳糖　由一分子葡萄糖和一分子半乳糖缩合而成的双糖，为白色晶体，较难溶于水，它只存在于乳汁中。人乳中乳糖含量为 7.5%~8.5%，牛乳中为 4%~6%，羊乳中为 4.5%~5%。

乳糖在肠道中吸收较慢，而有助于乳酸菌的生长繁殖。乳酸菌可对抗腐败菌的繁殖和生长，可防止婴儿的某些肠道疾病。

乳糖在乳酸菌的作用下可分解成乳酸，这是牛乳容易变酸的原因，也是制造酸牛乳、酸奶酪的基本原理，乳糖的甜度仅为蔗糖的 1/6。

糖类不都是甜的，各类糖的甜度也不尽相同。一般以蔗糖的甜度为 100 作为标准，各类糖的相对甜度分别是：果糖为 175，葡萄糖为 75，山梨糖为 50，甘露糖为 40，麦芽糖和半乳糖均为 32，乳糖为 16。

3. 多糖

多糖是由若干个单糖分子缩合而成的高分子物质，构成多糖的单糖分子数量不一，可以是几百、几千，这是一类复杂的糖。多糖无甜味，但经过消化酶的作用，其可分解为单糖，多糖中的淀粉、糖原、纤维素在营养上有重要作用。淀粉和糖原是能被人体消化吸收的多糖类，而纤维素是不能被人体消化吸收的多糖类。

（1）淀粉　淀粉是一种十分重要的多糖，在当今世界范围内，人类膳食中最基本和最丰富的糖类是淀粉。淀粉是绿色植物光合作用所形成的植物贮藏物质，谷类、豆类、坚果类及马铃薯、甘薯、芋头、山药等块根、块茎类的植物性食物中含量都很丰富。如谷类的淀粉含量为70%~80%，干豆类为50%~60%，甘薯为23%~24%。

淀粉因结构的不同而分为直链淀粉和支链淀粉两种。能溶于热水的可溶性淀粉为直链淀粉，不溶于热水只能在热水中膨胀的为支链淀粉。淀粉无甜味也不溶于冷水，但加水加热至沸时，就会形成糊精（俗称糨糊），这称为糊化作用。糊化后的淀粉有黏性，遇冷产生胶凝作用，副食中的粉条、粉丝、粉皮，糕点中的烫面就是利用淀粉这一特性制成的。

淀粉在酶的作用下，依次分解为糊精、麦芽糖和葡萄糖，最后以葡萄糖形式被机体吸收利用。含淀粉的食物在高温作用下就能产生糊精，如烤饼干、面包或馒头表面那层棕黄色的硬壳，熬米粥时表面那层黏性膜都是淀粉变成了糊精。糯米中含糊精较多。糊精在肠道中有利于嗜酸杆菌的生长，其可减轻肠内细菌的腐化作用，小儿腹泻时常给一些烤黄的干馒头片吃，就是利用这种原理。

（2）糖原　糖原存在于动物体内，被称为"动物淀粉"，其结构与支链淀粉相似，也是由许多葡萄糖分子组成的，只是葡萄糖缩合时产生的分支淀粉较多。糖原是动物体储存糖的主要形式，它在维持能量平衡方面起着十分重要的作用。当饮食中糖或脂肪摄入过多时，一部分就转变成糖原储存在肝脏和肌肉中；而当细胞内缺糖时，糖原就转变成葡萄糖供机体利用。

人体内储存的糖原不多，约370 g，其中肌糖原约245 g，肝糖原约108 g，其他组织糖原约17 g。人体内糖原所提供的热量只为人体全天需要量的60%，因此，必须每日按餐摄入所需的糖类食品，否则人体就会动用体内储备的脂肪、蛋白质来满足机体对热量的消耗。

（3）纤维素　纤维素是一类复杂的多糖，是构成植物细胞壁的主要成分。它存在于谷类、豆类和种子的外皮（如米糠、麦麸、干豆皮），以及蔬菜（茎、叶、果实）、海藻与水果之中。植物纤维统称为膳食纤维或食物纤维，包括纤维素、半纤维素和果胶等。膳食纤维不能被人体所利用，因为人体中不具有分解纤维素的酶。但它们是非常重要的膳食成分。

膳食纤维具有较大的容水量,能形成高黏度的溶液,还具有结合胆酸作用、阳离子交换能力及易被大肠内细菌酵解等特性。膳食纤维的生理作用与这些特性有密切关系。

首先,膳食纤维具有降低血浆胆固醇的作用。这被认为是膳食纤维可防治高胆固醇血症和动脉粥样硬化等心血管疾病的原因。摄入富含水溶性纤维素的食物,如燕麦、大麦(含有混合键β-葡聚糖)、荚豆类和蔬菜,一般可使血浆总胆固醇降低 $10\% \sim 50\%$,主要降低的是低密度脂蛋白胆固醇。

从某种意义上讲,肝就像一台吸尘器,把从血液中吸取的胆固醇转换成胆汁,再把胆汁运送到胆囊中储存。胆囊把胆汁挤入小肠,在小肠中胆汁起到必不可少的消化作用。一些胆汁与膳食纤维结合,随粪便排出体外:(a)当食物富含纤维素,多数胆固醇以胆汁的形式排出体外;(b)当食物中纤维素含量低时,大部分胆固醇被重吸收,回到血液中(图1-1-1)。

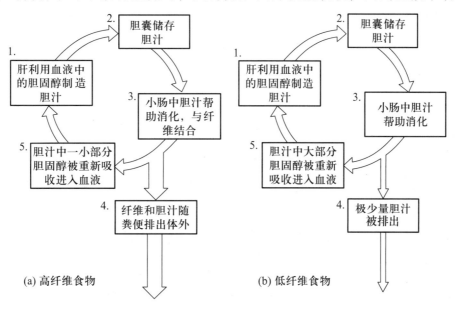

图 1-1-1　膳食纤维降低血液中胆固醇的一种途径

其次,膳食纤维能改善血糖生成反应。主要是能使血胰岛素升高,从而减少餐后血糖的生成,对治疗糖尿病有利。

再次,膳食纤维能改善大肠功能。膳食纤维影响大肠功能的作用包括缩短食物及其残渣在肠内的通过时间,增加粪便量及排便次数,稀释大肠内容物,以及为正常存在于大肠内的菌群提供可发酵的底物。膳食纤维的这种功能可使肠内细菌合成的有毒产物(如多环芳烃、亚硝酸盐、胺、酚、氨等)快速排出,减少其与肠黏膜接触的时间,有助于预防结肠癌、痔疮和治疗习惯性便秘。

但是,过多的膳食纤维可降低营养素的利用率,如较大量的膳食纤维可使脂肪和蛋白质的表观可利用率降低 $2\% \sim 3\%$,这主要是因为它能明显降低小肠消化酶的作用,此外它还可成为消化作用的物理屏障。食物中(如谷类和水果)的纤维素还可能影响某些矿质元素的吸收,如铜、铁、钙、锌,但这种作用一部分是由于食物中的植酸所致。

二、糖类的生理功能

1. 供给能量

糖类是人体进行生命活动的最主要的能源物质。我国居民膳食中总热量的 60% ~ 70%（有的地方可达 80%）都是由糖类供给的。葡萄糖是取得能量的基本形式，每克葡萄糖在体内氧化可产生能量 17 kJ（约 4 kcal），比等量脂肪所产生的能量虽然低一些，但淀粉类食物来源广、价廉、耐储存，其性价比优于脂肪和蛋白质。葡萄糖在体内氧化放出能量较其他营养素快，能及时满足机体对能量的需要，氧化产物二氧化碳和水也易于排出，这些特点显得尤为重要。

据生理与临床实践证明：糖类是神经系统和心肌的主要能源，又是肌肉活动的主要燃料，对维持神经系统和心脏的正常功能、增强耐力、提高工作效率都是必需的，葡萄糖尤其是脑、红细胞和肾髓质的必需能源。

2. 构成机体组织的主要成分

糖类是构成机体组织的一种重要物质，所有神经组织、细胞和体液中都含有糖类。糖蛋白是细胞膜、软骨、骨骼、眼球角膜及玻璃体的组成成分，糖脂是神经组织、细胞膜、激素和酶的重要成分，核糖和脱氧核糖是构成核酸和脱氧核糖核酸的主要成分。

3. 帮助脂肪氧化和节省蛋白质

体内的脂肪代谢需要有足够的糖类来促进氧化，糖量不足时，脂肪氧化不完全而产生酮体堆积，从而发生酸中毒，所以糖类具有辅助脂肪氧化抵抗生酮的作用。糖类对于蛋白质在体内的代谢也很重要，膳食中糖源充足，蛋白质就不必充当能量来源，对蛋白质在体内的消耗就能起保护作用。

4. 护肝和解毒

糖类还和肝的解毒作用有关。当摄入足量的糖类时，肝糖原储存就充足，有利于肝素的合成，从而增强了肝功能及合成肝素的能力。肝素能与四氯化碳、酒精、砷、酚、重金属等有毒物质结合而使其失去毒性，对由各种细菌感染所引起的毒血症也有较强的解毒作用。当肝糖原不足时，肝功能下降，肝脏解毒作用显著减弱，肝细胞也会受到损害。

此外，糖在烹调中常用来调味、增色、提高食欲。乳糖在促进婴幼儿生长发育中也起着重要作用。

三、糖类的需要量和食物来源

人们膳食中糖类的供给量，主要因饮食习惯、生活水平和劳动强度的不同而异，一般认为每日平均需糖量以占总能量供给的 50%～65% 为宜。

　　糖类的食物来源主要是植物性食品，如谷类、豆类、根茎类(芋头、藕等)。这些食品中含有大量的淀粉和少量的单糖、双糖，蜂蜜中糖的含量也很高。蔬菜和水果除含有少量的单糖外，还是膳食纤维的主要来源。此外，动物性食品中的乳类也是糖类的来源之一。高糖类饮食可使运动员的耐力提高至高脂肪饮食的 3 倍(图 1-1-2)。

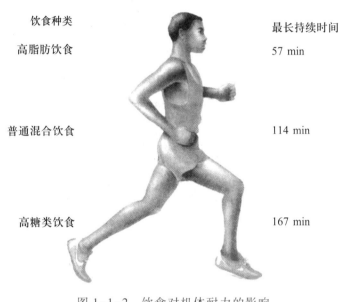

饮食种类	最长持续时间
高脂肪饮食	57 min
普通混合饮食	114 min
高糖类饮食	167 min

单糖、双糖及多糖归纳总结

图 1-1-2　饮食对机体耐力的影响

知识拓展

什么是植物化学物质？

　　多年以来，医学和营养学专家在研究营养与健康和疾病的关系的过程中，不约而同地将注意力集中到了食物中已知营养素以外的化学成分，他们发现这些成分在慢性病预防及抗衰老方面有着极其重要的作用。由于食物中这种已知营养素以外的化学成分多来源于植物，故泛称为植物化学物质。

　　植物化学物质是食物中的生物活性成分，它们不是营养素，因此人体并不像依赖营养素那样必须摄入这些成分。但是，植物化学物质在人体生物化学反应过程中起着至关重要的作用，对人体健康的作用不亚于维生素和无机盐，因而被视为半必需营养素。植物化学物质在人体内不能储存，故人体必须经常性摄入含有植物化学物质的食物。

　　植物化学物质具有多种生理功能，如抗氧化作用、调节免疫功能、抗感染、降低血液胆固醇含量、平衡激素、抗癌、延缓衰老，因此具有保护人体健康、预防心血管疾病和癌症等慢性病的作用。

　　现已确定的植物化学物质有 100 多种，包括酚类、萜类、含硫化合物、植物多糖等。

酚类化合物（包括生物类黄酮）在柑橘类、苹果、梨、红葡萄、樱桃、黑梅、桃、杏等水果和胡萝卜、芹菜、番茄、菠菜、洋葱、西蓝花、莴苣、黄瓜等蔬菜，以及谷物、豆类、茶叶、葡萄酒、咖啡豆、可可豆中含量较多。萜类化合物主要存在于柑橘类水果，胡萝卜、辣椒等绿叶蔬菜，食品调料和香料及一些植物油、黄豆等中。含硫化合物主要存在于西蓝花、甘蓝、白萝卜、葱、洋葱、大蒜、韭菜等中。植物多糖，如香菇多糖、银耳多糖、甘薯多糖、枸杞多糖，在菌类和藻类中含量较多，一些蔬菜水果中也少量含有。

第二节 脂 类

脂类也是一类重要的营养素，它以各种形式存在于人体的各种组织中，具有重要的生理作用。

一、脂类的组成和分类

脂类是脂肪和类脂的总称。脂肪主要含有碳、氢、氧 3 种元素，但脂肪所含碳、氢的比例比糖类大，而氧的比例却较小，所以脂肪可氧化的成分多，发热量比糖类要高，是一种高热能营养物质。日常生活中所说的脂肪主要由 1 分子的甘油与 3 分子的脂肪酸组成，称为甘油三酯，也就是中性脂肪。脂肪中的脂肪酸根据其分子中是否含有双键可分为饱和脂肪酸和不饱和脂肪酸。分子中不含双键的称为饱和脂肪酸，含有双键的称为不饱和脂肪酸。含饱和脂肪酸较多的脂类在常温下呈固体，称为脂，如动物脂肪——猪油、牛油、羊油；含不饱和脂肪酸较多的脂类在常温下呈液体，称为油，如植物油——菜油、花生油、豆油、芝麻油。从营养学角度来说，脂肪酸还可分为必需脂肪酸和非必需脂肪酸。亚油酸是最重要的必需脂肪酸。

类脂主要也是由碳、氢、氧 3 种元素组成，有的还含有磷、氮、硫等元素。类脂包括糖脂、磷脂、固醇类和脂蛋白。在营养学上，特别重要的是磷脂和固醇两类化合物。重要的磷脂有卵磷脂和脑磷脂。卵磷脂主要存在于脑、肾、肝、心、蛋黄、大豆、花生、核桃、蘑菇等之中；脑磷脂主要存在于脑、骨髓和血液中。固醇类又分为胆固醇和类固醇（包括豆固醇、谷固醇、酵母固醇）。胆固醇主要存在于脑、神经组织、肝、肾和蛋黄中；类固醇中的豆固醇存在于大豆中，谷固醇存在于谷胚中，酵母固醇存在于酵母与蕈类中。

二、脂类的生理功能

1. 储存和供给能量

脂肪被人体吸收后，一部分经氧化产生能量，在脂肪中常见的硬脂酸反应式如下：

$$C_{17}H_{35}COOH+26O_2=18CO_2+18H_2O+热量$$

每克脂肪在人体内氧化可供给热量 38 kJ（约 9 kcal），比等量的糖类和蛋白质的发热量高一倍多。从食物中得到的脂肪，一部分储存在体内，如大网膜、肠系膜等处。当人体的能量消耗量多于摄入量时，就动用储存的脂肪来补充能量。所以储存脂肪是储备能量的一种方式。当人体处于饥饿状态时或手术后，有 85% 的能量来自储存脂肪。冬眠动物和骆驼也都是靠储存的脂肪来维持其在"断食"期间的生存的。

2. 构成身体组织

脂肪是构成人体细胞的主要成分，如类脂中的磷脂、糖脂和胆固醇是组成人体细胞膜结构类脂层的基本原料。糖脂在脑和神经组织中含量最多。脂肪在人体内也占一定的比重，男子体内脂肪一般占体重的 10%~20%，女子体内脂肪所占的比重高于男子。近年来，大量研究证明大脑的病变与缺乏胆固醇和脂肪(多为不饱和脂肪酸)有关。脂肪和胆固醇是大脑神经细胞膜结构和功能以及神经突触生长和发展所不可缺少的物质。大脑只占人体质量的2%，但胆固醇含量却占机体总胆固醇的 25%，占大脑质量的 1/5。患病的大脑中严重缺乏胆固醇和脂肪。

3. 维持体温、保护脏器

脂肪的导热性能差，不易传热，分布在皮下的脂肪具有防止体内热量过度散失和防止外界辐射热侵入的功能，对维持体温和御寒起着重要作用。分布在内脏周围的脂肪组织犹如软垫，起着保护内脏免受撞击、减少摩擦防震的作用，以及固定、支持内脏的作用。

4. 促进脂溶性维生素的吸收

维生素 A、维生素 D、维生素 E、维生素 K 及 β-胡萝卜素均不溶于水，只溶于脂肪或脂肪溶剂(如乙醚、苯、氯仿)，称为脂溶性维生素。膳食中的脂肪是脂溶性维生素的良好溶剂，这些维生素伴随着脂肪的吸收而同时被吸收，当膳食中缺乏脂肪或发生吸收障碍时，体内脂溶性维生素就会因此而缺乏。

5. 供给必需脂肪酸

必需脂肪酸是指对人体生命活动所必需的脂肪酸，它不能在人体内合成或合成不足，而必须从食物脂肪中摄取。目前已经肯定的必需脂肪酸是亚油酸。不饱和脂肪酸中的亚麻酸、花生四烯酸，虽然也有必需脂肪酸的活性，但可由亚油酸转变而来。

必需脂肪酸是组织、细胞的组成成分，在人体内构成机体组织，并有调节人体生理功能的作用。它对线粒体和细胞膜尤为重要，在体内参与磷脂的合成，并以磷脂的形式出现在线粒体和细胞膜中；参与胆固醇的转运和代谢(胆固醇只有和必需脂肪酸结合，才能在体内正常转运和代谢，若必需脂肪酸缺乏，胆固醇将与饱和脂肪酸结合，不能在体内正常转运、代谢，可能在体内沉积，尤其可能在血管中沉积)；保护皮肤及减轻放射线照射所造成的损伤(新组织的生长和受损组织的修复都需要亚油酸)；有利于妊娠和促进乳汁分泌；促进人体生长发育(尤其是婴儿，缺乏必需脂肪酸时生长缓慢，并可能出现皮肤症状，如皮肤湿疹或皮肤干燥、脱屑，这些症状可通过食用含有丰富亚油酸的油脂而得到改善)；亚油酸在人体内可转变为花生四烯酸，后者是高生物活性物质——前列腺素、血栓素和前列环素的前体。正常成年人每日最少需要供给亚油酸 $6\sim8$ g，以占总能量的 $1\%\sim2\%$ 为宜。从海洋鱼类油脂中分离出的二十碳五烯酸(EPA)和二十二碳六烯酸(DHA)对人体也具有必需脂肪酸的生理活性。在食用富含 EPA 和 DHA 的传统膳食的爱斯基摩人(冰岛)中，心脑血管疾病的发病率极低。

不同的食用油脂，其亚油酸的含量不同。几种食物中亚油酸的含量见表 1-2-1。

表 1-2-1　几种食物中亚油酸的含量(占食物中脂肪酸总量的百分率)　　　　单位:%

食物名称	亚油酸含量	食物名称	亚油酸含量
棉籽油	55.6	牛肉	5.8
豆油	52.2	牛油	3.9
玉米油	47.8	羊肉	9.2
芝麻油	43.7	羊油	2.0
花生油	37.6	牛乳	4.4
米糠油	34.0	鸡肉	24.2
菜籽油	14.2	兔肉	20.9
猪油	8.3	鲤鱼	16.4
奶油	3.6	鲫鱼	6.9
猪肉(瘦)	13.6	带鱼	2.0
猪肉(肥)	8.1	大黄鱼	1.9
猪肝	15.0	鸡油	24.7
猪肾	16.8	鸡蛋黄	11.6
猪心	24.4	鸡蛋粉	13.0
猪肠	14.9	鸭肉	22.8

引自：葛可佑，《中国营养科学全书》，人民卫生出版社，2004.

三、食用脂肪的营养价值

食物中的各种脂肪，因其来源和组成成分的不同，其营养价值也有所差异。评定一种脂肪营养价值的高低，主要取决于脂肪的消化吸收率，以及必需脂肪酸的含量及脂溶性维生素的含量。

1. 脂肪的消化率

脂肪一般不溶于水，相对密度也小于水，所以浮在水面上。它虽不溶于水，但经胆汁的乳化作用变成细微的颗粒，便可和水混合均匀，成为乳白色的混合液，然后被胰和肠中的脂肪酶水解，被小肠吸收和利用。人体对食用脂肪的消化率与脂肪的熔点密切相关，熔点较低的脂肪容易消化；熔点接近体温或低于体温的脂肪，其消化率较高，营养价值也较高；熔点在50℃以上的脂肪则较难被消化和吸收。脂肪的熔点又与其低级脂肪酸和不饱和脂肪酸的含量有关，不饱和脂肪酸和低级脂肪酸含量越高，其熔点越低，也越容易消化和吸收。几种食用脂肪的熔点与消化率见表1-2-2。

表1-2-2　几种食用脂肪的熔点与消化率

脂肪名称	熔点	消化率/%
羊脂	44~55℃	81
牛脂	42~50℃	89
猪脂	36~50℃	94
乳脂	28~36℃	98
椰子油	28~33℃	98
花生油	常温下为液体	98
菜籽油	（同上）	99
棉籽油	（同上）	98
豆油	（同上）	98
芝麻油	（同上）	98
茶油	（同上）	91
橄榄油	（同上）	98
玉米油	（同上）	97
鱼肝油	（同上）	98
葵花子油	（同上）	96.5

注：数据来源同表1-2-1。

2. 必需脂肪酸的含量

脂肪中含必需脂肪酸越多，该脂肪的营养价值就越高。植物油（椰子油除外）中含必需脂肪酸较多，动物脂肪中则含量较少。不同油脂中饱和脂肪酸、单不饱和脂肪酸、多不饱和脂肪酸所占的含量比例不同，见表1-2-3。一般说来，动物脂肪含必需脂肪酸较少，其营养价值不如植物油。

表 1-2-3 　不同油脂中三种脂肪酸的含量　　　　　　　　单位:%

油脂名称	饱和脂肪酸	单不饱和脂肪酸	多不饱和脂肪酸
猪油	43.2	47.9	8.9
牛油	61.8	34.0	4.8
羊油	57.3	36.1	5.1
豆油	15.9	24.7	58.4
花生油	18.5	40.0	38.3
玉米油	15.4	30.0	54.6
橄榄油	13.8	75.1	11.1
茶油	9.9	79.9	10.2
棕榈油	43.4	44.4	12.1
椰子油	92.0	6.5	1.5

注：相关数据摘自《食品营养学》，化学工业出版社，2012。

3. 脂溶性维生素的含量

动物的储备脂肪（板油）几乎不含维生素，一般组织器官中的脂肪含有少量维生素，而肝中的脂肪含有丰富的维生素 A、维生素 D，奶和蛋黄的脂肪中维生素 A、维生素 D 含量也很丰富。植物油中维生素 A、维生素 D 较为缺乏，但维生素 E 含量较动物脂肪为高。如维生素 E 的含量，每 100 g 中棉籽油为 87 mg，豆油为 93 mg，菜籽油为 61 mg，芝麻油为 69 mg，花生油为 42 mg，葵花子油为 35 mg，猪油仅有 5 mg，黄油只有 2.1~3.5 mg。

四、膳食中脂肪的来源和供给量

人类膳食脂肪是由各种食物中可见的和不可见的脂肪组成，而烹调用油是膳食脂肪的主要来源。

膳食中的脂肪主要来自植物性和动物性两类食物。植物性脂肪的来源，有菜籽、花生、大豆、芝麻、玉米、棉籽、核桃和其他果仁，以及麦胚、米糠等；动物性脂肪的来源，有猪油、牛油、羊油、鱼油、奶油、蛋黄油和禽类油（鸡油、鸭油）等。

膳食中脂肪的供给量受民族、地方习惯和气候等因素的影响而有所差别，目前一般认为以占每日能量供给量的 20%~30% 为宜，应多食用含必需脂肪酸较多的油脂，这是包括食物所含的脂肪和烹调用油一并计算在内的需要量。膳食中饱和脂肪酸过高，可能诱发肥胖病、高脂血症、冠心病等，于健康不利。

脂肪的摄入也不能过少，如过少，势必增加糖类的摄取量而减少其他营养素的摄取量，并且还会妨碍脂溶性维生素的吸收而发生皮肤干燥症。尤其是长期严重缺乏多不饱和脂肪酸，可能出现多种系统疾病。

关于脂类的营养学问题，目前认识还不够统一，对于心脑血管疾病的真正诱因，还有待于进一步研究证实。

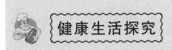 **健康生活探究**

肥胖的危害不可小视

说起肥胖，人们就会很容易地联想到营养过剩，其实这是一种误解。肥胖是体内脂肪堆积过多造成的，究其根源是长期的能量摄入过剩，而不是营养过剩。能量摄入过多，消耗过少，多种营养素摄入不均衡是造成脂肪堆积的根本原因。

肥胖会给人体健康带来多种危害。肥胖程度不同，对人体健康带来的危害程度不同。研究表明，肥胖病患者的心脏病、高血压、糖尿病发病率是正常体重者的 3 倍；动脉硬化的发病率是正常体重者的 2~3 倍；癌症的发病率是正常体重者的 2 倍。肥胖还可以引起脑卒中、高脂血症及呼吸道疾病、皮肤病等多种疾病。

目前，儿童和青少年的肥胖病患者日益增多。一项调查显示，我国城市学生超重及肥胖率高达 12.03%，并且每年还以 8% 的速度递增。肥胖儿童神经垂体遭脂肪浸润后会阻碍促性腺激素和生长激素的合成，从而严重影响生长发育、生殖器官发育和性发育。男孩易出现前列腺发育不良、睾丸萎缩，形成小睾丸、小阴茎，使生殖器发育停留在儿童期，到成年期可能会出现性功能障碍，严重者无法生育。女孩往往月经初潮提前，成年后可能出现排卵障碍、卵子发育不良、雌激素和孕激素大幅度降低乃至消失，可能导致不孕。肥胖还可能增加孩子患血液循环系统疾病、糖尿病及其他内分泌系统疾病的危险，还会影响儿童心理和智力的健康发育和行为能力。

第三节 蛋 白 质

蛋白质是生命存在的形式，也是生命的物质基础。复杂的生命活动，主要是由组成生物体的无数蛋白质分子的活动来体现的。人体对蛋白质长期摄入不足，就会对机体造成一定的损害；若严重不足，可引起营养性水肿，所以食物中的蛋白质是人体最需要的几种营养素之一。

一、蛋白质的组成和分类

1. 蛋白质的化学组成

（1）元素组成　蛋白质是一种化学结构非常复杂的含氮高分子有机化合物，它在人体细胞中的含量仅次于水，占细胞干重的50%以上。组成蛋白质的元素，主要有碳、氢、氧和氮四种，有的蛋白质还含有硫、磷、铁、镁、碘等其他元素，组成复杂的结合蛋白。蛋白质的元素组成见表1-3-1。

表1-3-1　蛋白质的主要元素组成　　　　　　　　　　　　单位:%

组成元素	碳	氢	氧	氮	硫	其他微量元素			
						磷	铁	镁	碘
含量或所在食物种类举例	50~55	6.7~7.3	19~24	13~19	0~4	牛奶中奶酪蛋白含磷	血中血红蛋白含铁	绿色蔬菜的叶绿蛋白含镁	甲状腺中的甲状腺球蛋白含碘

注：数据来源同表1-2-1。

蛋白质与糖类、脂类组成的相同之处是都含有碳、氢、氧三种元素，不同之处是蛋白质还含有氮元素，所以，蛋白质是一种含氮有机物。氮是蛋白质组成上的特征，因此，糖类和脂类都不能代替蛋白质。

（2）氨基酸　蛋白质主要是由20种氨基酸组成的一种化学结构非常复杂的高分子有机化合物。氨基酸是组成蛋白质的基本单位，也是蛋白质消化后的最终产物。人体对蛋白质的需要实际上是对氨基酸的需要。

氨基酸是一种非常特殊的化合物，它的一端为羧基（—COOH），使它具有酸性；而在与羧基相连的碳原子上又连有氨基（—NH$_2$），使氨基酸又具有碱性。氨基酸根据其营养学作用可分为两大类：一类是必需氨基酸，另一类是非必需氨基酸。

（3）必需氨基酸　所谓必需氨基酸是指人体内不能合成或合成的速度远不能满足机体的需要，必须从每日膳食中供给一定的数量，否则就不能维持机体氮平衡的氨基酸。成年人的必需氨基酸有8种，即异亮氨酸、亮氨酸、赖氨酸、甲硫氨酸（蛋氨酸）、苯丙氨酸、苏氨酸、色氨酸和缬氨酸。此外，对婴儿，组氨酸也是必需氨基酸。食物蛋白质中，一种或数种必需氨基酸缺少或不足时，就会使机体合成蛋白质受到限制，因此限制了此种蛋白质的营养价值，这类氨基酸就称为限制性氨基酸。限制性氨基酸中相对含量最低的称为第一限制性氨基酸，正是这些氨基酸严重影响机体对蛋白质的利用，并决定了蛋白质的质量。食物中最主要的限制性氨基酸为赖氨酸和甲硫氨酸。通常赖氨酸是谷类蛋白质的第一限制性氨基酸，而甲硫氨酸则是大多数非谷类植物（如花生、大豆）蛋白质的第一限制性氨基酸。此外，小麦、大麦、燕麦和大米还缺乏苏氨酸，玉米缺乏色氨酸，这分别是它们的第二限制性氨基酸。

（4）非必需氨基酸　非必需氨基酸并非机体不需要这些氨基酸，只是因为这部分氨基酸能在人体内合成，或者可以由其他氨基酸转变而来，故称为"非必需氨基酸"。非必需氨基酸包括甘氨酸、丙氨酸、谷氨酸、组氨酸、酪氨酸、胱氨酸、丝氨酸、半胱氨酸、脯氨酸、羟脯氨酸、天门冬氨酸、精氨酸和羟谷氨酸。人体内的酪氨酸（非必需氨基酸）可由苯丙氨酸（必需氨基酸）转变而来，胱氨酸（非必需氨基酸）可由甲硫氨酸（必需氨基酸）转变而来，甲硫氨酸、胱氨酸及半胱氨酸之间也有转变关系。因此，当膳食中酪氨酸与胱氨酸含量丰富时，体内就不必耗用苯丙氨酸和甲硫氨酸来合成这两种非必需氨基酸。由于这种关系，有人将酪氨酸、胱氨酸等氨基酸，称为半必需氨基酸。

2. 蛋白质的营养分类

组成蛋白质的基本单位是氨基酸。由于各种食物蛋白质的氨基酸组成（种类、数量、比例）不同，其营养价值也各不相同，在营养学上一般可将蛋白质分为以下三大类。

（1）完全蛋白质　是一种质量优良的蛋白质，所含必需氨基酸种类齐全，数量充足，相互间比例也恰当，近似于人体蛋白质的氨基酸模式。用此类蛋白质作为膳食蛋白质唯一来源时不但能维持人体的生命和健康，还能促进生长与发育。如乳类中的酪蛋白、乳蛋白，蛋类中的卵清蛋白及卵黄磷蛋白，肉类中的白蛋白和肌蛋白，鱼类中的蛋白质，大豆中的大豆蛋白，小麦中的麦谷蛋白和玉米中的谷蛋白，都属于完全蛋白质。

（2）半完全蛋白质　此类蛋白质所含必需氨基酸种类齐全，但相互间比例不恰当，有的过多，有的过少，氨基酸组成不平衡，将其在膳食中作为唯一蛋白质来源时，只能维持生命，却不能促进生长。如小麦、大麦中的麦胶蛋白属此类蛋白质。

（3）不完全蛋白质　这是一类所含必需氨基酸种类不全的蛋白质，若将此类蛋白质作为膳食蛋白质的唯一来源，既不能维持机体健康，也不能促进生长，而且还会使正常生长的机体出现日趋消瘦的现象。如动物骨、皮中的胶原蛋白，它们缺少胱氨酸、酪氨酸与色氨酸；还有玉米中的胶原蛋白，也缺少色氨酸与赖氨酸，它们均属于不完全蛋白质。

一般说来，动物性食物中的蛋白质营养价值高。植物蛋白质由于与人体蛋白质的氨基酸组成差异较大，且大多缺乏赖氨酸、甲硫氨酸、苏氨酸和色氨酸中的一种或几种，即便是大豆蛋白，其甲硫氨酸含量亦显不足，因此营养价值低。

二、蛋白质的生理功能

生命的产生、存在与消亡，无一不与蛋白质相关，也就是说，人体的每一种生命活动和生理功能都是由蛋白质来完成的，蛋白质在生命活动中起着极为重要的作用。蛋白质的功能很多，现介绍几种主要功能。

1. 构成和修补机体组织

蛋白质是构成和修补机体组织的主要原料。人体的肌肉、皮肤、内脏、血液、神经、骨骼等组织甚至毛发、指甲无一不是由蛋白质构成的。身体的生长发育、衰老组织的更新、疾病和创伤后组织细胞的修复，都是依靠食物蛋白质源源不断地供给氨基酸，人体利用这些氨基酸，在遗传基因的严格控制下合成各种人体所需的蛋白质来完成的修复更新。所以无论对婴幼儿、儿童或成年人，都要不断地补充新的蛋白质。成人体内蛋白质占 16.3%~18%。

2. 调节生理功能

人体的生命活动是通过成千上万种生化反应来实现的，而这些反应都需要酶来催化。具有各种各样特异作用的酶，绝大部分是蛋白质。许多具有调节新陈代谢作用的激素也是蛋白质(如胰岛素)。某些氨基酸在体内具有解毒作用，如半胱氨酸、甲硫氨酸和甘氨酸能与侵入体内的有毒物质相结合，变成无毒物质排出体外。血浆白蛋白能协助维持细胞内外液的正常渗透压；血液红细胞中的血红蛋白能够维持体液的酸碱平衡。

3. 运输功能

人体内氧气和二氧化碳的运输是通过血红蛋白来完成的。此外，许多重要物质的转运及遗传信息的传递也是在蛋白质的参与下实现的。

4. 构成抗体和干扰素

血液中的抗体对抗侵袭人体的细菌和病毒等有害物质，具有保护人体的作用。抗体是由蛋白质组成的；被称为抑制病毒的法宝和抗癌生力军的干扰素，也是糖和蛋白质的复合物。

5. 供给能量

蛋白质也是供给能量的营养素之一。膳食中的蛋白质和破损组织的蛋白质分解成氨基酸后，除用于合成人体所需的蛋白质外，其他多余的或不符合要求的可氧化分解，为人体提供能量。倘若其他生热营养素提供的能量不能满足机体需要，体内就会动用膳食中的蛋白质为人体提供能量，以满足机体的需要。所以，必须为人体提供充足的糖类和脂肪，才能发挥蛋白质应有的营养价值。

三、食物中蛋白质的营养价值

食物蛋白质最重要的作用是供给人体合成自身蛋白质所需要的氨基酸。食物中蛋白质营养价值的高低，主要取决于其所含必需氨基酸的种类、含量及其相互比例是否与人体内蛋白质的氨基酸组成相近，越相近则营养价值越高。

评定食物中蛋白质的营养价值有许多方法，但总的来说，无非从"量"——食物中蛋白质的含量；"质"——食物中蛋白质被机体利用的程度这两方面考虑。这里概括起来主要考虑以下四点：

1. 食物中蛋白质的含量

食物中蛋白质含量的多少，固然不能直接决定一种食物蛋白质营养价值的高低，但其含量的多少应是评价的基础，不能脱离含量而单纯考虑营养价值。因为即使营养价值很高，但含量太低，也不能满足机体需要，就无法发挥蛋白质的应有作用。

日常食物中，每 500 g 食物中蛋白质含量为：谷类 40~56 g，豆类 110~170 g，蔬菜5~10 g，肉类 100 g，蛋类 60~64 g，鱼类 70~90 g，奶类 15~20 g。

2. 食物蛋白质必需氨基酸的含量和比值

食物蛋白质必需氨基酸的种类、含量和相互间的比值对蛋白质的营养价值有着极大的影响。其种类、含量和比值越接近或符合人体组织蛋白质中各种氨基酸的需要时，其生物学价值就越高，即蛋白质的营养价值越高。几种食物蛋白质中必需氨基酸的含量及比值见表 1-3-2。

表 1-3-2　几种食物蛋白质中必需氨基酸的含量及比值

必需氨基酸名称	全鸡蛋		黄豆		稻米		面粉		花生	
	含量/%	比值	含量/%	比值	含量/%	比值	含量/%	比值	含量/%	比值
色氨酸	1.5	1.0	1.4	1.0	1.3	1.0	0.8	1.0	1.0	1.0
苯丙氨酸	6.3	4.2	5.3	3.2	5.0	3.8	5.5	6.9	5.1	5.1
赖氨酸	7.0	4.7	6.8	4.9	3.2	2.3	1.9	2.4	3.0	3.0
苏氨酸	4.3	2.9	3.9	2.8	3.8	2.9	2.7	3.4	1.6	1.6
甲硫氨酸	4.0	2.7	1.7	1.2	3.0	2.3	2.0	2.5	1.0	1.0
亮氨酸	9.2	6.1	8.0	5.7	8.2	6.3	7.0	8.8	6.7	6.7
异亮氨酸	7.7	5.1	6.0	4.3	5.2	4.0	4.2	5.2	4.6	4.6
缬氨酸	7.2	4.8	5.3	3.2	6.2	4.8	4.1	5.1	4.4	4.4

注：数据来源同表 1-2-1。

从表 1-3-2 中可看到鸡蛋的蛋白质中所含必需氨基酸都较其他几种食物高，比值也很适宜，所以称它为完全蛋白质或优质蛋白质、理想蛋白质。而面粉中的色氨酸、赖氨酸较少；黄豆中的甲硫氨酸、苏氨酸和色氨酸较少；花生中的甲硫氨酸、色氨酸、苏氨酸也较少。

食物蛋白质的质量是由它所含的必需氨基酸的数量决定的。必需氨基酸中，色氨酸、赖氨酸和甲硫氨酸在食物中含量最少，最不易达到人体的需要，所以称为限制性氨基酸。

3. 蛋白质的消化率

蛋白质的消化率是表示一种蛋白质能被消化酶分解的程度。一种蛋白质的消化率越高，则其被机体吸收利用的量就越多，营养价值也就越高。蛋白质的消化率指食物蛋白质被机体消化吸收的比例。

蛋白质的消化率常受不同食物、加工烹调方法和人体等诸多因素的影响。一般植物性食物的蛋白质，由于被纤维素所包围，使其不易与体内消化酶相接触，因此植物性食物蛋白质的消化率比动物性的低，但若经烹调后，使纤维素软化、破坏或去除，其消化率就可提高。同一种食物因烹调加工方法不同，其蛋白质的消化率亦不同。如生食黄豆，因含有抗胰蛋白酶因子，其蛋白质消化率仅为54%，而熟食黄豆蛋白质消化率可提高至60%；若将大豆加工成豆浆，蛋白质消化率可提高至85%，再加工成豆腐，可使其消化率提高至90%。在动物性食物蛋白质中也有与此类似的情况，如蒸鸡蛋的蛋白质消化率较煮荷包蛋为高，冲蛋花较煮荷包蛋高，煮荷包蛋又较带壳蒸煮的要高，而油炸或油煎鸡蛋的蛋白质消化吸收率最低。一般情况下，动物蛋白质较植物蛋白质消化率高。人体因素主要是指人体健康状况、精神因素、饮食习惯及进餐环境等因素影响人体对食物蛋白质的消化。人在健康状况良好时对蛋白质的消化率高于疾病状况时的消化率。

生鸡蛋的蛋清中因含有胰蛋白酶抑制剂和抗生物素蛋白性物质，可影响蛋白质的消化吸收和对生物素的利用，故鸡蛋不宜生食。几种食物蛋白质的消化率见表1-3-3。

表1-3-3　几种食物蛋白质的消化率　　　　　　　　　单位:%

食物类别	消化率	食物类别	消化率
奶类	97~98	米饭	82
蛋类	98	面包	79
肉类	92~94	玉米面窝头	66
马铃薯	74	大豆	60

注：数据来源同表1-2-1。

4. 蛋白质的利用率

蛋白质的利用率是指食物蛋白质被消化、吸收后被机体利用的程度。食物蛋白质利用率的指标可用蛋白质的生物学价值来表示。

蛋白质的生物学价值简称蛋白质的生物价，也称生理价值。它是评定食物蛋白质营养价值高低的常用方法，是表示蛋白质被机体吸收后在体内的利用率，实际上也就是蛋白质的营养价值，它与体内代谢有更直接的关系。我国常见食物蛋白质的生物价见表1-3-4。

表1-3-4　常见食物蛋白质的生物价

食物名称	生物价	食物名称	生物价	食物名称	生物价
大米	77	大豆(熟)	64	鸡蛋(整)	94

食物名称	生物价	食物名称	生物价	食物名称	生物价
小麦	67	大豆(生)	57	鸡蛋清	83
白面粉	52	蚕豆	58	鸡蛋黄	96
大麦	64	绿豆	58	牛乳(脱脂)	85
小米	57	花生(熟)	59	乳清蛋白	84
玉米	60	豌豆(生)	48	牛肉	76
高粱	56	豆腐	65	牛肝	77
马铃薯	67	核桃	56	猪肉	74
甘薯	72	白菜	76	白鱼(白鲢)	76
芝麻	71	西瓜子	73	虾	77

注：数据来源同表 1-2-1。

蛋白质生物价的高低，主要取决于其所含氨基酸的种类、数量及比例。凡是含必需氨基酸种类齐全、数量充足、比例适宜的蛋白质，其生物价就高。从表 1-3-4 可看出，动物性食物蛋白质的生物价一般都比植物性食物生物价高。其中，以鸡蛋最高，牛乳次之，植物性食物蛋白质生物价以大米、白菜较高。

四、蛋白质的互补作用

将两种或两种以上食物混合食用时，其中所含有的必需氨基酸就可相互配合、取长补短，使氨基酸比值更接近人体需要的模式，从而提高了混合蛋白质的生物价，这种作用称为蛋白质的互补作用。几种食物混合后蛋白质的生物价见表 1-3-5。

表 1-3-5　几种食物混合后蛋白质的生物价

食物组合	混合食用所占份数	生物价	
		单独食用	混合食用
玉米	3	60	76
大豆(熟)	1	64	
小麦	7	67	74
小米	6	57	
大豆	3	64	
豌豆	3	33	
玉米	2	60	73
小米	2	57	
大豆	1	64	
小麦	4	67	89
小米	6	57	
牛肉(干)	2	76	
大豆	1	64	

注：数据来源同表 1-2-1。

如表 1-3-5 中由大豆、玉米组成的混合食物，其蛋白质生物价可提高到 76，与肉类蛋白质的生物价大致相同。玉米中的蛋白质因色氨酸、赖氨酸含量都低，只有甲硫氨酸稍高，如果单独食用，其生物价仅为 60，但大豆中的赖氨酸含量比较丰富，而甲硫氨酸含量低，两者混合食用，前者的甲硫氨酸可弥补后者的不足，后者的赖氨酸又可弥补前者的缺乏，玉米和大豆混合食用提高了其蛋白质的生物价。表 1-3-5 中第四组混合食物中加了少量牛肉后，其生理价值可提高到 89，超过了肉类和牛奶，与鸡蛋接近。

在日常生活中，应注意选取食物种类多样化的膳食营养结构，避免偏食。在膳食中提倡荤素搭配，粮、豆、菜混食，粗、细粮混合等搭配方法，对提高蛋白质的营养价值具有重要的实际意义。为了充分发挥蛋白质的互补作用，在膳食搭配中应注意以下三点：①选用不同种类食物进行搭配；②搭配的种类越多越好；③同时食用。

五、蛋白质的供给量和食物来源

1. 蛋白质的供给量

蛋白质的供给量和需要量不同。需要量是指维持身体正常生理功能所需要的量，低于这个量将对身体产生不利影响。供给量则是在正常生理需要的基础上，还须考虑群体中存在的差异，以确保群体中的绝大多数人都能得到所需要的蛋白质。显然，供给量要比需要量充裕。

蛋白质的需要量，对成人来说，必须能够维持机体氮平衡（摄入氮 = 排出氮）①。幼儿、孕妇和病后康复的人必须保持正氮平衡（摄入氮量 > 排出氮量），消耗性疾病可能引起负氮平衡（排出氮量 > 摄入氮量）。

当膳食中的蛋白质长期供应不足时，将会出现负氮平衡，导致婴儿生长发育迟缓，成人体重减轻，肌肉萎缩，容易疲劳、贫血，对疾病抵抗力降低，创伤和骨折不易愈合，病后恢复缓慢。人体蛋白质供给严重缺乏时，将产生营养不良性水肿，甚至发生休克。蛋白质缺乏往往与能量缺乏同时发生，称为蛋白质能量营养不良。反之，如果蛋白质长期摄入过多，超出人体需要，这些过量的蛋白质不但不能被吸收利用，反而会增加胃、肠、肝和肾的负担，同时在经济上也是一种浪费。此外，一些含蛋白质丰富的食品，其脂类和胆固醇的含量也偏高，这些都对人体健康不利。因此，膳食中合理供应蛋白质是非常重要的。

我国营养学会推荐的蛋白质参考摄入量为 18～64 岁男性每日 65 g，女性每日 55 g，按能量计算，占总能量的 15%，极重体力劳动者的能量补充主要来自谷类食物，因而蛋白质所占的能量比例相对较低，但仍可达到总能量的 11%。

---

① 排出氮：指从粪、尿、汗液或其他途径损失的氮。

2. 蛋白质的食物来源

我国膳食中蛋白质主要从肉类(畜、禽肉)、蛋类、乳类、鱼类、豆类、坚果类、薯类、蔬菜及谷类等食物中获得。谷类食物蛋白质的含量虽然不高,但谷类食物每日摄入量大,作为主食,成年人每日摄入量一般达 500 g 左右。谷类中的蛋白质几乎占我国居民膳食蛋白质的 60%~70%,因此,在我国,谷类蛋白质是膳食蛋白质的重要来源。但由于谷类蛋白质多为不完全蛋白质,所以要适当增加动物和大豆的比例,以弥补谷类蛋白质的不足。一些主要食物供给蛋白质的含量见表 1-3-6。

表 1-3-6　一些主要食物供给蛋白质的含量　　　　　　　　单位:g/100 g

食物名称	蛋白质含量	食物名称	蛋白质含量	食物名称	蛋白质含量
小麦粉(标准粉)	15.7	猪肝	19.3	银耳(白木耳)(干)	10.0
小麦粉(特二粉)	10.4	猪肝(卤煮)	26.4	发菜(干)	20.2
小麦粉(富强粉)	10.3	猪肉(肥瘦)	13.2	鸡肉	19.3
大米(代表值)	7.9	猪肉(瘦)	20.3	鸭肉	15.5
玉米(白)	8.8	猪肉(里脊)	20.0	牛乳	3.0
玉米(黄)	8.7	猪肉松	23.4	牛乳(原料乳)	4.1
玉米(鲜)	4.0	猪蹄筋	35.3	羊乳粉(全脂)	18.8
小米	9.0	豆腐(代表值)	6.6	鲫鱼	17.1
甘薯(红心)	0.7	豆浆	3.0	鲤鱼	17.6
甘薯(白心)	1.4	豌豆(干)	20.3	草鱼(白鲩)	16.6
马铃薯	2.6	蚕豆(去皮)	25.4	鲢鱼(鲢子鱼)	17.8
青豆(青大豆)	34.5	荞麦	9.3	鳙鱼(胖头鱼)	15.3
黄豆(大豆)	35.0	芝麻(白)	18.4	大黄花鱼	17.7
豆腐干(代表值)	14.9	芝麻(黑)	19.1	小黄花鱼	17.9
牛肉(肥瘦)	19.9	花生仁(炒)	23.9	带鱼	17.7
牛肉(瘦)	20.2	花生仁(生)	24.8	大白菜(代表值)	1.6
牛肉干	45.6	核桃(干)	14.9	小白菜(青菜)	1.4
羊肉(肥瘦)	19.0	白果(银杏)(干)	13.2	番茄	0.9
羊肉(瘦)	20.5	木耳(黑木耳)(干)	12.1	柿子椒	1.0
苦瓜	1.0	松花蛋(鸭蛋)	14.2	海参(干)	50.2
南瓜	0.7	鸭蛋	12.6	虾米(海米)	43.7
丝瓜	1.3	武昌鱼	18.3	甲鱼*	17.8
南瓜子(炒)	36.0	鳜鱼	19.9	蛇*	15.7
苹果(代表值)	0.4	黄鳝	18.0	紫菜(干)	26.7
梨(代表值)	0.3	鱿鱼(干)	60.0	金针菜(黄花菜)	19.4
鸡蛋(白皮)	12.7	鱿鱼(水浸)	17.0		
鸡蛋(红皮)	12.8	海参(水浸)	6.0		

注:① 表中植物性食物数据摘自《中国食物成分表(标准版)》第 6 版第 1 册,2018。

　　② 表中动物性食物数据摘自《中国食物成分表》第 2 版第 1 册,2009。

　　* 所注数据摘自《食物成分表(全国代表值)》,2001。

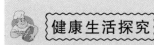

多食用蛋白质能否使肌肉更发达?

有人问道：运动员和健美爱好者能不能通过摄入更多的蛋白质来刺激肌肉发达？这个问题的核心就在于是不是吃的蛋白质多就能刺激机体产生更多的肌纤维（肌纤维由蛋白质构成）组成肌肉。答案是：不能。

更准确地说，应该是"或许"，因为肌肉的产生主要取决于锻炼的程度，而不是摄入多少蛋白质。体育锻炼能产生信号激发 DNA 生产适量肌纤维，而过量的氨基酸或其他营养素并不能产生这种信号。

如果运动员只选择高糖类饮食就有可能造成蛋白质营养不良，但如果饮食中加有牛奶、鸡蛋、大豆或鱼等高蛋白食物，并且保证总的食物供给能满足强化的体育锻炼所增加的能量需求，就不会造成蛋白质营养不良。总之，强壮肌肉的途径是艰苦的体力训练加上食物能供给多种营养以供肌肉生长，并不需要单独增加氨基酸或蛋白质补品。因为食物在提供蛋白质的同时还能提供能量、维生素和其他的营养素，而这些都是补品做不到的。对于大多数锻炼者，如果饮食正常，再额外加入过量的蛋白质或氨基酸只会给身体增加脂肪而不是肌肉。

第四节　无　机　盐

人体内的化学物质除以有机化合物形式存在外，还有不少以无机物形式存在，统称为无机盐或矿物质。人体内无机盐的总质量虽然仅占人体质量的4%，需要量也不像蛋白质、脂类、糖类那样多，但它们也是人体需要的一类重要营养素。

目前的化学分析技术水平已经查明，在人和其他生物体内的元素有70多种。对人而言，有些元素在一定范围内确实是必需的，有些则可能是通过食物和呼吸进入人体内。从营养角度来看，一般把矿物质元素分为必需矿物质元素、非必需矿物质元素和有毒元素三类。所谓必需矿物质元素，是指这种元素在机体内的健康组织中存在，并且含量比较恒定，为机体正常生理生化功能所不可缺少的，缺乏时会发生组织结构或生理异常，补给这种元素后可恢复正常或可防止异常的发生。但应注意，即便是必需矿物质元素，若摄入过量也会产生毒性。

从人体内的含量来看，必需矿物质元素又可分为两类：一般将含量占人体质量0.01%以上的元素称为常量元素，有钙、镁、钾、钠、磷、氯、硫7种。含量占人体质量0.01%以下的元素，以微克计算，这类元素称为微量元素。

常量元素有 7 种，其中只有钙对各个年龄组的人都很重要，因此，在营养学上制定了供给量标准，必须每天由食物保证其供给，否则会发生缺乏症。而其他 6 种常量元素，由于在膳食中含量比较多，不至于缺乏，所以没有制定供给量标准，只有在特殊情况下才显得重要，如钠，只有在高温、大量出汗或严重烧伤丢失较多钠时才需要补充。人体必需的 8 种微量元素，在人体内的含量虽然比较少，但它们的生理功能却很重要，人体如若缺乏，会导致各种特异的缺乏症的发生，如缺铁会产生缺铁性贫血，缺锌会影响生长发育。1990 年联合国粮农组织/世界卫生组织（FAO/WHO）的专家委员会，根据 1973 年以来的研究成果提出了人体必需微量元素的概念：① 它是人体内的生理活性物质，是有机结构中的必需成分；② 这类元素必须通过食物摄入，当从饮食中摄入的量减少到某一低限值时，将导致某一种或某些重要生理功能的损伤；③ 这类元素在人体内的质量低于 0.01%。该专家委员会将以往已确定的"必需微量元素"重新分析归类，共分为三类：第一类为人体必需的微量元素，有碘(I)、锌(Zn)、硒(Se)、铜(Cu)、钼(Mo)、铬(Cr)、钴(Co)、铁(Fe)8 种；第二类为人体可能必需的微量元素，有锰(Mn)、硅(Si)、镍(Ni)、硼(B)、钒(V)5 种；第三类具有潜在毒性，但在低剂量时，对人体可能具有必需功能的微量元素，包括氟(F)、铅(Pb)、镉(Cd)、汞(Hg)、砷(As)、铝(Al)、锂(Li)、锡(Sn)等。

无机盐在人体内的主要生理功能是构成身体组织成分和调节生理功能。有些无机盐是构成身体组织的重要成分，如钙、镁、磷是骨骼和牙齿的主要成分，铁是血红蛋白的主要成分，碘是构成甲状腺的重要成分，锌是胰岛素和含锌金属酶的成分，磷是神经、大脑磷脂的重要成分。有些无机盐能调节多种生理功能，例如维持组织细胞的渗透压，调节水的平衡，钾、钠、钙、镁离子可调节体液的酸碱平衡、维持神经肌肉的兴奋性、心脏的节律性。无机盐也是体内的活性成分，如酶、激素和抗体等的组成或激活剂，而铁、磷是多种酶的主要成分；激活唾液淀粉酶需要氯离子；激活体内多种酶需要镁离子。钾参与蛋白质、糖类和能量代谢，锌参与核酸的正常代谢，钙、镁等无机盐既是构成身体组织的成分，又具有调节多种生理功能的作用。

人体的新陈代谢，使每天都有一定量的无机盐通过各种途径被排出体外，而无机盐与有机营养素不同，在体内不能合成，因而必须通过膳食予以补充。无机盐广泛存在于动、植物食物中，人体需要量又少，只要注意荤素调配、粮菜混食、粗细粮搭配，膳食多样化，避免偏食，一般不易造成缺乏，但在特殊的生理条件下（如孕妇、乳母、婴幼儿和老年人）或膳食调配不当，或生活环境特殊等，则易引起缺乏。经调查和研究，我国居民膳食中缺乏的主要是钙、铁，地方病区域以缺碘、硒较多，儿童缺锌较为普遍。

一、常量元素

1. 钙

（1）钙的生理功能　钙是人体内含量最多的一类无机盐，它占人体总质量的 1.5%～2.0%，一般成年人体内含钙量为 1 200～1 300 g。机体内的钙绝大多数构成骨骼和牙齿，只有很少部分钙参与调节各种生理功能和代谢过程。钙是构成骨骼和牙齿的主要成分，人体99.3%的钙存在于骨骼和牙齿中，其余不足 1% 的钙以游离形式或结合形式存在于软组织、细胞外液和血液中，这部分钙通称为混溶钙池，它在维持正常生理活动中起着重要作用。钙能维持神经肌肉的正常兴奋和心跳规律，血钙（即血清钙离子，正常浓度为 9～11 mg/100 mL）增高可抑制神经肌肉的兴奋，血钙降低则引起神经肌肉兴奋性增强，而产生手足抽搐。钙对体内多种酶有激活作用（如 Ca^{2+} 激活 ATP 酶、酯酶和蛋白水解酶），钙还参与血凝过程（钙能将凝血酶原激活成凝血酶）和抑制有毒物质（如铅）的吸收。

人体内如果缺乏钙，对儿童会造成骨质生长不良和骨化不全，会出现囟门晚闭、出牙晚、"鸡胸"或佝偻病，成年人则会患软骨病，易发生骨折并发生出血和瘫痪等疾病。

（2）人体缺钙的原因及影响钙吸收的因素　钙是人体内含量最多的一种无机盐，但也是人体最容易缺乏的无机盐。从营养学角度看，造成人体缺钙的原因，第一是膳食中缺乏富含钙的食物；第二是特殊生理阶段，机体对钙的需要量增加；第三是膳食或机体内存在某种或多种影响钙吸收的因素。

影响钙吸收的因素很多。主要有以下六点：

① 食物中的维生素 D、乳糖、蛋白质都能促进钙盐溶解，有利于钙的吸收。

② 肠内的酸度有利于钙的吸收，特别是在十二指肠部位，钙能被主动吸收。乳酸、氨基酸等均能促进钙盐溶解，有利于钙的吸收。

③ 胆汁有利于钙的吸收。机体对钙的吸收只限于水溶性的钙盐，但非水溶性的钙盐因胆汁作用可变为水溶性钙盐。胆汁的存在可提高脂酸钙（一种不溶性钙盐）的可溶性，促进钙的吸收。

④ 脂肪供给过多会影响钙的吸收，因为由脂肪分解产生的脂肪酸在肠道未被吸收时会与钙结合，形成皂钙，使钙的吸收率降低。

⑤ 年龄和肠道状况与钙的吸收也有关系。钙的吸收随年龄的增长而逐渐减少，所以老年人易发生骨质疏松，易骨折，也难愈合。腹泻或肠道蠕动太快，食物在肠道停留时间过短，也有碍于钙的吸收。

⑥ 某些蔬菜中的草酸和谷类中的植酸（六磷酸肌醇）分别能与钙形成不溶性的草酸钙和植酸钙，影响钙的吸收。含草酸多的蔬菜有老菠菜、茭白、竹笋、红苋菜、牛皮菜等，含植

酸多的谷类有荞麦、燕麦等。对草酸含量高的蔬菜，在烹调时经沸水焯后草酸含量可减少60%、旺火热油快炒可使其减少25%。

（3）钙的供给量和食物来源　我国规定每日膳食中钙的供给量为：成年男女800 mg，孕妇（怀孕7~9个月）、乳母1 500 mg。

钙的食物来源以乳制品为最佳，不仅含量丰富，而且易于吸收利用，是婴幼儿的良好钙源，如人乳每百克含钙30 mg，牛乳每百克含钙104 mg。我国膳食中钙的主要来源是蔬菜和豆类，如甘蓝、小青菜、大白菜、小白菜及豆类制品。此外，虾皮、芝麻酱、核桃仁、海带、紫菜等含钙也较丰富（表1-4-1）。

表1-4-1　含钙丰富的食物（每100 g可食部分含钙量）　　　　　　　　　　单位：mg

食物名称	含钙量	食物名称	含钙量	食物名称	含钙量
牛乳	104	海带（干）	348	糯米（江米）	26
牛乳粉（全脂）	676	猪肉（肥瘦）	6	富强面粉（特一粉）	27
鸡蛋（白皮）	48	大豆（黄豆）	191	玉米面（黄）	22
鸡蛋黄	112	青豆（青大豆）	200	大白菜（代表值）	57
鸭蛋	62	黑豆（黑大豆）	224	芹菜茎	80
鹅蛋	34	豆腐（代表值）	78	韭菜	44
鹌鹑蛋	47	芝麻酱*	1 170	苋菜（绿）	187
虾皮	991	花生仁（炒）	284	芥蓝	121
虾米	555	枣（干）	64	洋葱（鲜）	24
河蟹	126	核桃仁	56	黄花菜（金针菜）	301
大黄花鱼	53	南瓜子（炒）	37	马铃薯	7
小黄花鱼	78	西瓜子（炒）	28	发菜（干）	1 048
带鱼	28	稻米（代表值）	8		

注：数据来源同表1-3-6。

2. 磷

磷是人体必需的矿物质元素之一，是机体不可缺少的营养素。磷在成年人体内的含量为600~900 g，约为人体质量的1%，除钙外，它是在人体内含量最多的无机盐。

（1）磷的生理功能　磷可与钙结合成为磷酸钙，是构成骨骼和牙齿的主要物质。人体中87.6%以上的磷存在于骨骼和牙齿中，其余的分散于体液、血细胞之中。磷是细胞核蛋白、磷脂和某些辅酶的主要成分；磷酸盐还能组成体内酸碱缓冲体系，维持体内的酸碱平衡；磷还参与体内的能量转化，人体内代谢所产生的能量主要是以三磷酸腺苷（ATP）的形式被利用、储存或转化，ATP含有的高能磷酸键为人体的生命活动提供能量；磷还参与葡萄糖、脂肪和蛋白质的代谢。

（2）磷的吸收和利用　磷需要在人体十二指肠内经酶转变为磷酸化合物的形式，方能被人体吸收。膳食中所含的磷约有70%在十二指肠上部被吸收。维生素D和植酸也影响磷的吸收，摄入足量的维生素D可以促进磷的吸收；当维生素D缺乏时，常会使血液中的无机磷酸盐含量下降，所以佝偻病患者的血钙往往正常，而血磷含量较低（正常成年人血清中含无机磷 $3.5\sim5.0$ mg/100 mL 血，儿童为 $4\sim7$ mg/100 mL 血）。谷类中的植酸可使磷的利用率降低；谷粒通过用热水浸泡、面食经过发酵等处理后，则可降低植酸的浓度，提高人体对磷的吸收利用率。影响磷吸收的因素与钙大致相似。

（3）磷的供给量和食物来源　关于磷尚未制定供给量标准，人体对磷的需要量比钙多，一般成年人每日需要 $1.3\sim1.5$ g，儿童每日需要 $1.0\sim1.5$ g，孕妇和乳母每日需要 $2.5\sim2.8$ g。

磷的食物来源很广，故人体一般不易缺乏磷，但膳食中磷的供给量也是不可忽视的。磷存在于动植物食物中，在肉、鱼、虾、蛋、奶中含量丰富，豆类、杏仁、核桃、南瓜子、蔬菜也是磷的良好来源。一般来说，如果膳食中钙和蛋白质含量充足，那么，磷也能够满足机体的需要。

二、微量元素

1. 铁

铁是人体所需要的重要的微量元素之一。成年人体内含铁 $4\sim5$ g，其中有 $60\%\sim70\%$ 存在于血红蛋白中，3% 存在于肌红蛋白中，$0.2\%\sim1\%$ 存在于含铁的酶（如过氧化氢酶、过氧化物酶、细胞色素酶）和转铁蛋白中，其余则主要以铁蛋白和含铁血黄素的形式储存于肝、脾和骨髓的网状内皮系统等组织器官中，需要时可释放进入血液供机体利用——这部分铁称为贮备铁。

（1）铁的生理功能　铁在人体内的主要功能是以血红蛋白的形式参加氧的转运、交换和组织呼吸过程。铁除了参加血红蛋白、肌红蛋白、细胞色素酶与某些酶的合成外，还与许多酶的活性有关。如果铁的摄入不足、吸收利用不良，将使机体出现缺铁性或营养性贫血。轻度贫血患者症状一般不明显；较重患者表现为面色苍白，稍微活动就心跳加快、气急，还伴随头晕、眼花、耳鸣、记忆力减退、四肢无力、食欲减退、免疫功能下降、容易感冒；缺铁严重者，还能引发贫血性心脏病，检查时可发现心脏增大等体征。

（2）铁的吸收和利用　铁主要在小肠上部被吸收。铁的吸收也受多种因素影响，一般认为动物性食物和植物性食物混合食用，可提高植物性食物内铁的吸收率。

铁在食物中存在的形式有两类：一类是植物性食物中的非血色素铁，主要以 Fe^{3+} 的形式与蛋白质、氨基酸和其他有机酸结合成络合物，这种形式的铁必须与有机物分开，并还原成 Fe^{2+} 后才能被机体吸收。胃酸可促使食物中的有机铁分解为铁离子，或使其变为结合较松散的有机铁，所以胃酸有促进铁吸收的作用；维生素 C、半胱氨酸等还原性成分能将 Fe^{3+} 还原成 Fe^{2+}，且能与 Fe^{2+} 形成可溶性络合物，有助于铁的吸收；食物中的植酸、草酸、鞣酸、磷酸等能与铁形成难溶的铁盐而影响铁的吸收。另一类是动物性食物中的**血红素铁**，是以 Fe^{2+} 形式与血红蛋白和肌红蛋白中的卟啉环结合组成铁卟啉的血红素铁。这种铁不受植酸等有机酸的影响，可直接被吸收。所以植物性食物中铁的吸收率较低，多在10%以下，如大米为1%，菠菜和大豆为7%，玉米和黑豆为3%，小麦为5%；而动物性食物中铁的吸收率较高，如鱼类为11%，动物的肌肉和肝可达22%，但鸡蛋仅为3%。

机体对铁的利用非常有效，如红细胞衰老解体后所释放的血红素铁可被反复利用，损耗很小。人体每天实际利用的铁远远超出同一时期内由食物供给的铁。例如，人体内每天参加转运的铁为 27~28 mg，其中由食物吸收来的仅占 0.5~1.5 mg。正常情况下，机体铁的损耗主要是由于消化道、泌尿道上皮细胞脱落的铁随粪便及尿排出体外，随粪便排出的铁为 0.2~0.5 mg/d，随尿排出的铁不超过 0.5 mg/d。

（3）铁的供给量和食物来源　世界卫生组织建议铁的供给量：成年男性每日 5~9 mg，成年女性每日 14~28 mg。我国推荐的每日供应量：成年男性 12 mg，成年女性 18 mg，孕妇和乳母 28 mg，婴幼儿 10 mg。

铁的食物来源：动物性食物中以肝、瘦肉、蛋黄、鱼类及其他水产品中含量较多，植物性食物以豆类、坚果类、叶菜，以及山楂、草莓等水果中含铁量较多。此外葛仙米、发菜、干蘑菇、黑木耳、紫菜、海带、青虾等也含有丰富的铁元素。成人正常合理的膳食一般不易发生铁的缺乏，但单纯喂人乳和牛乳的婴幼儿就容易发生缺铁性贫血，因此，婴幼儿应该补充含铁丰富的食物。常用食物的含铁量见表 1-4-2。

表 1-4-2　常用食物的含铁量（每 100 g 可食部分含铁量）　　　　单位：mg

食物名称	含铁量	食物名称	含铁量	食物名称	含铁量
猪肝	22.6	绿豆	6.5	核桃仁	2.7
排骨（小排）	1.4	花生仁（炒）	6.9	白果（干）	0.2
牛肝	6.6	黄花菜（干）	16.5	莲子（干）	3.6
羊肝	7.5	小米	5.1	松子仁	4.3
鸡肝	12.0	大豆	8.2	蛋糕（烤）*	4.4
蛋黄	6.5	黑豆	7.0	口蘑	19.4
瘦猪肉	3.0	大米	2.3	芹菜茎	1.2
牛乳	0.3	标准面粉	3.5	藕粉	17.9
芝麻（黑）	22.7	富强粉	2.7	鸡蛋粉（全蛋粉）	10.5
芝麻（白）	14.1	干枣	1.1	紫菜（干）	54.9
芝麻酱*	50.3	葡萄（干）	0.6	菠菜（鲜）	2.9
豇豆（干）	7.1	杏仁（炒）	3.9		

注：数据来源同表 1-3-6。

2. 碘

（1）碘的生理功能　成年人体内含碘量为 20~50 mg，其中约 20% 存在于甲状腺，约 50% 存在于肌肉，10% 存在于皮肤，6% 存在于骨骼，其余存在于其他内分泌腺及中枢神经系统。碘是合成甲状腺素的主要成分。甲状腺所分泌的甲状腺素对肌体可以发挥重要的生理作用。甲状腺素被分解代谢后，部分碘可被重新利用，其余碘主要经肾脏排出体外。

甲状腺素最显著的作用是促进许多组织的氧化作用，增加氧的消耗和能量的产生；促进生长发育，调节和控制机体的基础代谢。若体内缺碘，甲状腺素合成量减少，体内含碘量降低，可引起脑垂体促甲状腺激素分泌增加，不断地刺激甲状腺而引起甲状腺肿大，民间称作"瘿瓜瓜"或"大脖子病"。我国西南、西北及内陆山区均为缺碘地区，是地方性甲状腺肿大及呆小症（克汀病）的流行区域。前者，除患甲状腺肿大外，还出现心慌、气短、头痛、眩晕，劳动时还可加重；严重时，发生全身黏液性水肿，这种病还有明显的遗传倾向。严重缺碘的女性生的婴儿会发生呆小症，患者生长迟缓，发育不全（如性器官发育停止），智力低下，聋哑痴呆，在高发病区流传着这样的民谣："一代甲（指甲状腺肿大），二代傻（指呆小症），三代四代断根芽"，这很形象地道出了缺碘的严重后果。地方性呆小症，是因胎儿及婴儿期严重缺碘引起的中枢神经系统损害、甲状腺功能低下及生长发育停滞为主的病变。碘的过量摄入也会损害健康，长期过量摄入碘可引起甲亢及高碘性甲状腺肿。

（2）碘的供给量和食物来源　碘的每日供给推荐量为：1~6 个月婴儿 40 μg，7~12 个月婴儿 50 μg，成年男女 150 μg，孕妇 175 μg，乳母 200 μg。

人体所需要的碘一般都从饮水、食物和食盐中获得。含碘高的食物主要为海产的动植物，如海带、紫菜、海蜇、海虾、海蟹、海盐（表 1-4-3）。

表 1-4-3　含碘量较高的海产品（每 100 g 可食部分含碘量）　　　　　单位：μg

食物名称	含碘量	食物名称	含碘量	食物名称	含碘量
海带（干）（北京）*	36 240	海参	6 000	海盐（山东）	29~40
紫菜（干）（北京）*	6 600	龙虾（干）	600	湖盐（青海）	298
海蜇（干）	1 320	带鱼（鲜）（白带鱼）*	5.5	井盐（四川）	753
淡菜*	346	黄花鱼（鲜）（小）*	5.8	再制盐	100
干贝	1 200	干发菜	18 000		

注：表中数据摘自《食物成分表（全国代表值）》，2001。

＊所示数据摘自《中国食物成分表（标准版）》第 6 版第 1 册，2018。

在内陆地区，采用食盐加碘预防甲状腺肿大最为有效，其比例以 10 万份食盐加碘化钾 1 份为宜，即 1 000 kg 食盐加入碘化钾 10 g。有人还建议在高发病区除碘盐外还可用碘油、碘糖等制剂作为普遍预防。

3. 锌

人体内除铁外，锌是含量最多的微量元素，也是细胞内含量最为丰富的微量元素。成人体内含锌 2~2.5 g，其中约 60% 存在于肌肉，30% 存在于骨骼，骨骼中的锌不易被动用。机体内含锌量高的有骨骼肌、肝、皮肤、毛发、指甲、眼组织视网膜及脉络膜、前列腺、精液等，血液含锌量很少，不到整体总锌量的 0.5%，其中红细胞含锌量占血液总锌量的 75%~88%，血浆占 12%~23%，约 3% 在白细胞和血小板中。

（1）锌的生理功能　锌是多种酶的组成成分，构成酶的活性中心；是生物膜的组成成分；是维持 RNA、DNA 和核糖体稳定所必需的物质；构成许多激素受体的结合位点。锌具有促进生长发育和组织再生的作用；能够调节基因表达，促进蛋白质合成；促进伤口愈合，促进毛发、指甲及口腔黏膜修复；增强大脑记忆力；维持味觉功能，促进食欲；促进胰岛素正常分泌；提高机体免疫力；调节体内维生素 A 的代谢等。

（2）锌的缺乏症　缺锌的表现很多，如生长发育迟缓；食欲不振、味觉减退；异食癖（如吃土、吃墙皮）；性成熟推迟，第二性征发育不全，性功能低下；免疫功能低下，易感染；伤口不易愈合；大脑功能减退，记忆力下降。孕妇缺锌还会导致胎儿畸形。

（3）锌的供给量和食物来源　食物中的锌都是以结合状态存在的，大部分是与蛋白质和核酸结合的络合物。消化作用使其变得易于吸收。锌的吸收主要在十二指肠和小肠上段，仅很少部分在胃和大肠。影响锌吸收的因素较多。膳食中的植酸、磷酸盐、多酚（单宁），以及过多的钙、铜、铁、镉等会抑制锌的吸收，而维生素 D、柠檬酸盐等可促进锌的吸收。高膳食纤维含量的食物通常也含有较高的植酸，但单纯的纤维素对锌的吸收影响不大。锌的每日摄取量不应超过 15 mg。

锌在动物性食物中含量较高，其中含量最高的是牡蛎，其次是动物肝，再次是牛、羊、猪肉及蛋类，粮谷类、豆类及蔬菜水果中含锌量较低。食品过度加工会使锌损失严重，如小麦加工成精白面粉，锌可损失约 80%；鲜大豆制成罐头，锌含量损失约 60%。动物性食物中不仅锌含量高，而且锌的吸收率也比植物性食物高，如肉类中锌的吸收率高达 30%~40%，而植物性食物中锌的吸收率一般只有 10%~20%。

4. 其他人体可能必需的微量元素

目前已确认为人体的必需微量元素有 8 种。即铁、碘、铜、锌、钴、钼、硒、铬。其中锌、铁与碘的生理功能，前已叙述，现将其他（可能）必需微量元素的食物来源、主要生理功能、主要缺乏症和每日膳食供给量等内容，在表 1-4-4 中做简要介绍。

表1-4-4　几种必需微量元素功能与主要缺乏症及每日供给量简明表

矿物元素	食物来源	主要生理功能	主要缺乏症	每日膳食供给量
镁	谷类、豆类和蔬菜，动物肝等	参与骨骼和牙齿的组成；细胞内液的重要阳离子；能激活体内多种酶；维持核酸结构的稳定性，抑制神经兴奋性，参与体内蛋白质合成、肌肉收缩和起体温调节作用	神经反射亢进或减退；肌肉震颤，手足抽搐；心动过速，心律失常；情绪不安，容易激动	成人 200~300 mg 孕妇+25 mg 乳母+75 mg
铜	谷类、豆类、坚果类、肉类和蔬菜	是各种含铜金属酶和含铜蛋白质的组成成分，催化血红蛋白的合成	贫血；中性粒细胞减少，生长迟缓，情绪容易激动	成人每千克体重 30 μg；儿童每千克体重 80~100 μg；孕妇、乳母应有适当增加
钼	谷类和豆类	是一些重要氧化酶的成分	—	每千克体重 2 μg
铬	动物性蛋白质（鱼除外）、谷类、豌豆、胡萝卜	为葡萄糖耐量因子的组分；可激活胰岛素，是维持正常葡萄糖代谢所必需的物质	损害糖耐受量，可导致糖尿病及高血糖症；也是引起动脉粥样硬化的原因之一	成人 2~25 mg
锰	谷类、豆类、干果类和叶菜类	促进正常成骨作用；可活化一些酶系统，促进生长发育	动物缺乏可见生长停滞；骨骼畸形，生殖功能紊乱	成人 5~10 mg
硒	谷类和海产食品，肝、肾及肉类	为谷胱甘肽过氧化物酶的成分	动物缺硒与心脏病有关，人缺硒与"克山病"、心肌坏死有关 *	成人 50 μg 孕妇、乳母 50 μg
氟	主要通过饮水获得，但某些地区的食物中含量很高	为牙齿和骨骼的成分，可预防龋齿	儿童龋齿发病率增高；成人则引起骨质疏松，但摄入量过高，可引起氟中毒，损害骨骼、肾	成人 0.5~1.5 mg

* 引自赵法伋，《今日营养与健康》，金盾出版社，1984。

 健康生活探究

补钙与健康

钙对人体非常重要这是毋庸置疑的，人的一生中每天都应该保持一定的钙摄入量。但是，缓解缺钙性骨质流失的方式与缺铁性贫血截然不同。患缺铁性贫血时摄入大量的铁就可以明显缓解症状，而缺钙时补充钙并不能有效缓解骨质疏松，这是由于体内存在钙的平衡机制，单独补钙对缓解骨质流失所起的作用是微乎其微的。如在女性闭经期间，每日补充 1 g 钙可以缓解骨质流失的状况，但却不能完全阻止骨质流失。

虽然服用钙补品是骨质疏松的疗法之一，但如果不在医生指导下而是自行贸然补钙的话，可能会带来以下风险：

① 破坏体内的铁平衡。因为钙能抑制铁的吸收。② 加速钙流失。因为含钙的抗酸剂同样含有氢氧化铝和氢氧化镁，其结果是使钙流失。③ 有些人易患尿道结石或肾结石，造成肾损害。尤其是有肾结石病史的人补钙应该定期体检。④ 某些以骨粉或白云石为原料制作的钙制剂可能会含有危险剂量的砷、镉、汞、铅等重金属成分。⑤ 维生素 D 中毒。许多钙补品中都含有维生素 D，使用者必须避免从其他来源再摄入浓缩量的维生素 D，否则可能会引起维生素 D 中毒。⑥ 血钙含量过高。不过，这种情况只有在摄入的钙量达到或超过通常处方用量 4 倍时才会出现。⑦ 牛奶碱性综合征。虽然这种情况很罕见，但并不是没有。其特征是血液中钙含量高、代谢性碱中毒、肾衰竭等，早期症状还可能有过敏反应、头痛以及冷淡。⑧ 干扰其他矿物质元素的吸收。钙能抑制铁、锌、镁、磷等元素的吸收。⑨ 药物反应。钙与四环素可形成不溶性络合物，可同时影响无机盐和药物的吸收。⑩ 胃肠疼痛。常见的有便秘、胃肠胀气。

补钙品大致可以分为以下三种类型：① 提纯的钙化合物，如碳酸钙、柠檬酸钙、葡萄糖酸钙、乳酸钙、乙酸钙、苹果酸钙、磷酸钙，以及钙的氨基酸螯合物。多数人对这类钙的吸收率与牛奶中钙的吸收率相差无几。② 钙的混合物，即钙与其他化合物形成的混合物，如碳酸钙与碳酸镁、铝盐或是与维生素 D 的混合物。③ 富含钙质的粉状物，如骨粉、牡蛎壳、白云石(石灰石)。

人体对于碳酸钙和碳酸镁的混合物、牡蛎壳中的钙、钙和镁的混合物，以及含有维生素和铁的碳酸钙等混合物的吸收率较差。虽然健康成人每天摄入高达 2 g 的钙也不会出现什么问题，但为了安全起见，钙补品所提供的钙量应该低于这个量，因为食物还可以提供部分钙。碳酸钙中含有 40% 的钙元素，而葡萄糖酸钙中只含有 9% 的钙元素。补钙的人不应该选择含钙量大的补品一次性服用，而应该选择含钙量较低的补品每天分几次服用，分次服用可以将每天的总吸收量提高 20%。

研究结果表明，食物补钙是最佳的选择，而牛奶是补钙的最佳食物。

第五节　维　生　素

维生素是一类结构不同的低分子有机化合物，是人体不可少的一类营养素。在机体内，它们既不能产生能量，也不是构成组织的原料，人体对其需要量也很少(每日仅以毫克或微克计算)，但对于维持人体正常生长发育和调节生理功能却起着十分重要的作用。因为大多数维生素是机体酶系统中辅酶的组成成分，这类物质由于在人体内不能合成或合成量不足，不能充分满足机体需要，所以必须经常由食物供给。当膳食中长期缺乏某种维生素或供给量不足时，都将引起新陈代谢紊乱，产生维生素缺乏症；长期轻度缺乏维生素，可使劳动能力下降和降低对传染病的抵抗能力。

引起维生素缺乏的原因：由于食物摄入量不足，或食物中维生素含量不足，或食物贮藏加工和烹调处理不当而造成维生素的破坏、损失。外界因素对维生素稳定性的影响见表1-5-1。此外还有，由于维生素在体内吸收遇障碍，分解破坏增强或生理需要量增高，都会造成维生素的缺乏。

维生素的命名可根据发现维生素的先后顺序，在维生素后面加上字母A、B、C、D等来命名，也可根据它们的化学结构特点或其生理功能来命名，如硫胺素、抗坏血酸。

维生素的分类：维生素的种类很多，它们的化学性质与结构的差异性很大。一般按其溶解性可分为两大类，即脂溶性维生素和水溶性维生素。

脂溶性维生素：脂溶性维生素溶于脂肪或脂溶性溶剂（如苯、乙醚、氯仿）而不溶于水，其吸收与脂肪的存在有密切关系，吸收后可在体内储存。这类维生素主要有维生素A（视黄醇）、维生素D（钙化醇）、维生素E（生育酚）、维生素K（凝血维生素）等。

表 1-5-1　外界因素对维生素稳定性的影响

维生素种类		pH 的影响		空气或氧	光	热	烹调加工最大损失率/%
		中性	酸性	碱性			
脂溶性	维生素 A	−	+	−	+	+	+	40
	胡萝卜素	−	+	−	+	+	+	30
	维生素 D	−	−	+	+	+	−	40
	维生素 E	−	−	−	+	+	+	55
	维生素 K	−	+	+	−	+	−	5
水溶性	维生素 B_1（硫胺素）	+	−	+	+	−	+	80
	维生素 B_2（核黄素）	−	−	+	−	+	+	75
	维生素 B_3（烟酸）	−	−	−	−	−	−	75
	维生素 B_6（吡哆素）	−	−	−	−	+	+	40
	维生素 B_5（泛酸）	−	+	+	−	−	+	50
	维生素 B_7（生物素）	−	−	−	−	−	−	60
	维生素 B_9（叶酸）	+	+	−	+	+	+	100
	维生素 B_{12}（钴胺素）	−	−	−	+	+	−	10
	维生素 C（抗坏血酸）	+	−	+	+	+	+	100

注："−"表示稳定；"+"表示不稳定。

水溶性维生素：水溶性维生素溶于水而不溶于脂肪或脂溶性溶剂，吸收后在体内储存很少，过量的多从尿中排出。此类维生素有：维生素 B_1（硫胺素）、维生素 B_2（核黄素）、维生素 B_3（烟酸）、维生素 B_6（吡哆素）、维生素 B_{12}（钴胺素、氰钴胺）、维生素 C（抗坏血酸）、维

生素 B_9(叶酸)、维生素 B_5(泛酸)、维生素 B_7(生物素)等。

以下详细介绍脂溶性维生素和水溶性维生素。

一、脂溶性维生素

1. 维生素 A 和胡萝卜素

（1）性质　维生素 A 又名视黄醇，是一种淡黄色针状结晶物质，对热、酸、碱都比较稳定。一般的烹调方法对食物中的维生素 A 无严重破坏，但它易被空气中的氧所氧化而失去生理作用；紫外线照射也可使它受到破坏。此外，长时间加热，如油炸，以及在不隔绝空气的条件下长时间脱水，都可使维生素 A 遭受损失。

维生素 A 只存在于动物性食物中，植物性食物中含有胡萝卜素。胡萝卜素是一种黄色色素，在黄红色瓜果、蔬菜中含量较多，其中最重要的是 β-胡萝卜素。它们被吸收后，在小肠黏膜和肝中经酶的作用转化成为维生素 A。所以胡萝卜素是维生素 A 的前身，也称维生素 A 原。

维生素 A 的吸收与脂肪的含量有关，如果脂肪摄入量过少，或脂肪吸收发生障碍时，相应地对维生素 A 的吸收也会大为减少。

（2）功能和缺乏症

① 维持正常的视觉功能。眼球内层视网膜上的感光物质视紫红质，是由维生素 A 与视蛋白结合而成，具有感受弱光的作用，能使人在昏暗光线下看清物体。如果缺乏维生素 A，就会影响视紫红质的合成速度甚至停止合成，引起夜盲症，使人暗适应能力减弱或丧失，从黄昏或从明亮处走入暗处时，不能很快看清被视物。但只要供给足量的维生素 A，症状即可消失。

② 维护上皮组织的完整性。维生素 A 具有维护呼吸道、消化道、泌尿道、性腺和腺体的上皮组织，眼睛的角膜、结膜，以及皮肤的正常功能的作用，并可增强上皮组织对细菌、病毒等的抵抗能力。当缺乏时，上皮组织萎缩、角化，皮肤干燥，呼吸道、泌尿道、腺体上皮发生病变，使机体抵抗力下降，容易感染疾病，如上呼吸道感染。缺乏维生素 A，还可使泪腺上皮细胞组织受损，分泌停止，使眼结膜、角膜干燥而引起眼干燥症，其表现为角膜和结膜干燥、发炎，严重时角膜软化、溃疡、穿孔，导致失明。

③ 促进生长发育。维生素 A 能促进体内蛋白质的合成，参与细胞 RNA、DNA 的合成，加快细胞分裂的速度和刺激新细胞的成长。儿童如果缺乏维生素 A，体内肌肉和内脏器官萎缩，体脂减少，发育缓慢，生长停滞，并易感染各种疾病。

④ 维护生殖功能。缺乏时会导致男性睾丸萎缩，精子数量减少、活力下降，还会影响孕妇胎盘发育。

⑤ 维持和促进免疫功能。维生素 A 通过对基因的调控可以提高免疫细胞产生抗体的能力，也可以促进细胞免疫功能，促进 T 淋巴细胞产生淋巴因子。维生素 A 缺乏时肌体的免疫能力下降。

（3）食物来源和供给量　维生素 A 最主要的来源是各种动物的肝、鱼肝油、鱼卵、全奶、奶油、禽蛋等。植物性食物中含 β-胡萝卜素较多的有胡萝卜、菠菜、苜蓿、豌豆苗、红心甘薯、番茄、油菜、韭菜、辣椒、冬苋菜等有色蔬菜，以及水果中的杏和柿子。我国居民膳食中维生素 A 的来源主要是胡萝卜素，为了避免维生素 A 和胡萝卜素在供给量中含混不清，膳食中营养素的供给量用视黄醇当量计，可相互折算。1 μg 视黄醇当量 = 1 μg 视黄醇或 6 μg β-胡萝卜素，1 μg 胡萝卜素 = 0.167 μg 视黄醇当量，1 国际单位维生素 A = 0.3 μg 视黄醇。含维生素 A 丰富的常见食物见表 1-5-2。

表 1-5-2　含维生素 A（视黄醇当量）丰富的常见食物　　　　单位：μg/100 g

食品名称	维生素 A 含量	食品名称	维生素 A 含量
猪肝	4 972	鸡蛋黄	438
牛肝	20 220	鸭蛋	261
羊肝	20 972	咸鸭蛋（熟）	134
鸡肝	10 414	牛奶粉（全脂）	141
河蟹	389	黄油（食品工业）	534
鸭肝	1 040	鸡蛋粉（全）	525
鸡蛋（白皮）	310	奶油（食品工业）	345
鸡蛋（红皮）	194	鹅肝（合肥）	6 100

引自：《中国食物成分表》第 2 版第 1 册，2009。

维生素 A 的每日供给量：婴儿 200 μg 视黄醇当量，成年男女 800 μg 视黄醇当量，孕妇 1 000 μg 视黄醇当量，乳母 1 200 μg 视黄醇当量。含胡萝卜素丰富的常见食物见表 1-5-3。

表 1-5-3　含胡萝卜素丰富的常见食物　　　　单位：μg/100 g

食物名称	胡萝卜素含量	食物名称	胡萝卜素含量
乌菜（塌棵菜）	1 010	胡萝卜（红）	4 130
大白菜（青口白）	80	茼蒿（叶）	1 510
油菜薹	540	芹菜（叶）	2 930
豌豆苗	333	韭菜	1 596
雪里蕻（鲜）	310	大葱	64
苋菜（青）	2 110	苜蓿	5 490
菠菜	2 920	南瓜	890
蕹菜（空心菜）	1 714	荠菜	2 590
黄花菜（鲜）	1 840	杏	450
胡萝卜（黄）	4 010	柿	120

引自：《中国食物成分表（标准版）》第 6 版第 1 册，2018。

2. 维生素 D

（1）性质　维生素 D 是类固醇衍生物，溶于脂肪和脂肪性溶剂，化学性质较稳定，耐热，对氧、碱较为稳定，在酸性溶液中易分解。食品在通常的加工、加热、熟制过程中不会引起维生素 D 的损失，但脂肪酸败可造成维生素 D 的破坏。维生素 D 的种类很多，以维生素 D_2（麦角钙化醇）和维生素 D_3（胆钙化醇）最为重要。植物油、酵母等含有的麦角固醇经紫外线照射后可转变成维生素 D_2，市售的维生素 D_2 就是由照射麦角固醇而制成的，所以称麦角固醇为维生素 D_2 原。鱼肝油、牛乳、鸡蛋等动物性食品中含有维生素 D_3，人的皮肤中含有 7-脱氢胆固醇，经紫外线或阳光照射后能转变为维生素 D_3，所以称 7-脱氢胆固醇为维生素 D_3 原。维生素 D_2 和维生素 D_3 在体内经肝、肾转化为具有生理活性的 1,25-二羟胆钙化醇后，才能发挥其生理作用。

（2）功能和缺乏症　维生素 D 的主要功能是调节体内钙、磷的正常代谢，促进钙、磷的吸收和利用，维持儿童和成人骨质钙化，促使儿童骨骼生长，保持牙齿正常发育。缺乏时，儿童将引起佝偻病，成人则引起骨质软化病，特别是孕妇和哺乳期的妇女缺乏维生素 D 时，更易发生骨质软化病。近年来有大量的研究结果表明：维生素 D 能阻止体内癌症的发生，将患乳腺癌、前列腺癌和结肠癌的风险降低 50%，还能降低痴呆和神经系统功能障碍的风险。

（3）食物来源和供给量　维生素 D 的主要来源是鱼肝油、鸡蛋黄、黄油、肝、乳等食物。

维生素 D 的每日供给量：婴儿、儿童均为 10 μg，成年男女为 5 μg，孕妇、乳母10 μg。长期从事矿井下、隧道、地下工作的人员，以及户外活动少的婴幼儿，因晒不到太阳，应给予适当补充，或给予紫外线照射。

由于维生素 D 可在体内储存，因此当维生素 D 摄入过多时可发生慢性中毒。

3. 维生素 E

（1）性质　维生素 E 因与动物的生育功能有关，所以又称生育酚，或称抗不育维生素。维生素 E 是淡黄色的油状物，不溶于水而溶于有机溶剂。在酸性环境中较为稳定，在无氧条件下加热至200℃以上亦不被破坏，但可被碱、紫外线（或阳光）所破坏，也易氧化。因为它对氧不稳定，故为脂肪良好的抗氧化剂。

（2）功能和缺乏症　维生素 E 是人体内的一种强抗氧化剂和自由基清除剂，能防止自由基或氧化剂对细胞膜中多不饱和脂肪酸、膜的富含巯基的蛋白质成分和细胞骨架、核酸的损伤，从而维持细胞膜的脂质结构和生理功能。如果缺乏维生素 E，不饱和脂肪酸被氧化破坏，红细胞就受到损害，易引起贫血。维生素 E 还能促进毛细血管增生，改善微循环，可预防动脉粥样硬化和其他心血管疾病，它还有预防血栓发生的功能。实验发现它与性器官的成熟和胚胎的发育有关，故临床上用于治疗习惯性流产和不育症。维生素 E 对内分泌有调节作用，缺乏维生素 E 会使脑垂体、甲状腺功能低下。维生素 E 能增强肾上腺皮质功能，可以用来治疗风湿性疾病。近年来还发现维生素 E 有抗癌作用。维生素 E 还是维持骨骼肌、平滑肌及心肌的结构和功能所必需的物质，缺乏维生素 E 会引起肌肉营养不良。如果长期缺乏维生素 E，容易发生未老先衰，产生多种疾病。

（3）食物来源和供给量　维生素 E 主要存在于植物油中，麦胚油、豆油、棉籽油、玉米油、花生油、芝麻油是其良好的来源。菠菜、莴苣叶、甘蓝等绿叶蔬菜中的含量也很丰富，少量存在于肉类、鱼类、动物脂肪及多种水果和蔬菜中。

维生素 E 的每日供给量：婴儿初生至 6 个月为 3 mg、7~12 个月为 4 mg，成年男女为 10 mg，孕妇、乳母为 12 mg。

常见食物的维生素 E 含量见表 1-5-4。

表 1-5-4　常见食物的维生素 E 含量　　　　　　单位：mg/100 g

食物名称	维生素 E 含量	食物名称	维生素 E 含量
棉籽油	86.45	芝麻油	68.53
玉米油	50.94	豆油	93.08
菜籽油	60.89	胡萝卜（红）	0.41
花生油	42.06	甘薯（白心）	0.43
奶油	1.99	马铃薯	0.34
全脂牛乳粉	0.48	番茄	0.42
鸡蛋（红皮）	2.29	苹果（代表值）	0.43
鸡蛋（白皮）	1.23	香蕉	0.24
牛肝	0.13	葡萄（红玫瑰）	1.66
鸡肉	0.67	樱桃	2.22
猪肝	0.86	青豆	10.09

注：数据来源同表 1-3-6。

4. 维生素 K

（1）性质　维生素 K 因具有凝血的作用，所以又称凝血维生素。维生素 K 是一种黄色结晶物质，耐热，在潮湿和有氧环境中稳定，但易被光、碱破坏。

（2）功能和缺乏症　维生素 K 在医学上作为止血药应用，所以它有"止血功臣"之称。维生素 K 不仅是凝血酶原的主要成分，而且还能促进肝凝血酶的合成。如果缺乏，将导致血中凝血酶原含量降低，出血凝固时间延长；还会引起皮下肌肉和胃肠道出血现象。

（3）食物来源和供给量　主要存在于绿色蔬菜中，在菠菜、苜蓿、白菜中含量最为丰富，肝、瘦肉中也含有维生素 K，此外还来源于人体大肠内细菌的合成。维生素 K 的供给量，我国尚无规定，一般认为，成人每人每日供给量为 20~100 μg，婴儿不得少于 10 μg。

二、水溶性维生素

1. 维生素 B_1

（1）性质 维生素 B_1 因其分子组成中含有硫和氨基，所以又称硫胺素或抗脚气病维生素。维生素 B_1 呈白色针状结晶，微带酵母咸味，在空气和酸性环境中较稳定，在中性和碱性环境中遇热容易破坏，所以在烹调过程中，如果加碱过多就会造成维生素 B_1 损失。因维生素 B_1 易溶于水，故在淘米或蒸煮时，常因溶于水而流失。

（2）功能和缺乏症 维生素 B_1 能预防和治疗脚气病，能促进胃肠蠕动及胰液和胃液的分泌，可增进食欲，帮助消化，预防心脏扩大，促进糖代谢。维生素 B_1 在小肠吸收后，经血液运至肝，转变为具有活性的焦磷酸硫胺素（TPP）。焦磷酸硫胺素作为脱羧酶的辅酶，参与机体的糖代谢过程。如维生素 B_1 缺乏或不足，脱羧酶活性下降，发生糖代谢障碍，丙酮酸不能进入三羧酸循环氧化而积存在组织中发生中毒，从而影响整个机体的代谢过程，使肌肉无力，身体疲倦。丙酮酸还有一部分形成乳酸，不仅会使能量供给发生障碍，乳酸堆积会侵袭中枢神经系统，可引起痉挛和神经炎。如长期食用碾磨得过于精白的米和面粉，缺乏粗粮和多种副食的补充，就会造成维生素 B_1 的缺乏而引起对称性周围神经炎，其症状是全身倦怠，肢端知觉异常，心悸，胃部有胀满感，便秘以至浮肿。

（3）食物来源和供给量 维生素 B_1 来源较广，含量最多的是米糠、麸皮、糙米、全麦粉、麦芽、豆类、酵母、干果、坚果及瘦肉、心、肝、蛋类、乳类等。常见食物中维生素 B_1 的含量见表1-5-5。

表1-5-5 常见食物中维生素 B_1 的含量　　　　　　　单位：mg/100 g

食物名称	维生素 B_1 含量	食物名称	维生素 B_1 含量
稻米（代表值）	0.15	大豆	0.41
稻米（早籼,特等）	0.13	豌豆	0.49
面粉（标准粉）	0.46	花生仁（生）	0.72
面粉（富强粉）	0.17	猪肝	0.21
小米	0.33	猪肉（腿）	0.53
高粱米	0.29	猪心	0.19
玉米（白）	0.27	牛肝	0.16
玉米（黄）	0.21	鸡蛋黄	0.33

注：数据来源同表1-3-6。

维生素 B_1 的每日供给量：成年男性1.2 mg，成年女性1.1 mg，孕妇1.8 mg，乳母2.1 mg。

2. 维生素 B_2

（1）性质 维生素 B_2 因色黄且含核糖，所以又称核黄素。其为橙黄色结晶体，溶于水而不溶于脂肪。在自然界分布虽广，但含量不多。维生素 B$_2$ 在中性或酸性环境中比较稳定，在酸性溶液中加热到 100℃ 时仍能保存，但在碱性溶液中破坏较快。

（2）功能和缺乏症　维生素 B$_2$ 在人体内转变成为具有活性的黄素单核苷酸（FMN）和黄素腺嘌呤二核苷酸（FAD），并以此形式分别作为黄酶的辅酶，参与机体组织呼吸过程。维生素 B$_2$ 还能维护皮肤、黏膜组织的健康。机体中若维生素 B$_2$ 不足，会导致物质代谢紊乱，将出现多种多样的缺乏症。常见的临床症状有口角炎（口角乳白及裂口）、口角溃疡、舌炎（舌表面的味蕾因痕血而变红或发紫）、脂溢性皮炎、阴囊皮炎、睑缘炎（烂眼边）、角膜血管增生、畏光与巩膜出血等。

（3）食物来源与供给量　维生素 B$_2$ 在动物性食物中含量较高，特别是以动物肝、肾和心中含量最多，乳类、蛋类、鳝鱼、螃蟹中含量也较多；植物性食品中绿叶蔬菜、酵母、菌藻类、豆类等含量较多，见表 1-5-6。

表 1-5-6　含维生素 B$_2$ 较丰富的食物　　　　　　　　　单位：mg/100 g

食物名称	维生素 B$_2$ 含量	食物名称	维生素 B$_2$ 含量
酵母（干）	3.35	口蘑（鲜）	0.35
猪肝	2.08	花生仁（熟）	0.10
猪肾	1.14	紫菜	1.02
鸡肝	1.10	黑木耳（干）	0.44
猪心	0.48	大豆	0.20
黄鳝	0.98	腐竹	0.17
河蟹	0.28	蚕豆（带皮）	0.23
全牛乳	0.14	苋菜（紫）	0.12
全鸡蛋（白皮）	0.31	菠菜	0.11
全鸭蛋	0.35	面包	0.06

注：数据来源同表 1-3-6。

维生素 B$_2$ 的每日供给量：成人男性 1.2 mg，成人女性 1.1 mg，孕妇 1.8 mg，乳母 2.1 mg。

3. 维生素 B$_3$

（1）性质　维生素 B$_3$ 又称烟酸、尼克酸。因它具有防治癞皮病的作用，所以又称抗癞皮病维生素。维生素 B$_3$ 为一种白色针状结晶，易溶于水，不易被酸、碱、热及光所破坏，是维生素中性质最稳定的一种，食物经烹煮后也能留存。维生素 B$_3$ 在肠道内被吸收，体内储存量甚少，过量的则随尿排出体外。

（2）功能和缺乏症　维生素 B$_3$ 以烟酰胺的形式在体内构成脱氢辅酶 Ⅰ 和脱氢辅酶 Ⅱ。这两种辅酶是多种不需氧的脱氢酶的辅酶，这些酶在物质代谢和生物氧化过程中起着重要的递氢作用。当人体缺乏维生素 B$_3$ 时，代谢物不能进行正常氧化，引起代谢障碍，所以易患癞皮病。其典型症状是对称性皮炎、胃肠炎及神经炎，严重者可出现腹泻、痴呆。早期症状为食欲减退、消化不良、全身无力，继而两手、两颊及机体其他裸露部分出现对称性皮炎，双颊有色素沉着，这时并伴有胃肠功能失常、口舌发炎，甚至出现严重腹泻，有的患者还有精神明显失常的症状。因此，维生素 B_3 具有维持皮肤和神经健康，防治癞皮病和维持消化系统功能正常的作用。

（3）食物来源和供给量　维生素 B_3 广泛存在于动植物食物中，其中以酵母、花生、全谷、豆类及肉类、肝内含量最为丰富，口蘑中可高达 44.3 mg/100 g。人体需要的维生素 B_3 除了以食物为主要来源外，色氨酸也可以在体内转变成维生素 B_3。因玉米中含色氨酸少，故以玉米为主食而缺乏副食供应的地区，容易发生维生素 B_3 缺乏。更确切地说，玉米中含烟酸并不少(2.3 mg/100 g)，但均为结合型，不能被人体吸收利用。如用碱处理，可将结合型烟酸水解成游离型烟酸，即能被机体吸收利用。含维生素 B_3 较丰富的食物见表1-5-7。

表1-5-7　含维生素 B_3 较丰富的食物　　　　　　　　单位：mg/100 g

食物名称	含量	食物名称	含量
酵母（干）	45.2	标准面粉	1.9
猪肝	15.0	全麦面粉（陕西）	4.0
牛肝	11.9	糯米（江米）	2.3
牛心	6.8	豌豆（嫩）	2.3
猪心	6.8	马铃薯	1.1
鸡爪	2.4	芝麻酱	5.8
大黄花鱼	1.9	稻米（代表值）	2.0
鲤鱼	2.7	蛋类（鸡鸭）	0.2
鸡（肉鸡，肥）	13.1	全奶	0.1
鸭	4.2	油菜	0.55

注：数据来源同表1-3-6。

维生素 B_3 的每日供给量：成人男性 12 mg，成人女性 11 mg，孕妇 18 mg，乳母 21 mg。

4. 维生素 B_6

（1）性质　维生素 B_6 又称吡哆素，包括吡哆醇、吡哆醛、吡哆胺三种物质。维生素 B_6 为白色晶状体，略带苦味，易溶于水，耐热，对光敏感，碱性环境中易被破坏。

（2）功能　维生素 B_6 是体内多种酶的辅酶，如转氨酶、脱羧酶、消旋酶、脱氢酶、合成酶和羟化酶。它可促进糖、脂肪和氨基酸的分解利用，也能促进肝糖原或肌糖原分解释放热能，故有"主力维生素"之称。如参加氨基酸的脱羧作用、氨基转移作用、色氨酸的合成、含硫氨基酸的代谢和不饱和脂肪酸的代谢等生理过程。维生素 B_6 在维护健康、治疗多种疾病中起重要作用，如可使维生素 B_2、维生素 B_3 在体内发挥作用；促进维生素 B_{12}、铁、锌的吸收；可制止多余的维生素 C 转化为草酸，预防肾结石。由于磷酸吡哆醛还是谷氨酸脱羧酶的辅酶，可促使谷氨酸脱羧生成 γ-氨基丁酸，后者对中枢神经系统有抑制作用，所以常用维生素 B$_6$治疗婴儿惊厥和妊娠呕吐。另外，对小细胞型低血色素贫血及神经衰弱、眩晕(前庭器官功能紊乱)，甚至皮炎、脂肪肝、动脉粥样硬化、高血脂等都可用维生素 B$_6$来治疗。

(3) 食物来源和供给量 维生素 B$_6$广泛存在于各种食物如谷类、豆类、肉类、肝、牛乳、蛋黄、酵母、鱼、白菜中。体内肠道细菌也可合成一部分维生素 B$_6$，但只有少量被吸收和利用。维生素 B$_6$的供给量，我国尚未列出供给量标准，维生素 B$_6$与氨基酸代谢有关，因而需要量应随蛋白质摄入量的增高而增加，有建议维生素 B$_6$的供给量以每摄入 1 g 蛋白质供给 0.2 mg 维生素 B$_6$来计算为宜。例如，一个每日摄入 100 g 蛋白质的成年人，其维生素 B$_6$的供给量应为 20 mg。

5. 维生素 B$_{12}$

(1) 性质 维生素 B$_{12}$是结构最复杂，也是唯一含有金属元素钴(Co)的维生素，故又称钴胺素。维生素 B$_{12}$为粉红色针状晶体，易溶于水，在中性和弱酸性条件下稳定，在强酸、强碱下易分解，在阳光照射下易被破坏。

(2) 功能和缺乏症 维生素 B$_{12}$在体内以甲基钴胺素的形式作为转甲基酶的辅酶，它的主要功能是提高叶酸的利用率，从而促进血细胞的发育和成熟。缺乏时会引起恶性贫血、脊髓变性、神经和周围神经退化，以及舌、口腔、消化道黏膜发炎等。维生素 B$_{12}$还参与胆碱的合成，胆碱是脂肪代谢中必不可少的物质，缺了它会产生脂肪肝，影响肝功能。所以人在患肝炎时，常补充维生素 B$_{12}$。

(3) 食物来源和供给量 肝、肾、瘦肉、牛乳、鸡蛋、海鱼、虾等维生素 B$_{12}$含量较多。此外发酵的豆制品，如腐乳(或臭豆腐)、豆豉、豆瓣酱，含量也较丰富(表 1-5-8)。正常人肠道内的某些细菌利用肠内物质也可合成维生素 B$_{12}$，一般情况下不易缺乏。

表 1-5-8 含维生素 B$_{12}$较丰富的食物 单位：μg/100 g

食物名称	维生素 B$_{12}$含量	食物名称	维生素 B$_{12}$含量
牛肝	310~1 200	鸡蛋	2.0
羊腿	17~66	臭豆腐(北京)	1.9~9.8
牛乳	1.6~6.6	酱豆腐(北京)	0.4
牛肉	1.8	大豆	2.0
鸡肉	0.5	小麦	1.0

引自:《食物成分表(全国代表值)》，2001。

维生素 B$_{12}$的供给量：我国尚未列出供给量标准。一般认为成人每日供给 1~3 μg，孕妇、乳母每日 4 μg 为宜。患恶性贫血者，因缺乏 "内因子"，口服维生素 B$_{12}$不能吸收，需要注射药物方可获得补充。

6. 维生素 C

(1) 性质 维生素 C 是一种抗维生素 C 缺乏病的因子，因其具有酸性，所以又称抗坏血酸。

它是一种白色结晶状的有机酸，易溶于水，不溶于脂肪，在酸性条件下稳定，但对热、碱、氧都不稳定，特别是和铜、铁等金属元素接触时破坏更快。它是所有维生素中最不稳定的一种，因此在烹调时宜短时间高温，并切忌加碱，烧煮好后立即食用，以免维生素流失。

（2）功能和缺乏症　维生素C参与机体重要的氧化还原过程，保护酶的活性；促进胶原蛋白的形成，促进伤口愈合，维持牙齿、骨骼、血管、肌肉的正常发育；促进机体抗体的形成，增强白细胞的吞噬作用；对铅、苯、砷等化学毒物和细菌毒素具有解毒作用，还可以阻断致癌物质亚硝胺的形成；对铁有还原作用，能将难以吸收的三价铁还原成二价铁，促进肠道内铁的吸收及参与血红蛋白的合成，有利于治疗缺铁性贫血；促进胆固醇的代谢，对降低血清胆固醇，防治动脉粥样硬化、高脂血症、冠心病与胆石症都有良好效果。

维生素C缺乏时，胶原结构异常，血管壁通透性及脆性增加，易发生毛细血管出血，引发维生素C缺乏病，其主要特征是多处出血，依次出现疲倦、虚弱、关节疼痛、牙龈出血、牙龈炎及牙齿松动等症状，随后因毛细血管脆弱而引起皮下出血。小儿则出现生长迟缓、消化不良，逐渐出现牙龈萎缩、浮肿、多处出血，以及骨骼脆弱、坏死等症状。

（3）食物来源和供给量　维生素C广泛存在于新鲜蔬菜和水果中，特别是绿叶蔬菜和酸性水果中含量丰富。水果中以猕猴桃、鲜枣、山楂、柠檬、柑、橘、柚等含量最多。蔬菜含维生素C多的有柿子椒、菜花、苦瓜、雪里蕻、蒜苗、甘蓝、油菜、芥菜、番茄等。谷类和干豆不含维生素C，但豆类发芽后，如黄豆芽、绿豆芽则含有维生素C，这是冬季和缺菜地区维生素C的来源。动物性食物中一般不含维生素C，肝和肾仅含少量维生素C。含维生素C较丰富的食物见表1-5-9。

表1-5-9　含维生素C较丰富的食物　　　　　　　　单位：mg/100 g

食物名称	维生素C含量	食物名称	维生素C含量
鲜枣	243	柿子椒（甜椒）	130
沙棘	204	辣椒（青、尖）	59
荔枝	41	番茄	14
橙	33	蒜苗	35
柑橘*	28	韭菜	2
柠檬	22	苋菜（绿）	47
柿	30	苋菜（紫）	30
石榴（代表值）	8	甘蓝	40
杏	4	油菜	24
苹果（代表值）	3	大白菜（代表值）	38
梨（代表值）	5	胡萝卜（红）	13
中华猕猴桃	62	胡萝卜（黄）	16
西瓜（代表值）	6	苦瓜（鲜）	56
绿豆芽	4	冬瓜	16
黄豆芽	8	菠菜	32

注：表中数据摘自《中国食物成分表（标准版）》第6版第1册，2018。

*所示数据摘自《中国食物成分表》第2版第1册，2009。

维生素 C 的供给量：因维生素 C 易溶于水，烹调加热过程中又易被破坏，加之需要的摄入量高，并有益于健康和增强对疾病的抵抗力，因此其供给量应当充裕才能满足机体需要。我国每日供给量标准为成年男女 60 mg，孕妇 80 mg，乳母 100 mg，婴儿 30 mg。

7. 维生素 B_9（叶酸）

（1）性质　叶酸因大量存在于绿叶中而得名。它是一种暗黄色物质，微溶于水，其盐在水中的溶解度较大；对酸不稳定；加热和光照易破坏。食物在室温下较长时间储存时叶酸易损失。

（2）功能和缺乏症　叶酸在人体内被还原成有活性的四氢叶酸，四氢叶酸作为一碳单位转移酶的辅酶参与机体的代谢，尤其是参与嘧啶和嘌呤的合成而对核酸和蛋白质的合成产生影响。缺乏叶酸时，骨髓幼红细胞中 DNA 合成受阻，红细胞分裂增殖速度下降，细胞体积增大，细胞核内染色质疏松，出现巨幼红细胞性贫血症。研究表明，围孕期补充叶酸可显著降低胎儿神经管畸形和婴儿心脏畸形的发生率；补充叶酸能降低血液同型半胱氨酸浓度，从而降低缺血性心脏病和脑卒中发生的风险；叶酸缺乏会促进癌症发生，补充叶酸可降低致癌风险。

（3）食物来源和供给量　叶酸主要存在于新鲜绿叶蔬菜、肝、肾和酵母中，其次为牛肉、豆类、菜花、乳类、鱼类。人体肠道微生物也可以合成叶酸，故一般不易缺乏。若由于某种原因使其摄入量不足、吸收不良，或需要量增加及长期使用肠道抑菌药时也会出现缺乏症。叶酸的供给量，FAO/WHO 专家委员会建议的每日供给量标准为：成人 200 μg，孕妇 400 μg，乳母 300 μg。上述数量均为游离叶酸，若以总叶酸计要加倍。

8. 维生素 B_5（泛酸）

（1）性质　泛酸又称维生素 B_5、遍多酸，因广泛存在于生物界而得名。泛酸为淡黄色黏性油状物，具酸性，易溶于水及乙醇，在中性溶液中耐热，在酸性溶液中易水解，对氧化剂和还原剂稳定。

（2）功能和缺乏症　泛酸是辅酶 A（CoA）的组成成分，CoA 是酰基转移酶的辅酶，在糖、脂肪和蛋白质代谢中起着转酰基作用。这三种物质氧化供能时必须先经过转酰基作用才能进入三羧酸循环，再释放出全部能量。CoA 还与乙酰胆碱的合成有关。乙酰胆碱是一种神经递质，是传导神经脉冲和解除某些药物毒性所必需的物质。另外，CoA 还是合成卟啉和参与肾上腺合成某些类固醇所必需的物质。泛酸还是葡萄糖载体系统的一部分，能促进肠黏膜对葡萄糖的吸收。

人体缺乏泛酸的现象较少见，但如摄入量低，很可能使许多代谢速度减慢，引起多种不十分明显的症状，如过敏、烦躁不安、足底灼痛、肌肉痉挛、肌肉活动失常、抗体形成速度下降、容易疲劳、精神忧郁、胃肠不适、上呼吸道感染。

（3）食物来源　各种食物中都含有泛酸，其中以动物的内脏器官、鱼肉、全粮谷类等的含量最为丰富。肠道微生物也能合成泛酸，但吸收率有限。

9. 维生素 B$_7$（生物素）

（1）性质　维生素 B$_7$ 又称生物素、维生素 H，为无色长针状结晶，溶于热水，在常温下性质稳定，高温和氧化剂可使其丧失生理活性。

（2）功能与缺乏症　生物素作为羧化酶的辅酶参与物质代谢中的羧化反应，起着 CO$_2$ 载体的作用。机体内脂肪酸的合成和氧化、糖的氧化、细胞线粒体中蛋白质的合成、维生素 B$_3$ 的合成、消化酶及胰淀粉酶的合成等都与生物素的作用有关。

正常情况下，由于生物素来源广泛，很少出现缺乏症，但如果经常食用生鸡蛋，可能引起生物素缺乏。因为生鸡蛋中含有一种抗生物素蛋白，能与生物素结合成一种稳定、无活性又难以吸收的复合物，从而妨碍了生物素的吸收。鸡蛋煮熟后，其中的抗生物素蛋白则被破坏。生物素缺乏的主要特点是皮肤的早期病变，如眼睛周围常出现皮炎，随后头发脱落和肌肉萎缩。其他症状与硫胺素缺乏症相似。

（3）食物来源　生物素以肝、肾、牛乳、蛋黄和酵母中含量最为丰富，其次为菜花、坚果、豆类，而肉类、乳制品和谷物中含量较少。人乳中的生物素只有牛乳含量的 1/10。

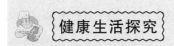
健康生活探究

晒太阳可以预防维生素 D 缺乏症

人体唯一可以自身合成的维生素就是维生素 D。当日光照射皮肤时，皮下的 7-去氢胆固醇经过光转化作用生成维生素 D。维生素 D 被血液吸收，经过肝和肾的转化变成有生理活性的 1,25-二羟胆钙化醇。如果一个人肝或肾有疾病，就会影响转化过程，造成维生素 D 缺乏。而正常人只要有机会接触日光，就能维持体内适量的维生素 D 含量。如果服用维生素 D 浓缩补品过多有可能引起中毒，而晒太阳不会引起中毒，但晒太阳可能带来其他危险，如皮肤过早起皱纹或有发生皮肤癌的危险。好在合成维生素 D 并不需要太长时间的日光照射，只要走出户外，甚至换上较薄的衣服晒 20 min 太阳就足够了。用于合成维生素 D 的紫外线无法穿过云层、蒸汽、烟雾、厚衣服、窗玻璃甚至窗帘。

有些人喜欢去日光浴室，这里要提醒的是，那些没有经过过滤的射线可能引发皮肤癌，损伤血管和眼睛。

经常喝牛奶或参加户外活动的人没有必要服用维生素 D 补品，因为他们脂肪组织中储存的维生素 D 甚至可以维持整个冬天的需要。而那些长期待在室内或在夜间工作的人数年后可能导致维生素 D 缺乏。

长期过量摄入维生素 D，一是可能对中枢神经系统产生毒性作用，出现食欲减退、恶心、呕吐和严重的心理压抑；二是会使血液中的矿物质水平升高到危险的浓度，迫使钙沉积在心、肾等多种器官的软组织中，影响这些器官组织的正常功能，甚至会威胁到生命。美国多年前曾经发生过饮用某种牛奶后维生素 D 中毒事件，其中有两人死亡，原因是牛奶厂商在牛奶中添加的维生素 D 竟为标准需求量的 500 倍。

第六节　水

人对水的需要仅次于氧，水是人体最重要的组成成分，也是人体内含量最多的一种化合物。水的重要性甚至超过食物，生理学家做动物实验得知：禁食可维持生命 7~9 d，甚至几周，禁水只能维持 3 d。水在人体内的含量随年龄、性别而异。新生儿体内的水占体重的75%~80%，成年男子则为 55%~60%，女子为 50%~55%。这种男女之间的差异，与机体肌肉总量、脂肪含量的多少有关。水与生命活动息息相关，人体内若损失 10% 的水分，许多正常的生理功能就会受到严重的影响；若损失 20% 的水分，就会引起狂躁、昏迷而导致死亡。

一、水的生理功能

1. 水是构成人体的重要成分

成年人体重的 2/3 是由水组成的。血液、淋巴、脑脊液含水量高达 90% 以上；肌肉、神经、内脏、细胞、结缔组织等含水量为 60%~80%；脂肪组织和骨骼含水量在 30% 以下。

2. 水是良好的溶剂和运输工具

人体各组织和细胞所需要的营养物质和代谢产物都要靠水作为载体在体内运转。水将营养物质运送到全身各组织和细胞以被吸收，将废物运送到排泄器官或直接排出体外。

3. 调节体温

水的热容量大，1 g 水每升高 1℃需 4.18 J 的热量，因此当体内产热量增多或减少时不致引起体温太大波动。水的蒸发潜热很大，1 g 水在 37℃时完全蒸发需要吸热 2 204 J，所以蒸发少量的汗就能释放出大量的热，这使人体在较高气温环境时仍能维持体温相对恒定。当体内温度升高时，在血液循环中，水可经肺部和皮肤排出，使身体散失一部分热量，对体温起调节作用。

4. 水是关节、肌肉和体腔的润滑剂

水是关节液、唾液、泪液的主要成分，可作为内脏各器官、组织间的润滑液。因水的黏度小，在各器官、组织的活动中，有使摩擦面润滑而减少损伤的作用。

5. 为细胞内的物质代谢提供适宜的环境

人体内的许多化学反应和生理过程是在水的参与下完成的，如呼吸、血液循环、分泌、排泄等生理活动，可以说体内的一切代谢活动离开了水就不能进行。

6. 促进营养素的消化、吸收

水是许多有机与无机物质的良好溶剂，营养素只有溶解在水中才能被机体吸收。即使是不溶于水的物质，如脂肪，也能在适当条件下分散于水中，成为乳浊液或胶体溶液，有利于脂溶性营养素的消化吸收。

二、水的代谢与平衡

人体在正常情况下，会经皮肤、呼吸道，以及以尿和粪的形式从体内排出一定量的水分，因此应当补充相应量的水。每人每天排出的水和摄入的水必须保持基本相等，这称为"水平衡"。

人体需要的水，约有一半来自饮料(饮水、汤等)，另一半则来自饭菜所含的水和食物在体内氧化时所产生的水。一般正常人水的出入量是平衡的，见表1-6-1。

表1-6-1　正常人每日摄入和排出水的平衡量　　　　　　　　　单位：mL

摄入水量		排出水量	
饮水	1 200	肾排尿	1 500
食物水	1 000	皮肤蒸发	500
代谢水	300*	肺呼出	350
		粪便排出	150
合计	2 500	合计	2 500

* 每100 g糖氧化时可产生55 mL的水，每100 g脂肪氧化时可产生107 mL的水，每100 g蛋白质氧化时可产生41 mL的水。

三、人体对水的需要量

人体对水的需要量随气候、年龄、工作性质的不同而异。高温作业人员和夏季重体力劳动者需要增加饮水量，而摄入高蛋白或油腻的食物后也需要多饮水。正常成年人每日应供给的水分毫升数与其摄入热量的千卡数大致相等。如每日摄入能量 2 400 kcal，则需要摄入水分约为 2 400 mL。《中国居民膳食指南(2022)》推荐的饮水量为每天 1 500~1 700 mL。如果活动量大、出汗多应适当增加饮水量，并鼓励饮白开水和茶水，少饮甜饮料。

知识拓展

天然水如何成为饮用水

自然界存在的游离淡水实际上都是极稀的溶液，即便是刚从天上落下来的雨水也不例外，江河湖泊和地下水更是含(溶)有多种物质或杂质。要作为饮用水，就要保证饮用卫生和人体健康，就必须对自然水进行必要的处理。对饮用水的要求是澄清和无毒，所以饮用水的净化就包括去除悬浮杂质和消毒灭菌两步。

1. 去除悬浮杂质——凝聚沉淀法

常用的沉淀剂是明矾。明矾的化学名称是十二水合硫酸铝钾，即 $KAl(SO_4)_2 \cdot 12H_2O$。明矾在水中可形成带正电荷的氢氧化铝胶粒，遇到悬浮于水中的带负电荷的泥沙等杂质可相互中和电荷而发生聚沉。经过明矾处理的水，再经过由某种多孔性物质(如砂石、木炭、碎石)构成的过滤层的过滤，就可把残余的悬浮物和沉淀物截留下来，得到澄清的水。

目前多使用聚合氯化铝净水剂，其净水原理与明矾(硫酸铝钾)类似，也是利用了胶粒的吸附作用。但与明矾相比，聚合氯化铝有许多优点，如絮凝体形成快，沉降速度快，处理能力强；适应原水 pH 范围广；腐蚀性小，操作条件好；溶解性及对原水温度的适应性均优于明矾；成本低。

2. 消毒灭菌

澄清后的水还要经过消毒处理。常用的消毒剂是漂白粉和漂粉精。漂白粉是次氯酸钙、氯化钙和氢氧化钙的混合物，其中的有效成分是次氯酸钙，即 $Ca(ClO)_2$，有效氯含量为 28%~35%。漂粉精也称高度漂白粉，有效成分也是次氯酸钙，有效氯含量为 60%~70%。次氯酸钙遇水可生成氢氧化钙[$Ca(OH)_2$]和次氯酸($HClO$)，次氯酸不稳定，可分解为 HCl 并放出 O_2。次氯酸钙分子中的次氯酸根(ClO^-)含有直接与氧原子相连的氯原子，遇酸即刻释放出游离氯(Cl_2)。游离氯有很强的氧化、漂白和杀菌作用，故称为有效氯。游离氯可侵入微生物细胞内，破坏酶蛋白，尤其是对氧化作用敏感的酶更易受到破坏，还可破坏核蛋白的巯基，导致微生物死亡。

经过过滤和消毒而得到的澄清无毒的水即可作为饮用水。

第七节　能　　量

　　人体需要不断地获得能量才能维持生理活动。人体不仅在劳动、运动及学习等过程中需要能量，就是在安静状态下也要消耗一定的能量。人体所需要的能量是指储存在食物中的并可供给人体利用的那部分化学能。糖类、脂类和蛋白质是人体所需能量的主要来源。这些食物中的化学能经氧化作用释放出来才能被人体利用。

　　人体能量的来源与去向概括如图 1-7-1。

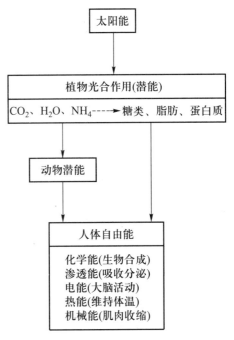

图 1-7-1　人体能量的来源与去向

一、能量单位、热能系数与计算

1. 能量单位

　　营养学上所用的能量单位是千卡（kcal），1 kcal 是 1 kg 水由 15℃时升高 1℃所需的能量。

　　目前，国际标准计量各种形式的能量（包括热能）一律用焦耳（J）为单位。1 J 是用 1 牛顿（N）力把 1 千克（kg）的重量移动 1 米（m）所需要的能量。1 000 焦耳是 1 千焦耳，1 000 千焦耳是 1 兆焦耳。现在，我国两种计算单位都可以使用，其换算方法如下：

$$1 千卡（kcal）= 4.184 千焦耳（kJ）$$
$$1 千焦耳（kJ）= 0.239 千卡（kcal）$$
$$1 000 千卡（kcal）= 4 184 千焦耳（kJ）$$
$$1 000 千焦耳（kJ）= 239 千卡（kcal）$$
$$1 000 千卡（kcal）= 4.184 兆焦耳（MJ）$$
$$1 兆焦耳（MJ）= 239 千卡（kcal）$$

2. 热能系数

　　食物中的糖类和脂肪在体内氧化和在体外燃烧所释放的热能基本相同。每克糖平均放热 4.1 kcal，每克脂肪放热 9.45 kcal，而每克蛋白质在体内氧化比体外燃烧所释放的热能要少 1.3 kcal。蛋白质在体外燃烧时，每克释放热能为 5.65 kcal，故蛋白质在体内氧化的实际释放热量为 5.65 kcal－1.3 kcal＝4.35 kcal。

　　食物中所含的三大营养素在消化过程中不能被完全吸收，正常人对糖类的吸收率为 98%，脂肪为 95%，蛋白质为 92%。按吸收率这三大营养素在人体内氧化的实际产热量为：

糖类：4.1×98% = 4 kcal/g（16 kJ，0.016 MJ）

脂类：9.45×95% = 9 kcal/g（37 kJ，0.037 MJ）

蛋白质：4.35×92% = 4 kcal/g（16 kJ，0.016 MJ）

1 g 营养素在体内氧化所产生热能的数量，称为**热能系数**，亦称生理卡价。

3. 能量的计算

食物所含能量的计算方法如下：将食物中三大营养素的克数乘以各自的热能系数即得。

例：一杯牛奶（200 g）的能量是多少？

解：

（1）查食物成分表知：

100 g 牛奶含蛋白质 3.3 g，脂肪 4.0 g，糖 5.0 g。

200 g 牛奶含蛋白质 6.6 g，脂肪 8.0 g，糖 10.0 g。

（2）蛋白质 6.6×4 kcal = 26.4 kcal

脂肪 8.0×9 kcal = 72.0 kcal ⎫ 138.4 kcal

糖 10.0×4 kcal = 40.0 kcal ⎭

答：一杯牛奶（200 g）的能量为 138.4 kcal。

二、人体能量的消耗

人体每日对能量的消耗主要表现在以下三个方面：静息代谢率、运动的生热效应、食物的生热效应。

1. 静息代谢率（RMR）

RMR 在每日能量消耗中占比最大（60%～75%）。RMR 是指维持人体正常功能和体内稳态，再加上交感神经系统活动（如心跳、呼吸、血液循环、胃肠蠕动、体温调节、腺体分泌）所需要的基本能量消耗。测量 RMR 时要求被测对象仰卧或静坐于安静舒适的环境中，距离上次就餐和剧烈活动数小时。

以前用基础代谢率（BMR）这个术语，要求在清晨刚醒来未做任何体力活动之前和空腹 12～18 h 之后测量。BMR 可能稍低于 RMR，但两者的差异不大，目前用 RMR 较普遍。

2. 运动的生热效应（TEE）

TEE 是能量消耗的第二大组成部分。它是指高出静息代谢水平的体力与脑力活动所需要的能量消耗。在能量消耗的组成中，TEE 的变化最大。高强度运动时，能量消耗可能达到 RMR 的 10～15 倍。对于一个中等活动强度的人来说，TEE 占总能量消耗的 15%～30%。

3. 食物的生热效应（TEF）

TEF 是指进餐后数小时内食物消化、转运、代谢和储存过程中超过 RMR 的能量消耗。以前所用的"食物的特殊动力作用"这个术语，最初是用于膳食蛋白质，而现在已经认识到，摄入的多种营养素（蛋白质、脂肪和糖类）都会引起生热效应。一般情况，TEF 约占每日能量消耗的10%，但随摄入底物的代谢过程不同而有不同。将膳食脂肪储存于脂肪组织所需的能量仅占该餐所提供能量的 3%。如果葡萄糖直接被氧化，其所含的能量可全部被利用；若是先将它转化为糖原储存体内，那么其中 7% 的能量就会丢失。

一般来说，基础代谢消耗能量的占比最大，其次是运动和食物的生热效应（图1-7-2）。在三者中，体力活动的能量消耗是最容易有意识调控的。

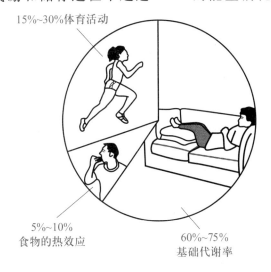

15%~30%体育活动

5%~10%
食物的热效应

60%~75%
基础代谢率

图 1-7-2　人体能量消耗的组成

三、能量的来源与供给量标准

1. 能量的来源

人体需要的三大营养素，它们在体内氧化都可以产生能量，其中糖类是人体能量的主要来源，其次是脂肪，再次是蛋白质。在合理的膳食中，这三种营养素之间应该有一个适当的比例。根据我国的膳食习惯和要求，糖类约占总能量的 55%，蛋白质约占 15%，脂肪约占 30%。

2. 能量的供给量标准

能量是维持生命活动的基础，能量需要量是指人们长期保持良好的健康状态、维持良好的体型和理想活动水平所需要的能量。人体对能量的需要量是因劳动种类、强度、年龄、性别、生理特点等因素的不同而有所不同。一般成年人能量摄入量与消耗量保持平衡时（即能量收支平衡），体重可维持相对的稳定，就能维持健康和进行正常的劳动及各项活动。根据《中国居民膳食营养素参考摄入量（DRIs）》（2013 年版），我国成年人（18~49 岁）轻体力活动者能量需要量为：男性 2 250 kcal，女性 1 800 kcal。

如果人体每天摄入的食物所产生的能量达不到人体需要，或者长期处于饥饿状态，体内储存的糖逐渐消耗，脂肪也被氧化而转为供给能量，蛋白质也随之消耗一部分，就会出现氮的负平衡，人体的各种生理功能就受到严重影响而失去调节作用，易使人体产生疾病。相反，成年人特别是 40 岁以上者，摄入的食物中所含的能量超过了需要量，则多余的营养素就会在体内转化为脂肪储存起来，若长期如此，就有可能出现肥胖。人体标准体重计算公式：

身高（cm）数值-105（男）/100（女）＝体重（kg）数值。实际体重比标准体重多或少10%以内，都属于正常范围。超过标准体重10%的为过重，超过20%的属于肥胖，低于20%属于消瘦。肥胖不但体态臃肿、动作迟缓、工作效率低，而且对健康极为不利。调查资料显示，伴随肥胖易引起动脉血管粥样硬化、冠心病等多种严重疾病。因此肥胖者的能量供给应逐渐降低为正常需要量的60%～70%，同时要进行体育活动，增加能量的消耗，严防能量的摄取量超标。

正常情况下，人体能量的需要是与食欲相适应的，当正常食欲得到满足时，能量需要量一般也可满足。

知识拓展

如何判断体重与体胖

世界卫生组织（WHO）建议，身体是否肥胖可以用身体质量指数（BMI）来衡量。BMI（Body Mass Index）的定义是：20岁以上的人相对于身高的平均体重。计算公式如下：

BMI＝体重（kg）/［身高（m）］^{2}

判断标准（BMI）：

BMI＝18.5～24.9	正常
17～18.49	轻度营养缺乏
16～16.9	中度营养缺乏
<16	重度营养缺乏
25～29.9	体重超重
30～34.9	轻度肥胖
35～39.9	中度肥胖
>40	重度肥胖

例如：一个身高1.74 m，体重70 kg的人的BMI值是23.1。正常。

BMI值在18.49以下越低或在25以上越高，都意味着患病的风险越大。

注意：

1. BMI不能判断体内到底有多少脂肪和脂肪所在位置。

2. BMI不适用于下列情况：

运动员——因为他们肌肉发达使BMI偏高；

孕妇和乳母——生育期间体重增加是正常现象；

65岁以上的老人——因为BMI来自相对年轻的人群，而人随着年龄的增长身高会降低。

3. 亚洲标准：亚洲人的正常 BMI 上限比欧美人要低 1~2 个指数，根据《中国居民膳食指南（2016）》，我国成年人（18~64 岁）体质指数（BMI）应在 18.5~23.9。

第八节　食物的消化与吸收

食物是一种非常复杂的混合物，其中所含的营养素，只有水、无机盐和某些维生素能够直接被人体吸收，而蛋白质、脂肪、糖类不能被人体直接吸收，必须先在消化道内进行分解，将结构复杂的大分子物质变成结构简单的小分子物质，才能被人体吸收。人体把食物在消化道内分解成为可以吸收的小分子的过程称为消化。食物的消化包括机械性消化和化学性消化两个过程。机械性消化是指消化道的活动将食物进行机械性磨碎并与消化液混合，推动食糜前进；化学性消化是指消化液中的消化酶对食物进行化学性分解，将食物中的营养成分变为可以被机体吸收的营养物质。两者之间是相互联系、相互促进的。消化后的营养成分通过消化道壁进入血液和淋巴的过程称为吸收。消化和吸收这两个生理过程正常进行，对于人体的新陈代谢、生长发育和从事各种活动所需营养的供给，都有着非常重要的意义。

一、食物的消化

食物在人体内的消化与吸收是通过消化系统来完成的。消化系统由消化道和消化腺两部分组成。人体的消化道，既是食物通过的管道，又是食物消化、吸收的场所。消化道由口腔、咽、食道、胃、小肠、大肠、直肠、肛门等组成；消化腺有唾液腺（包括腮腺、颌下腺、舌下腺）、胃腺、肝、胰腺、肠腺等（图 1-8-1）。

食物在人体内的消化过程，按其先后顺序可分为三个阶段。

1. 口腔内的消化

食物在口腔内主要是进行机械性消化，经牙齿的咬切、撕裂、咀嚼，将大块的食物磨碎，再经舌的搅拌，使食物与口腔中分泌的唾液充分混合。唾液中含有淀粉酶，能将谷类食品中的淀粉转化成麦芽糖。如在食用米饭或馒头时，久嚼不咽就会感觉有甜味，这就是淀粉在口腔内变成麦芽糖了。唾液中除了淀粉酶外，还含有由舌的浆液腺分泌的舌脂酶，但由于膳食脂肪具有疏水性，在一定程度上限制了舌脂酶的作用。唾液中还有黏蛋白，它可使食物润滑，易于吞咽，使食物由食道经贲门进入胃。食物在口腔中停留的时间很短，食物中的淀粉并不能完全被消化。因为唾液中没有其他的酶，所以脂肪和蛋白质在口腔中没有什么变化。

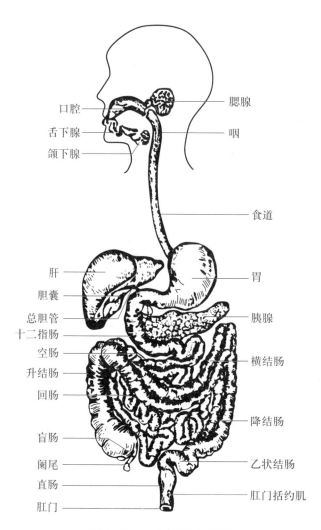

口腔 —————————— 腮腺

舌下腺 —————————— 咽

颌下腺

————————— 食道

肝 —————————— 胃

胆囊

总胆管 —————————— 胰腺

十二指肠

空肠 —————————— 横结肠

升结肠

回肠 —————————— 降结肠

盲肠

阑尾 —————————— 乙状结肠

直肠

肛门 —————————— 肛门括约肌

图 1-8-1　人体消化系统

2. 胃内的消化

食物进入胃后需要继续进行消化。胃有两种功能：一种功能是暂时储存食物。成年人的胃一般可容纳 1~2 L 食物，因此一次饱餐后食物在胃内可停留较长时间，使食物得以慢慢地进入十二指肠，这就保证了食物在小肠内的消化和吸收。食物在胃内停留时间的长短与食物的量和性质有密切关系。另一种功能是消化食物。当食物进入胃内，胃壁就逐渐舒张，以容纳食物，同时胃壁肌肉也开始有节奏地蠕动，其蠕动的作用是将胃内的食物搅动，使其和胃液充分混合，成为粥状食糜。胃的蠕动还能把食糜推送到十二指肠，如果暴饮暴食，就会引起急性胃扩张，使胃的蠕动减弱或丧失。

胃黏膜内有胃腺，它分泌一种无色透明的酸性胃液，成年人每天可分泌 1.5~2.5 L 胃液。胃液中含有三种主要成分，即胃酶（胃蛋白酶和胃脂肪酶）、盐酸、黏液。胃蛋白酶能够使食物中的蛋白质分解成为分子量较小的蛋白胨和蛋白胨；胃脂肪酶可分解三酰甘油，进入十二指肠上部的脂类约有 30% 已被水解。盐酸即胃酸，胃酸能使无活性的蛋白酶原变成有活性的胃蛋白酶，为胃蛋白酶创造适宜的酸性环境，并有杀死随食物进入胃内的细菌的作用。胃酸进入小肠后可刺激胰液、胆汁和小肠液的分泌。胃酸造成的酸性环境有助于小肠对铁和钙的吸收。胃黏液有润滑作用，可减少食物对胃黏膜的损伤，也能减少胃酸、胃酶对胃黏膜的侵蚀，它对胃有保护作用。

胃液分泌：胃液分泌受不同食物的影响，蔬菜、蛋白质类食物(如浓肉汤、鸡汤、骨头汤和各种煮熟的蔬菜)促进胃液分泌作用较强，糖也有促进胃液分泌的作用，脂肪类食物则抑制胃酸的分泌，使食物在胃内停留时间较长。

食糜由胃进入小肠的过程称为胃的排空。一般食物入胃后 5 min 就开始有部分食物排入十二指肠，但完全排空需要 4~6 h。胃排空的时间与食物的量和性质有关，一般流体物比固体物排空快。各类食物中，糖排空较快，蛋白质较慢，脂肪更慢。人们摄食了油腻的食物后不易饥饿就是这个原因。混合性食物的排空时间为 4~5 h。

3. 小肠内的消化

胃内的食糜进入小肠后，因带酸性，刺激胰腺分泌胰液，肝分泌胆汁，小肠黏膜分泌小肠液。胰液是由胰腺分泌的一种碱性消化液，成年人每天分泌 1~2 L 胰液，其中含有一些重要的酶类，如胰淀粉酶、胰蛋白酶和胰脂肪酶。胰淀粉酶能将食物中的淀粉分解为麦芽糖，并在麦芽糖酶的作用下进一步将麦芽糖分解为葡萄糖；胰蛋白酶能将蛋白质分解成胨、胨、肽，并进一步分解成氨基酸；胰脂肪酶能将脂肪分解成甘油和脂肪酸。由此可见，胰液是消化液中最强的一种。因此，当胰腺功能受损时(如慢性胰腺炎)，食物的消化将明显受到影响，这时在患者的粪便中就可能出现未消化的肉类、纤维和脂肪微粒。

胆汁是由肝分泌的一种金黄色或深绿色、味苦的碱性液体。它平时储存在胆囊中，当食物进入小肠后，引起胆囊收缩，胆汁就排入十二指肠中，成年人每天分泌胆汁 1.0~1.5 L。胆汁中不含消化酶，其成分除水外，还有胆色素、胆盐、胆固醇、卵磷脂等。其中最重要的成分是胆盐，它的主要作用：① 使脂肪乳化变成极细小的脂肪微粒，这样，一方面加大了胰脂肪酶与脂肪的接触面，有利于脂肪酶对脂肪的分解，另一方面被乳化的脂肪微粒一部分可以直接被肠黏膜所吸收；② 提高胰脂肪酶的活性，从而加速对脂肪的分解。

小肠液是由小肠黏膜分泌的一种弱碱性液体。成年人每天分泌 1~3 L。小肠液含有多种与消化有关的酶，对食物中三大营养素都有消化作用。其中主要的消化酶有淀粉酶、麦芽糖酶、蔗糖酶、乳糖酶、脂肪酶、肠肽酶等。这些酶和胰液中的消化酶及胆盐相互配合，把食物中的多糖和双糖分解成单糖，把脂肪分解成甘油和脂肪酸，把蛋白质、胨、胨和多肽分解成氨基酸。这样食物在小肠内就彻底地完成了化学分解，消化成完全可以被肠壁吸收的物质。

现将食物中的三大营养素在消化道内的消化过程简介如下：

$$\text{淀粉} \xrightarrow[\text{口腔、小肠}]{\text{唾液、胰、肠淀粉酶}} \text{麦芽糖} \xrightarrow[\text{小肠}]{\text{胰、肠麦芽糖酶}} \text{葡萄糖}$$

$$\text{脂肪} \xrightarrow[\text{小肠}]{\text{胆盐乳化作用}} \text{脂肪微粒} \xrightarrow[\text{小肠}]{\text{胰、肠脂肪酶}} \text{甘油+脂肪酸}$$

$$\text{蛋白质} \xrightarrow[\text{胃、小肠}]{\text{胃、胰蛋白酶}} \text{䏡、胨、多肽} \xrightarrow[\text{小肠}]{\text{胰、肠肽酶}} \text{氨基酸}$$

4. 大肠的功能

大肠中不含或只含少量的消化酶，所以大肠无明显的消化作用，大肠的主要功能是吸收水分和形成粪便。大肠内有大量的细菌，这些细菌能利用肠内某些简单的物质合成人体需要的维生素 K 和 B 族维生素，其中部分能被人体吸收和利用。

二、营养素的吸收

人体消化系统的不同部位，对消化后的各种营养物质有不同程度的吸收功能，口腔和食道基本上不吸收什么物质，但口腔黏膜可吸收少量的药物（如硝酸甘油），胃只能吸收少量的水和酒精，大肠只能吸收少量的水、无机盐和一部分维生素。消化后的绝大部分营养物质，主要是由小肠吸收的，所以小肠是消化食物、吸收营养物质的主要场所。

小肠的结构具有与吸收作用相适应的条件。人的小肠很长，有 5~6 m，是消化道最长的一段，小肠黏膜表面有很多环形的皱襞，皱襞表面又有许多细小的指状凸起，称为绒毛，绒毛上又分布着大量的微绒毛。由于皱襞与大量绒毛和微绒毛的存在，构成了巨大的吸收表面积（总面积可达 200~400 m^2），使食物在小肠里被彻底消化成小分子物质，便于吸收。食物在小肠内停留时间很长，3~8 h，平均为 5 h，这样有足够的时间进行吸收。

吸收作用的实质是物质透过细胞膜的运动，这是一个复杂的过程，它包括被动吸收和主动转运两个方面。被动吸收取决于膜内外被吸收物质的浓度差、物质分子的大小与电荷状态等因素，是一个简单的物理过程，如滤过、扩散、渗透等作用。大部分物质是通过细胞膜主动转运而吸收的，这是个耗能过程，具有高度的选择性。

1. 糖类的吸收

糖类是以单糖形式在小肠内被吸收而进入血液，经门静脉运送入肝，储存于肝内，或经血液循环运送到全身，供各组织利用。一般是葡萄糖和半乳糖吸收最快，果糖吸收较慢。

2. 蛋白质的吸收

绝大部分蛋白质被消化成氨基酸后才可被小肠吸收，其吸收途径与葡萄糖相似。但有些未经消化的蛋白质或蛋白质的不完全分解产物（如䏡、胨、肽），也可能被小肠极少量地吸收，因此有些人对食物有过敏反应，可能是由于某些蛋白质被直接吸收引起的。

3. 脂肪的吸收

脂肪微粒，以及脂肪分解的产物——甘油和脂肪酸，它们被小肠吸收后，一部分进入毛细血管，由静脉进入肝，大部分则进入毛细淋巴管，再由淋巴管运送进入血液循环，分布于脂肪组织中。脂溶性维生素也随脂肪一起被吸收。

成年人每天可分泌 7~8 L 之多的消化液（如唾液、胃液、胆汁、胰液和肠液），这些消化液中的水分、无机盐和某些有机成分，也可由小肠重新吸收入血液。当人体发生急性呕吐和腹泻时，除影响对食物的正常消化和吸收外，也由于消化液的大量丢失，引起体内水盐代谢和酸碱平衡严重紊乱，有时还会出现危及生命的严重后果。

食物中的营养物质被消化吸收进入血液后，随血液首先到达肝，一部分营养物质暂时储存于肝内，有的转变成其他物质；还有一部分营养物质由肝随血液流入心，再经血液循环运送到身体各组织器官而被利用。在吸收过程中，有时也会从消化道中吸收进来一些对身体有害的物质，这些有害物质通过肝的生物转化作用最终变为无害物质随尿、粪排出体外。

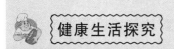 健康生活探究

食物变成了你自己

人刚出生时大约 3 kg，随着时间的推移人慢慢地生长，体重增加，到 20 岁时体重可达到 55 kg 左右。如果按每天平均吃 0.8 kg 食物计算，20 年共吃了约 6 t 食物。也就是说，20 岁时的你是由这 6 t 食物中的精华组成的。既然人体是由自己所选择的食物组成的，选择营养全面的食物，就会造就一个发育良好的个体。选择的食物决定了身体细胞能否获得种类齐全、数量充足的营养素，因而也决定了身体的发育和健康程度。

三、烹饪与消化的关系

1. 帮助消化

食物在烹饪过程中大多需要加水、加热，使糖类、脂肪和蛋白质发生一系列的物理和化学变化。如淀粉颗粒吸水膨胀破裂，加热糊化，部分变为糊精、双糖、单糖；蛋白质加热变性凝固，并可部分分解成氨基酸；脂肪受热分解为甘油、脂肪酸等，成为容易消化的半消化物质，有助于食物在体内消化吸收。经烹饪后的食物还会变得酥软，易于咀嚼，也有助于消化。

2. 促进食欲

食物经过适宜的烹调加工，能使其成为色、香、味俱佳的食物，通过人的感觉器官，进而出现生理上的条件反射，加快消化液的分泌和胃肠的蠕动，产生强烈的食欲，这就有利于

食物在体内被充分地消化和吸收。

第九节　合理营养与平衡膳食

一、合理营养的概念和意义

人体必需的营养素是由食物提供的。每一类营养素都有它特殊的生理功能，都是不可缺少和不可替代的。一方面，人体对每一类营养素都有一个最适需要量，同时，各类营养素又是在互相配合、互相影响下对人体发挥生理作用的，所以人体所需的各类营养素之间又有一个最适配合量。另一方面，各类食物中所含的营养成分是多种多样、千差万别的。人体所需的全部营养素，需要通过食用不同种类的食物获得，任何一种单一食物都不可能满足人体对各类营养素的全部需要。偏食、挑食、食物品种单一等，都会影响人体健康。

合理营养，就是合理地掌握膳食中各种食物的数量、质量及搭配比例，以及卫生要求，并通过烹调加工来改进膳食，使之适应人体的消化功能和感官需要，从而使人体的营养生理需求与人体通过膳食摄入的各种营养物质之间建立平衡关系。

人体对各种营养素的需求有一个最低要求，如果长期需求不足，就会阻碍生长发育，使得身体瘦弱、矮小或畸形；虚弱无力，缺乏精神，易于疲劳，对外界环境的适应能力差，对疾病的抵抗力降低；甚至过早衰老，寿命减短。反之，如果长期营养过剩，对人体健康也是很不利的。例如，糖类和脂肪摄入量长期超过正常需求时，多余的能量就会转化为脂肪储存于体内，导致身体过于肥胖，这样不仅会增加心、肺负担，降低工作效率，甚至可能诱发高血压、冠心病、糖尿病等。可见，要保证人体的正常发育和健康，除了防病、治病和体育锻炼外，合理营养也是至关重要的。

二、合理营养的基本要求

合理营养的基本要求包括下列五点：

1. 供给充足

充分供给人们劳动和生活过程所消耗的能量和营养素，满足机体新陈代谢、生长发育和调节各种生理功能的需要。人体摄入的营养物质的种类、数量、质量、相互比例都要适合人体不同生理状况的实际需要。例如，糖类、脂肪、蛋白质这三种赋能营养素摄入量的比例要适当。维生素、无机盐和水虽不能供给能量，但对调节人体生理功能、维持正常的新陈代谢起着重要的作用。又如食物中的纤维素和果胶等成分虽不能被人体消化吸收，但却能促进消化液分泌和胃肠蠕动，帮助消化与排便，也是人体需要的营养物质。

2. 无毒害

食物必须对人体无毒害，符合食品安全标准。人们每日从膳食中虽然得到足够数量的营养物质，但是若这种膳食所含的有毒成分超过人体每日允许的摄入量，那么仍然达不到合理营养的基本要求。食物中的有害因素，除了引起急性食物中毒的有毒动植物、各种微生物病原体及化学有毒物质外，目前食物中的农药兽药残留、非食用物质和真菌毒素的污染对机体的"三致"（致癌、致畸、致突变）作用，越来越受到人们的关注。

3. 合理选配和烹调

合理烹调是实现合理营养的基本要求之一。许多动物性或植物性食物原料就其本身来说，并不一定适合人们的口味或消化能力，往往要经过烹调加工，使其发生复杂的物理、化学变化，才能成为促进食欲、利于消化吸收、符合卫生要求的膳食成品。在烹调过程中，如果采用不正确的烹调方法，除了造成食物原料营养成分大量损失外，还可能产生有害物质。所以，对食物原料进行精心的选配和合理的烹调是非常重要的。

4. 膳食多样化

膳食多样化并具有色、香、味、形的良好感官性状，可以引起消化液的分泌，促进食欲，增加食物所含营养的消化吸收。

5. 建立合理的膳食制度和保证良好的进食环境

人体的消化功能是有规律的。一个人养成了按时用餐的习惯后，只要到了用餐时间，就会有正常的饥饿感，这是旺盛食欲的必备条件之一，这对于刺激消化液分泌，保证足够的进食量和充分吸收营养素有着重要意义。同时，良好的用膳环境、愉快的进餐情绪也是必需的。

三、平衡膳食

合理营养是使人体的营养生理需求与人体通过膳食摄入的各种营养物质之间建立起平衡关系，这种平衡关系是通过平衡膳食的各个具体措施来实现的。平衡膳食是指膳食中各类食物的组成和比例能最大限度地满足人体对能量和各种营养素的需求、以最大限度地维持人体良好的健康状态。平衡膳食主要是通过合理选择原料、合理烹调、合理编制食谱和建立合理的膳食制度，使膳食感官性状良好，膳食品种多样化，并合乎食品营养安全标准，以适合人体的生理和心理需求，达到合理营养的目的（图1-9-1）。

平衡膳食的具体措施包括食品原料的选配、膳食的调配和食谱的编制、合理的烹调加工等。

（一）食品原料的选配

食品原料的合理选配，是组成平衡膳食、达到机体合理营养要求的重要环节。因此，必须掌握各类食品原料的营养特点及各种营养素的生理意义，这样就可对各类食品原料进行合理的选配。

1. 主食品

粮食是我国膳食中传统的主食。南方以稻米为主，北方以小麦、玉米和杂粮为主。粮食中含有大量的糖类，是人体能量的主要来源，约占膳食总能量的80%。粮食所含蛋白质的质和量虽然不及动物性食物高，但由于粮食在膳食中所占的比例很大，所以仍是人体蛋白质的主要来源，占 50%～60%。各种粮食的蛋白质含量因品种而异，稻米为 7%～8%，玉米为8.5%左右，小麦为 10% 左右，而燕麦、莜麦

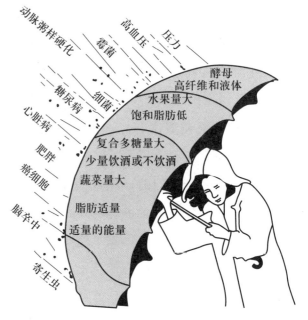

图 1-9-1　合理的营养能抵御疾病

面达 15%左右，米中蛋白质的含量虽较低，但其生物学价值和消化吸收率均较其他粮食为高。

全谷物富含微量营养素、膳食纤维及植物化学物质。全谷制成的食品是 B 族维生素的主要来源。

2. 副食品

以谷类为主的膳食组成虽有一定的优点，但食物总体积较大，蛋白质的质和量较差，脂肪含量低，无机盐和维生素也不能完全满足人体的生理需求。因此，副食品是弥补主食品缺陷、平衡膳食的重要营养素来源。

（1）蛋白质　动物性食品中的各种肉类、禽类、鱼类、蛋类和乳类都含有丰富的蛋白质，其中尤以鸡蛋蛋白质的氨基酸组成最符合人体需要，其生物学价值高达99.6%，故在选择动物性食品时，应根据市场供应情况，首先选择蛋类。此外，豆类及其制品含蛋白质也很丰富，其营养价值可与动物性蛋白质相媲美。如豆腐，不但蛋白质含量高，而且容易消化吸收。豆类经发酵可游离出谷氨酸，如腐乳、豆豉等制品，其味道鲜美，是很好的蛋白质补充品。

（2）脂肪　在我国膳食中，油脂所占的比例较低，这对于平衡膳食和机体对营养的要求是不完善的。加之挑食或某种偏见的存在，使日常膳食中不但缺乏动物性脂肪，而且植物性油脂也不足，因而影响了必需脂肪酸的供给。随着农副产品生产的发展和人民生活水平的

提高、观念的转变，膳食成分中油脂的比例将会增加。

（3）无机盐　钙和铁是一般膳食中容易缺乏的无机盐，尤其是钙，粮食中不但含钙量低，而且由于含磷量高，钙磷比例不当，从而影响钙的吸收。因此在选择食品时，要注意选用含钙丰富的食品，如虾皮、虾米、豆制品、芝麻、马铃薯、白菜、青菜，并尽量少用含草酸高的菠菜、茭白、竹笋、苋菜。孕妇、乳母及婴幼儿在上述一般膳食的基础上，还应增补乳及乳制品、肝、蛋类，以补充钙和铁的摄入。缺碘地区，要经常选择含碘丰富的海产品，如海带、紫菜。

（4）维生素　蔬菜是膳食中维生素 C、胡萝卜素、维生素 B_2 的主要来源。但各种蔬菜在不同季节和不同地区，其维生素含量差异较大，并由于加工烹调、储存中的损失，往往影响最终食物中维生素的含量。此外，我国膳食组成中维生素 A 和维生素 B_2 的来源较少，也需注意补充。

（二）膳食的调配和食谱的编制

膳食调配是实现合理营养基本要求的重要保证。合理的膳食除了应保证营养素满足用膳者的要求外，还应有计划地给人们调配膳食，编制食谱，这是使膳食多样化、合理化的必要措施。食谱的编制是通过对各类食品的选择和搭配，将这些食品根据人们每天对营养素的需要和大多数用膳者的饮食习惯，配成饭菜，按时定量供给。我国居民用膳次数一般习惯于一日三餐。在一般情况下，三餐进食量的分配为早餐占 25%~30%，中餐占 40%~45%，晚餐占 30%。

在编制食谱时，要根据个人的年龄、劳动强度、生理状况，对照"每日膳食中营养素供给量标准"（RDA），确定每日对能量和各种营养素的需要量；根据用膳者具体情况确定全日安排餐数和各餐占全天总能量的百分数；并结合当地食品供应情况和经济条件，选择适当的食品种类进行科学搭配，确定每餐饭菜名称，查食物成分表，对照计划的各餐应有量计算每种食物的需要量。因营养素项目较多，在食物中的含量又比较复杂，要全部都符合标准较难，所以应首先考虑供能的三大营养素比例、需要量和食物名称，然后编制出食谱，写出所有食物的名称和量，再计算食谱中所含各种营养素的量，并与 RDA 比较。若日食谱各营养素相差±10%之内，优质蛋白质占到蛋白质总数的 1/3 以上，则可认为合理。但要作为某一时间段（如一周）的食谱，则应总体达到平衡，否则还要进行调整，直到基本符合需要为止。

（三）合理的烹调加工

合理的烹调加工是平衡膳食的重要环节。食品经过烹调加工，其中的蛋白质、脂肪和糖类等营养素发生一系列理化变化，使食品增加色、香、味，改善感官性状，也使各类食品适合人类的饮食习惯，更容易被消化吸收，有助于人体对营养素的利用。通过对食品原料的整理、洗涤和加热烹调，还可去除食品中可能存在的病菌、寄生虫卵和其他有害物质。但是，食品在加工烹调时，由于切洗和加热均会损失一部分维生素和无机盐，其损失的程度取决于食品的种类、性状和烹调加工的方法。

四、膳食指南

膳食指南依据营养素标准而制定，具有科学性，并构成了针对一般健康人群的营养计划的基础。所谓营养素标准，是根据现有的科学知识估计足以满足几乎所有健康人生理需要的、平均每日必需营养素的摄入量，也就是支持生长、维持体重和预防营养缺乏症所需营养素的量。

膳食指南是针对食物类型及食物成分提出的有公共卫生意义的建议，它包括了那些尚未制定 RDA 的食物成分，也包括对非必需食物成分的建议。把营养素标准转化成对每日食物的建议摄入量，以便从各类食物中选择食物品种和数量，并把所选择的食物加在一起，就构成一种营养上适宜的膳食，即形成以科学为依据的食物指导。

中国营养学会于 1989 年制定了第一版《中国居民膳食指南》，并以简明通俗的语言概括为 8 条，即食物要多样、饥饱要适当、油脂要适量、粗细要搭配、食盐要限量、甜食不宜多、饮酒要节制、三餐要合理。

随着我国国民经济的发展及科学技术的进步，居民的生活水平不断提高，膳食结构也发生了较大变化，同时出现了一些新的与营养有关的疾病。中国营养学会通过多年调查研究，在第一版膳食指南基础之上，于 1997 年 4 月 10 日讨论通过了第二版《中国居民膳食指南》。2008 年 1 月 15 日，卫生部召开新闻发布会，正式发布《中国居民膳食指南》（2007），这是我国膳食指南的第三版。2014 年中国营养学会组织了《中国居民膳食指南》修订专家委员会，根据我国居民膳食营养问题和膳食模式分析及食物与健康的科学研究进展，参考国际组织和其他国家膳食指南，对《中国居民膳食指南》（2007）进行修订，形成第四版《中国居民膳食指南》（2016）。为了推动食物合理消费、提升国民科学素质、贯彻实施《健康中国行动（2019—2030 年）》，中国营养学会在对近年来我国居民膳食结构和营养健康状况变化做充分调查的基础上，依据营养科学原理和最新科学证据，结合疫情常态化防控和制止餐饮浪费等有关要求，形成《中国居民膳食指南研究报告》，并在此基础上完成《中国居民膳食指南（2022）》，于 2022 年 4 月 26 日正式发布。新版膳食指南包含 2 岁以上大众膳食指南，以及 9 个特定人群指南。同时，提炼出了平衡膳食八准则：① 食物多样，合理搭配；② 吃动平衡，健康体重；③ 多吃蔬果、奶类、全谷、大豆；④ 适量吃鱼、禽、蛋、瘦肉；⑤ 少盐少油，控糖限酒；⑥ 规律进餐，足量饮水；⑦ 会烹会选，会看标签；⑧ 公筷分餐，杜绝浪费。建议膳食比例见图 1-9-2。

食物	占每日膳食比例	提供的生物学作用
油脂	5%	能量、必需脂肪酸、脂溶性维生素
豆类、奶类及其制品	10%	蛋白质、无机盐、不饱和脂肪酸、维生素
鱼、禽、肉、蛋	15%	蛋白质、无机盐、维生素
水果、蔬菜	30%	维生素C、胡萝卜素、无机盐、膳食纤维
谷类、薯类	40%	能量、膳食纤维、B族维生素

图 1-9-2　建议膳食比例

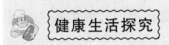
健康生活探究

高蛋白食物的选择

含有丰富蛋白质的食物有肉类、禽类、鱼及其他水产类。蛋、奶、酸奶、奶酪、干豆类、坚果(如白果、核桃、花生、杏仁、榛子、西瓜子、松子)等也含有丰富的蛋白质。米、面等谷类食物蛋白质含量较低，而且蛋白质的质量也不如前者。蔬菜、水果中的蛋白质含量很低，不能用蔬菜和水果来补充蛋白质。

高蛋白食物都含有特定种类的维生素和矿物质，如维生素B_{12}、铁，但缺乏其他营养素，如维生素C和叶酸。很多高蛋白食物都是高能量食物，食用过多可能导致肥胖。大豆可以与肉类相媲美，而且还是纤维素、B族维生素、铁、钙的极好来源，但缺少维生素A、维生素C和维生素B_{12}，如果与谷类和蔬菜同时食用可以在很大程度上平衡其中的氨基酸和营养素组成。不过，如果经常性大量食用豆制品来代替肉类会影响铁的吸收，改善的方法是在食用豆制品的同时搭配少量的肉类或富含维生素C的食品。

摄入高蛋白食物应该谨慎，以能满足人体的需要为宜。长期过量摄入高蛋白食物有可能加重肾病，或加重肝的负担。合理的摄入量是不超过每日总能量的15%，也就是说对于一个每日消耗 2 400 kcal(10 042 kJ)的中等体力劳动者来说，每日蛋白质摄入量应不超过90 g。

第十节　烹调中食物的营养保护

一、营养素损失途径

食物营养素可因烹调方法不当受到一定损失，主要是通过**流失**和**破坏**两个途径而损失的。

（一）流失

食物中的营养物质，常因某些物理因素，如蒸发、渗出和溶解等致使营养素损失。

1. 蒸发

由于日晒或热空气的作用，食物因水分蒸发而干枯，食物的营养素受到破坏。

2. 渗出

由于食品中添加了某些高渗离子，如盐、糖，改变了食物内部渗透压，使食物中的水分渗出，某些营养物质也随之外溢，从而使营养素如脂肪、维生素等受到不同程度的损失，主要见于盐腌、糖渍食品。

3. 溶解

在淘洗过程中方法不当，或长时间炖煮等，可使食物中的水溶性蛋白质、维生素和脂类溶于水中，这些物质随淘洗水或汤汁被丢弃，造成营养素的流失。例如，蔬菜切洗不当可损失 20%的维生素；大米多次淘洗可失去 43%的维生素 B_1 和 5%的蛋白质；抛弃煮肉汤可丢掉部分脂肪和 5%的蛋白质。

（二）破坏

食品因某些物理、化学或生物因素作用，其营养物质氧化分解失去了原有特性。食品保管不善或加工方法不当，可致霉变、腐烂、生芽；烹调时加碱不当等，都可造成营养素破坏。

1. 高温与光照

高温烹调食物时，如油炸、油煎、熏烤或长时间炖煮，食物受热面积大、受热时间较长，可破坏某些易损营养素。例如油炸食品，维生素 B_1 损失 60%，维生素 B_2 40%被破坏，烟酸损失 50%，而维生素 C 全部被破坏。

2. 化学因素

（1）配菜不当　将含鞣酸、草酸多的蔬菜与含蛋白质、钙类高的食物一起烹制或同食，这些物质可形成不能被吸收的有机化合物，如鞣酸蛋白、草酸钙，降低了食物的营养价值，长期、大量食用有可能引起结石病。

（2）不恰当使用食碱　食碱可使 B 族维生素和维生素 C 受到破坏，这是由于维生素在碱性环境中可加速氧化分解，失去特性。烹调中对于需加碱的食物，要限量添加食碱。

（3）脂肪氧化酸败　酸败脂肪不但完全失去脂肪的食用价值，而且还能使脂溶性维生素受到破坏。

二、烹调对食物中营养素的影响

食物经过烹调，发生了复杂的物理和化学变化，组织结构也发生了改变。如动物蛋白质凝固、部分蛋白质分解为多肽和氨基酸，增加了食物的鲜味；植物性食物经高温作用可使细胞内果胶软化，其坚韧的细胞壁被破坏，有利于人体的消化吸收；水溶性物质的浸出、芳香物质的挥发会使食物散发出诱人的香味。但是，由于烹调方法、烹调时间和烹调用具不同，也可使食物营养素有不同程度的流失和破坏。

（一）烹调方法

我国的烹饪技术有着悠久历史，它应用多种技巧如蒸、煮、炒、炸、炖、熘、焖、烤、熏、烙和焗制作食物。这些烹饪技术与食物中营养素的保存有着密切关系。现将常用烹调方法对营养素的作用做一简要介绍。

1. 煮

煮是把食物放入100℃沸水中滚煮。如果加入食盐，还可使水温提高。食物在滚煮时，常使一部分蛋白质、无机盐及其他有机物浸入汤中，所以煮制食物的汤汁，如肉汤、鸡汤、米面汤应很好利用，不要抛弃。

由于食物的受热面积和传热性能各不相同，因而不同食物的煮制时间不同，如煮肉就比煮其他食物时间长。肉不是热的良导体，汤刚烧滚时，肉块内部温度仍会很低。经测定，一块重1 kg的肉，要使内部温度达到100℃，需煮制2 h之久。试验发现，血色素的破坏温度为70℃，当煮肉时肉块深部颜色由红变灰，即表示温度已达70℃，从而可把血色素被破坏作为观察确定肉内部温度的标志。

2. 蒸

蒸是利用蒸汽的高热使食物烹熟，温度通常在100℃以上。蒸制的食物由于浸出物及味觉物质丢失较少，蒸出的食物柔软、鲜嫩、味香，营养保存较多，易于消化。表1-10-1以马铃薯条为例，介绍了蒸煮对维生素保存率的影响。

表1-10-1 马铃薯条蒸/煮后维生素的保存率　　　　单位:%

维生素类别	蒸	煮	维生素类别	蒸	煮
维生素 C	89	69	烟酸	93	78
维生素 B_1	90	88	叶酸	93	66
维生素 B_2	97	77			

引自：葛可佑，《中国营养科学全书》，人民卫生出版社，2004。

3. 煎炸

煎炸是把食物放入热油中烹制成熟。煎炸时由于油温很高，食物表面温度可达 $115\sim120℃$，使表层蛋白质、淀粉很快结成硬壳，食物内部可溶性物质流失较少，食用时美味多汁。但由于食物传热性不好，如果烹制的块质过大，有可能出现外熟里生的情况。用油煎炸食物可使油脂浸入，因而增加了食物的脂肪含量，使其不易消化，胃内停留时间长，饱腹作用强。煎炸食物常在高温中进行，维生素破坏率高于其他烹调方法。

4. 炒

炒是把食物放入沸油中急炒。急炒不易破坏食物中的营养素，特别是维生素类。但炒的菜肴由于各部受热不匀和时间较短，不易将食物中的细菌和寄生虫卵杀死，所以，要求选料必须质优，炒时要多次翻炒。

5. 烫泡

烫泡是将肉食或蔬菜放入沸水中烫过后捞起，用调味品拌吃，如涮羊肉。此种烹调法对肉食和蔬菜中的营养素破坏甚少，特别是维生素 C 得以很好保存。但因煮的时间短，肉中寄生虫不易被杀死，故要求选料要优，切片要薄，沸水量要足。

6. 熏烤

熏烤是把食物放在烤炉内用火直接熏烤，烤炉温度大多在 $200℃$ 以上，和煎炸食物相似。食物受到高热空气作用，表面结成硬壳，内部浸出物质较少，但维生素保存量很少。

（二）烹调用具

烹制菜肴的最佳用具是铁锅，它具有下列优点：

（1）铁锅散热慢而传热快，菜肴能得到充分的加热。

（2）铁锅可减少菜肴中营养素的破坏，特别是维生素保存率高。据测定用铜锅炒菜比用铁锅炒菜维生素 C 损失高 6 倍。

（3）可给人体补充一部分铁质。铁锅在制作菜肴时可将锅中的高价铁（Fe^{3+}）转变为低价铁（Fe^{2+}）补给人体，一般用铁锅炒菜的铁质可满足一日补给量。

三、烹调中常见食物的营养保护

（一）烹调中稻米的营养保护

烹调稻米时，从米的淘洗到烹制成饭或粥，有一个理化改变过程，在此期间由于淘洗、高温和不适当的加碱等，均可使水溶性维生素、蛋白质和无机盐流失和被破坏。

1. 稻米淘洗

稻米淘洗是烹制米饭的重要工序，也是保护维生素 B_1 和水溶性蛋白质的关键步骤。一般来讲，新鲜大米可采取轻搓淘洗，除泥沙即可，不要用力多次搓洗，否则水溶性蛋白质、维生素损失严重，但对较陈的库存大米，可多次搓洗，目的是清除长期库存中污染表面的霉菌毒素和熏杀剂残留。对有霉变迹象的稻米更应多次搓洗，洗至水清为止，这样做蛋白质和维生素 B_1 虽有一定损失，但可清除大部分黄曲霉毒素，如再用高压锅蒸米饭，除毒率可提高到 90%。

2. 煮粥加碱

煮粥加碱是为了增加稀饭的黏稠度，这样做使得粥中维生素大量被破坏，降低了粥的营养价值，故煮粥时不要加碱。如果粥中加有不易煮烂的食物，如豆类，可将豆和适量的碱先放入水中煮，待豆类煮至八成熟后，再加入稻米同煮，这样可减少稻米中维生素的损失。

（二）烹调中麦粉的营养保护

麦粉的烹调方法繁多，如蒸馒头，制面条、烙饼，炸油条，无论采用哪种方法，蛋白质、无机盐都损失较少，但 B 族维生素损失较多。其损失原因主要是麦粉与高温直接接触的面积较大，以及制作时加入碱量过多。下面介绍几种保护营养的面食制作法。

1. 制作馒头加食碱应适量

以麦粉为原料，在酵母菌的作用下发酵，此时的面团称为"发酵面"。由于酵母菌的生长繁殖，产生大量有机酸，为了中和酸必须加入适量食碱（碳酸钠），蒸熟的馒头才鲜软甜香。如果碱量过多，不但维生素破坏较严重，而且馒头的色泽和口感也差。经实验，每 0.5 kg 发酵面中加入 3.7~4.3 g 碱中和，酸度为 pH 6.2~6.6，蒸出的馒头维生素保存率平均为 80%，味鲜质好，易于消化。

2. 食用面条宜喝汤，加配菜

煮面条是将压制好的面条放入沸水中煮熟。在制作过程中由于高温和水的作用，可有 2%~5% 的蛋白质、29%~49% 的 B 族维生素损失。这些营养素大都流失在汤内，如将面汤抛弃，营养素损失就大，因而食用汤面营养素保存率较高。如果食用捞面，食用后可喝适量面汤，以补充丢失在面汤中的水溶性维生素和蛋白质。

制作面条时，将肉和蔬菜作为配菜加入面条中，可发挥蛋白质的互补作用，提高麦粉蛋白质的生理价值。

（三）烹调中蔬菜的营养保护

蔬菜含有大量水分，又含有丰富的维生素、无机盐和味觉物质，若切洗不当，加之烹调时高温的作用，易使水溶性维生素流失和破坏，尤以维生素 C 最为严重。因此，在菜肴制作中保护维生素极为重要。

1. 蔬菜洗切

蔬菜生长期间要进行施肥、杀虫，易受农药和寄生虫卵的污染，在洗前先将整棵菜浸泡在清水中清洗，以减少农药残留量，然后可逐叶洗净切小。对叶菜类，尽量用流水冲洗，要先洗后切。要做到随洗随切随炒，不要在水中浸泡过长时间，可减少营养素的流失。

2. 蔬菜烹调方法

蔬菜必须大火急炒，这样做维生素保存率较高，平均在 84.6%；若采用炒煮法则维生素损失较多，平均只保存 41.3%。一般要求用小锅小炒为宜。在烹制蔬菜过程中加入少量醋，对钙、磷的吸收和水溶性维生素的保存均有好处。烹调菜肴时为了使绿叶菜保持青绿色泽，有的厨师在蔬菜烹制过程中加入少量食用碱，这样会改变菜肴酸碱度，致使大量水溶性维生素被破坏，因此应尽量避免。煮菜汤时可加入少量淀粉、肉粉、大豆粉等，对维生素 C 有保护作用，可提高汤汁的营养价值。

3. 蔬菜烹调后的放置时间

蔬菜烹熟后应立即食用，这样不但能保持新鲜蔬菜的鲜美味道，还能保存较多的维生素。若炒熟后不立即吃，不但会影响菜肴的色、香、味，还会因高温长时间作用使维生素被加速破坏，从而降低了菜的品质和营养价值。一般来讲，搁置时间越长维生素损失率越高，另外，苍蝇、灰尘等的污染也会降低菜肴的卫生标准，甚至使人食用后患病。

（四）烹调中动物性食品的营养保护

1. 烹调方法

动物性食品烹调的方法很多，如烹、炸、烧、炒、焖和煮。在限定的烹调温度中，蛋白质、脂肪和无机盐的损失甚微，但其对维生素有一定破坏，主要原因是高温的作用。若制作过程中上糊勾芡，则可减少维生素的损失。

2. 挂糊上浆

挂糊上浆是烹调动物性食品常见的工序。在食物原料表面裹上薄层粉芡，粉芡一般为蛋清和淀粉，主要目的是保护原料中的维生素、水分，并使蛋白质在高温作用下不过分凝固和分解。挂糊的原料在高温作用下表面形成一层外膜，使其不直接与热油接触，保护了食物中水分、营养物质和呈味物质，可保持菜肴鲜嫩，易于消化。

淀粉和某些动物原料中含有谷胱甘肽，在热的作用下放出巯基（—SH），具有保护维生素的作用。

3. 油温

油温是菜肴烹制的关键，油温的高低对动物性食物的营养素影响很大。根据科学实验证明，油温在 150～200℃时炸或炒的食品营养素保存率较高，如用此油温炒肉丝，硫胺素保存 90.6%、核黄素保存 100%；炸里脊，硫胺素保存 86%、核黄素保存 95%。但烹制温度不可过高。据观察，油温在 350~360℃时，脂肪的聚合反应和分解作用加强，产生对人体有害的低级酮和醛类，使脂肪味感劣变。温度过高会增加维生素的损失率，据测定维生素 B_1 损失 46.5%、核黄素损失 71.1%；温度过高还可使肉中蛋白质焦化，肉中黑糊的部分苯并芘含量很高，而苯并芘有强烈的致癌作用。

 健康生活探究

人能不能只吃补品而不吃食物

科学发展到现在已经能说明人体需要哪些营养素才可以生存。科学家们也能据此调配出"元素饮食"，即具有确定化学组成的饮食，目的是为了抢救医院中不能正常进食的病人的生命。这些配方可以一连数天或数周用于重病患者，不仅可以延续生命，还可以帮助患者改善营养缺乏状况，消除感染，促进伤口愈合。尽管这些配方对于抢救病人的生命十分关键，但只能在一定时间内维持生命，对于生长和健康并非最佳选择。所以，对健康人来说这并不能保证长时间的健康生活。

元素饮食的组成并不是在所有的情况下对所有的人都起很好的作用。然而商家敏感的嗅觉受利益的驱使，把原本医用救急的配方做成各种各样的补品搬到了市场上，并向健康人大肆宣扬这是预防营养不良的"灵丹妙药"，并从中获得常人难以想象的巨额利润。而事实是，对于健康人来说这些补品并不像商家宣传的那样有效，正常饮食的健康人不需要这些补品。人们经常看到静脉注射过营养素的住院患者在能够进食以后病情会很快好转，这说明天然食物中肯定含有补品中所不能提供的东西。补品也不能像食品那样通过色、香、味、形、质等刺激人的肠胃蠕动并分泌激素，不具有生理和心理上的双重抚慰作用，没有情感上的满足，而且不能刺激有益于健康的激素分泌。

食品化学成分的复杂性是补品所无法比拟的，即便是一个马铃薯也含有几百种不同的化合物，所以食物所提供给人体的绝不仅仅是营养素，补品显然不能代替食品。盲目食用补品可能会造成多种意想不到的负面影响。

第十一节　几种人群的膳食特点与膳食原则

一、幼儿的膳食特点与膳食原则

1. 幼儿的膳食特点

由于幼儿生长发育迅速，新陈代谢旺盛，对各种营养素的需求有一些特殊要求。

（1）动物性蛋白质应占蛋白质摄入量的 50%～60%，年龄越小，需要的蛋白质的量越多。

（2）注意能量的分配及适当的比例：早、晚饭各占总能量的 20%～25%，午饭占总能量的 40%～45%，上、下午点心各占 10%～15%。

（3）因动物性脂肪（如黄油、奶油及蛋黄）中的脂肪含有幼儿生长所必需的维生素 A 及维生素 D 等，所以在膳食的脂肪总量中，有条件的应尽量适度添加这些食品。

（4）为了增加膳食中的维生素和无机盐类，应多选用肝、肾、瘦肉、豆制品、蛋、乳、鱼和新鲜绿叶蔬菜等。幼儿餐食一般宜用蒸、炖、滑炒等烹调方法，少用煎、炸、烤等烹调方法。经常变换花样，以提高幼儿食欲。

2. 幼儿的膳食原则

对于 7 个月到 2 岁的幼儿仍应以乳品为主，逐渐添加辅食。添加辅食应注意遵守以下原则：

（1）由一种到多种。每种食物需适应 1 周左右，然后再添加另一种食物。这样做能及时发现并确认引起过敏的食物。

（2）由少到多。根据幼儿的营养需要和消化道的成熟程度，开始时每天一次、少量，以后逐渐增加次数和数量。

（3）由稀到稠、由细到粗。由流质状的乳类、菜汤，逐步过渡到米糊、稀粥、稠粥、软饭、一般食物。从细菜泥到粗菜泥、碎菜、一般炒菜。

（4）1 岁以内不要添加调味料。应保持原味，不添加盐、糖、刺激性调味料，避免形成挑食偏食。1 岁以后逐渐适应淡味饭菜。

（5）适量选择谷类食物。谷类食物可提供能量，并补充铁、锌、钙等无机盐。

（6）适量添加肉、蛋类辅食。如鸡蛋、瘦肉、猪肝、鸡肝、鱼等富含优质蛋白、铁、锌、维生素 A 的食物，有利于幼儿生长发育。但应注意，1 岁以内的幼儿只可选蛋黄而不要添加蛋清，避免因消化道发育不完全而引起过敏。

（7）添加蔬菜和水果。提供丰富的维生素和无机盐，促进幼儿生长发育。

二、老年人的膳食特点与膳食原则

老年人需要的营养素的量，与幼儿及成年人都有所区别。这是由于老年人的机体组织、物质代谢和消化功能随着年龄的增长而发生了变化。比如老年人胃的张力减弱，蠕动缓慢，胃肠道消化液的分泌减少，加上牙齿脱落、咀嚼不便等，都会影响其对食物的消化和吸收。因此，为了适应老年人的这些生理变化，在安排膳食内容及各种营养素的供给方面，应予以适当的改变。

1. 老年人的膳食特点

（1）在蛋白质的供给量方面，应与成年人相同，但蛋白质的来源应多选用优质蛋白质，如鱼、鸡、虾、瘦肉、牛奶、鸡蛋，以及质优易消化的豆制品。一般按标准每千克体重每日供给蛋白质 1 g 即可，不宜过多。

（2）不论是动物脂肪还是植物油，摄入过多都会影响老年人的健康。平均应按每日每千克体重 1 g 或更少一些较好，且应多选用含不饱和脂肪酸的食用油，如花生油、大豆油、芝麻油、菜籽油。

（3）维生素与无机盐的供给量应比成年人多些，且应有足够的钙、铁、B 族维生素及维生素 C。老年人应少吃过咸及含碱多的食品，如酱菜、酱豆腐（腐乳类）及松花蛋等食品，因其中钠含量过高，对老年人防治高血压病及其他心脑血管病不利。烹调时要注意多采用炖、煨、蒸、烩等方法，使食物细软酥烂，易于咀嚼和消化。干炸、烧烤等方法宜少用。膳食中可多配汤菜、炖品等，少配过于油腻、干硬、生冷的食物。

值得注意的是，老年人对蛋白质、无机盐和维生素的需要量并不比中、青年少，只是对能量的需要减少。但若能量供给低于 7 200~7 560 kJ 时，往往伴随有蛋白质、钙、铁及维生素摄入不足，因此应注意调配膳食，以保证这些营养素的供给。

2. 老年人的膳食原则

（1）少食多餐，减轻胃肠压力，避免发生消化不良。

（2）食物要尽量细、软，避免增加吞咽和消化负担。

（3）增加膳食纤维的摄入量。如全谷物、蔬菜有利于促进胃肠蠕动，防止便秘。

（4）主动饮水。每天饮水 1 500~1 700 mL，少量多次，以温开水最宜。

（5）每天摄入奶制品。鲜奶、酸奶、奶粉、奶酪均可，以提供优质蛋白和钙，防止骨质疏松。

（6）不暴饮暴食。暴饮暴食会增加消化道负担，引发胃肠道疾病。

（7）忌口味太重。长期食用过咸或过腻的食物易导致"三高"，于健康不利。

三、高血压和冠心病患者的膳食特点与膳食原则

1. 高血压和冠心病患者的膳食特点

高血压、冠心病（冠状动脉粥样硬化性心脏病的简称）是与饮食关系非常密切的两种心血管疾病，体重超重、肥胖、长期持续饮酒、高盐低钾膳食、吸烟等都是致病的危险因素。患者多见于中年以上的过于肥胖或高盐膳食者。

（1）高血压和冠心病患者的膳食原则是低脂肪、低胆固醇和低糖，以控制和降低血脂浓度。膳食中应少用动物性脂肪而改用植物油；少选用动物的脑、肝、肾等含胆固醇多的食物，多选用优质的植物性蛋白质（大豆等）和鱼肉、精瘦肉等。蔗糖比其他糖类更易引起冠状动脉血栓的形成，所以应少摄入甜食和含糖饮料。

（2）高血压、冠心病患者要注意低盐饮食，菜肴的口味要清淡，要控制使用含盐分高的调味品。

（3）餐食应多配新鲜蔬菜、瓜果，如芹菜、洋葱、大蒜、香蕉。适量的粗纤维可以限制能量摄入量，控制肥胖，并能使过高的血脂浓度下降。烹调中注意少用油炸、油煎、烧烤等方法。

2. 高血压和冠心病患者的膳食原则

不合理的饮食习惯是导致高血压的主要因素。要降低高血压和冠心病的患病风险，科学合理地控制日常饮食是非常重要的。

（1）控制总能量。尤其要控制饱和脂肪的摄入。不吃肥肉，少吃动物内脏、油腻食物和高脂肪食物，合理摄入蛋白质，选择含不饱和脂肪酸的油脂烹调菜肴。

（2）控制钠的摄入。每天盐的摄入总量以不超过 6 g 为宜，同时应注意控制摄入含盐高的调味料，如椒盐、酱油、豆豉、酱，尽量少吃咸菜。

（3）选择富含膳食纤维的食物。如糙米、全麦、红豆、燕麦、荞麦、玉米、绿叶蔬菜、甘薯、海带、裙带菜，有利于排出体内多余的钠，改善高血压症状。

（4）增加钾的摄入。含钾丰富的食物有各类蔬菜和水果，如菠菜、莴苣、黄瓜、笋、番茄、马铃薯、橘、柚、香蕉。

（5）增加钙的摄入。高钙食物有大豆及豆制品、乳类、甘蓝、紫菜、菜花、芹菜等，摄入这些食物有助于维持血压稳定、降低血脂、预防血栓形成。

（6）足量饮水。以白开水为宜，每日 2 L 左右。适量饮用花草茶或淡茶亦可增加钾和抗氧化成分的摄入。

（7）忌酒戒烟。

四、糖尿病患者的膳食特点与膳食原则

1. 糖尿病患者的膳食特点

糖尿病是遗传因素与环境因素（如膳食）长期共同作用而导致的一种慢性、全身性、代谢性疾病，是胰岛素相对或绝对不足，胰高血糖素分泌过多造成的双激素病。患者常伴发糖、脂肪、蛋白质等代谢紊乱，严重时发生水、盐、酸、碱代谢的全面紊乱。糖尿病患者的饮食，应减少糖类食物（主食）的摄入量，增加蛋白质和脂肪（植物油）的摄入量，以减轻胰脏的负担，达到降低血糖的目的。

（1）采取低能饮食，尽量少摄食含糖分和淀粉多的瓜果蔬菜，如马铃薯、莲藕、芋头、胡萝卜、香蕉。

（2）糖尿病患者如未并发高血压和冠心病，副食和脂肪类食物摄入量可与正常人相同，一般不必限制。

（3）由于采取低能饮食，患者常感饥饿，解决办法除安排少食多餐外，还可以适当多配一些柔嫩的、含粗纤维多而含糖分、淀粉少的新鲜蔬菜，以增加饱腹感。

2. 糖尿病患者的膳食原则

（1）控制总能量。控制进食量，吃适量瘦肉，多吃蔬菜，适量吃水果。

（2）少食多餐。可将一日三餐改为一日5~6餐，避免一次性摄食过多而使血糖突然猛升。加餐可选如牛奶、鸡蛋、豆腐干等蛋白类食物，以及黄瓜、番茄、梨等低能蔬果。

（3）合理摄入糖类。应选择复合性糖类作主食，如玉米、燕麦、甘薯、红小豆等粗粮、薯类和豆类，尽量避免含糖甜品。

（4）选择低血糖生成指数（GI）食物。如燕麦、荞麦、莜麦、杂面等极少加工的粗粮。精米、白面的血糖生成指数较高，应尽量避免食用。

（5）每天摄入膳食纤维。每天摄入膳食纤维25~35 g可延缓食物中糖的吸收，稳定餐后血糖。燕麦、豆类、各种绿叶蔬菜、低糖水果等均可选择。

（6）改变进餐顺序，先蔬菜后主食。先进食粗纤维的蔬菜可增加饱腹感，避免主食或肉类摄入过量。

（7）酌情摄入水果。选择低糖水果，如柚、梨，补充维生素C、钾、镁及膳食纤维。

五、消化性溃疡病患者的膳食特点

消化性溃疡病一般称为胃病，是胃溃疡和十二指肠溃疡的总称。它的发生、发展和症状轻重与饮食有着特别密切的关系，所以合理的膳食对消化性溃疡病患者具有重要意义。

（1）患者的膳食安排要定时定量，少食多餐，避免过饥过饱。一般可在三餐之间安排食用1~2次点心，避免因一次进食量太大使胃胀满，加重胃肠负担。

（2）多选用营养丰富，含粗纤维较少，易于咀嚼、消化的食物，如牛奶、蛋类、鱼类、豆制品、瓜菜的柔嫩部分。主食可以是烂饭、面条等，但要保证各种营养素的供给量。

（3）避免食用刺激性强的食品，如辣椒、浓茶、浓咖啡、烈酒。烹调方法宜以蒸、炖、煮、烩、滑炒为主，使食物嫩软烂，易消化。

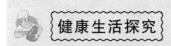 **健康生活探究**

保护性饮食的原则与操作建议

减少膳食中饱和脂肪酸含量是营养学家提出的共同建议，以下是五条原则：

（1）烹调时尽量减少脂肪的用量。

（2）将肉类的摄入量减少到平时的一半，而且只吃瘦肉。减少红色肉类的摄入量。

（3）剔除高脂肪食物中的脂肪。

（4）用特殊的人造低脂食物来代替高脂食物。

（5）用自然的低脂食物代替高脂食物。

以下是烹调操作的三点建议：

（1）尽量不要用油脂来炸食物。

（2）将肉类（包括禽肉）上可见的脂肪和皮去掉后再使用。

（3）将煮过的肉和汤一起冻起来，等凝固后将上面的脂肪去掉，剩下的汤可用于烹调。

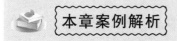 **本章案例解析**

奇妙的细胞与食物选择

本章开始的案例令人感到惋惜，遗憾的是此类事件并非罕见。究其原因，是对人体科学知识的无知或欠缺。

人体是由多种高度分化的细胞组成的多细胞复杂生命体，其进化已有几千个世纪的历史。也许未来在若干世纪以后，人类会像当初大自然产生人类那样发生质的飞跃，形成更高级的物种，但是目前人类确确实实生活在21世纪食物与环境的许多问题之中，人类能否延续到那一天全靠自己。面对现实，我们必须了解自己身体的结构及其工作原理，知道需要什么样的物质才能使这种复杂的生命保持健康并持续发展。学习了本章内容，加上营养学知识，就会知道该怎样为身体选择食物，做一个名副其实的智慧生物。

细胞是生命活动的基本单位，人体细胞多种多样，如血细胞、肌细胞、肝细胞、骨细胞、肾细胞、神经细胞、上皮细胞，总量多达上万亿。身体每一个细胞都是一个完整的、活着的实体。细胞的最基本需要是能量和产生能量所需要的氧气，以及维持其生活的水环境，细胞还需要原材料来维持新陈代谢和生长发育。此外，细胞的生命活动还受到多种因素的控制，如基因、神经、体液（激素）。细胞生命活动所需要的物质中有些是它自己不能制造的，必须从外界摄取，我们把这类物质称为必需营养素。细胞需要的是食物中的关键成分——营养素。所以，人在选择食物时第一个原则就是这些食物必须能够为细胞提供能量、水，以及其他多种必需营养素，其次才是考虑感官享受或其他。

细胞是有生命的东西，有生命的东西就必然会死亡，就有新生与衰老的更替。不同的细胞更替的速度不同。如皮肤细胞和红细胞 10~120 d 更新一次，消化道内皮细胞 3 d 更新一次，而肌细胞需要数年才更新一次。肝细胞在肝需要修复时能很快更新；而脑细胞的神经元则不易更新，一旦受损就难以恢复了。

人体的功能是由全体细胞密切协作来完成的，而每一个细胞该做些什么则是由基因来决定的。每一个细胞都有一套完整的基因，但是在不同的细胞中某些基因片段表现得很活跃，其他的基因片段则被封闭，这就决定了细胞的功能。如小肠细胞中指导合成消化酶的基因很活跃，而胰岛细胞的活跃基因决定了它可以合成调节糖代谢的激素——胰岛素。

许多功能相同的细胞组合在一起形成组织，来完成特定任务。如许多肌细胞组合在一起形成肌肉组织完成收缩功能；许多肝细胞组合在一起形成肝组织，成为人体代谢活动最活跃的"化工厂"。多个组织还可以组合在一起形成器官来完成某项特定任务。如心，由肌肉组织、神经组织、结缔组织和其他类型组织组合在一起来完成泵出血液、促进血液在全身循环的工作。几个相关的器官还可以组合在一起形成系统，来完成某方面的特定任务。如心脏和血管一起组成心血管系统，来完成氧气和营养素的供给及二氧化碳和代谢废物的运出任务。

人们选择的食物不仅关系到细胞的生命活动，而且会影响细胞的基因表达及活性。营养素与基因的这种作用影响人体一生，从胚胎发育开始，到成长为一个强壮的成人，以及多种慢性疾病的发生过程都与这种影响有关。长期缺乏营养素对生命过程的影响可想而知。

回过头来再看本章的案例以及对本章内容的学习，我们知道了人体所需要的营养素是多种多样的，少数几种食物是难以满足人体对多种营养素的需要的。生命的存在需要多种营养素的支持。人既然是大自然的杰作，就要遵守自然规律。一个膳食结构简单到只吃一两种固定的蔬菜和（或）水果的人很难使其自身上万亿个细胞健康地存活。

本章小结

营养与健康

如果一个人能活到 70 岁以上，就至少要吃 76 000 多顿饭，身体就至少要处理 21 t 食物。选择吃何种食物对身体将会产生累加性的作用，到 65 岁时效果就会显现出来。身体在持续不断地进行着自身结构的更新，每天都会制造出新的组织细胞(如肌肉、骨骼、皮肤、血液)用以替换旧的组织细胞。这就是说人体每天都要通过食物来提供充足的能量和营养，包括糖类、脂类、蛋白质、无机盐、维生素和水。如果摄入的能量过多，身体内的脂肪就会增多，反之则身体内的脂肪就会减少。如果食物中某种营养素过多或者不足就会对健康产生不利影响，日复一日，年复一年，到年老的时候就可能患上某种慢性疾病。所以健康的关键是要精心选择和合理搭配食物，以避免营养素的缺乏、不均衡或过剩，因为任何一种形式的营养不良都会随着时间的推移对健康产生深远的不良影响。

思 考 题

1. 什么是营养素？其种类有哪些？

2. 糖类按其化学结构和组成可分为哪几类？各类包括什么？膳食纤维对人体有什么功用？

3. 简述蔗糖、淀粉的性质。

4. 脂肪和必需脂肪酸对人体健康有何重要作用，衡量脂肪的营养价值有哪些指标？

5. 简述蛋白质的营养作用。

6. 氨基酸按其营养学作用分为几类？各类包括哪些氨基酸？

7. 蛋白质的生理功能如何？什么是蛋白质的互补作用？举一例说明。

8. 铁的食物来源和对人体的生理功能是什么？怎样才能在膳食中增加铁的成分？

9. 维生素 B_1 和维生素 B_2 各对人体有哪些作用？为了不使其破坏与损失，在烹调过程中应该注意什么？为什么？

10. 维生素 C 为什么又称抗坏血酸？其性质如何？在烹调过程中应该怎样保护它？

11. 简述维生素 A、维生素 E 的食物来源和生理功能。

12. 人体为什么需要能量？产能营养素有哪些？

13. 什么是消化？什么是吸收？概述食物的消化和吸收过程。

14. 什么是合理营养？它的现实意义何在？

15. 平衡膳食的具体措施包括哪些方面？

16. 简述食谱编制的一般要求，试编制出适合糖尿病患者，高血压、冠心病患者，以及老人、儿童的食谱各一份。

17. 营养素损失的方式有哪两种？蔬菜为什么要先洗后切？炒菜时为什么要大火急炒？

18. 老年人的膳食安排要注意什么？为高血压、冠心病患者选用食物时要注意什么？

第二章　食品安全基础

学习目标

1. 了解食品安全的基本内容，以及污染对人体健康的影响。
2. 理解食品腐败变质及各类型食物中毒产生的原因。
3. 掌握食物中毒的预防措施。

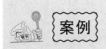
案例

民以何食为天

　　2001年5月15日晚，上海市金山区某镇派出所24名警察因有突击任务集中供应晚餐，吃的是猪脚烧土豆，饭后出现心跳加快、手抖发麻、手脚无力等症状，使这次任务无法执行。2001年8月26日，广东信宜北界530人发生猪肉中毒，其中300人是学生。2001年11月7日，广东省河源市发生一起特大集体食物中毒事件，有484人因食用有毒猪肉而住院治疗。2002年7月2日，某部队发生一起因食用猪肝而引起的食物中毒事件，80人就餐，有20人出现中毒症状……2006年9月中旬，上海市发生重大食物中毒事件，其中有200余人入院治疗。

　　这些食物中毒事件有一个共同特点，就是患者都是吃了"有毒猪肉或猪内脏"而发病。当时被称为毒猪肉中毒。不过，从食品中毒分类、时间跨度、波及范围等方面来看，这只是现代食品安全事件中的冰山一角，这不是耸人听闻，事实的确如此。

摘自周勍著《民以何食为天——中国食品安全现状调查》（中国工人出版社）（2007）

　　食品安全是指食品无毒、无害，符合应当有的营养要求，对人体健康不造成任何急性、亚急性或慢性危害。对食品的基本要求是：食品应具有一定的营养价值，以供人体生长、发育和生活、劳动的需要。因此，食品应含有人体需要的能量及各种营养素，并易于被人体消化、吸收和利用。在正常的膳食生活习惯下，食品不应对人体产生任何有害作用。在食品的色、香、味和组织状态等感官性状方面，必须符合营养安全要求，不致使人们产生不良的感觉。但是，食品一旦受到外来有害因素的污染，既降低了食品质量，又危害人体健康。食品污染物是复杂的，污染来源是多方面的，其对人体健康的危害也是各不相同的，所以，必须对食品污染给予足够的重视，采取积极措施预防。

生活中，食品污染主要来自微生物、农药和重金属，本章将讲述这些污染源及其控制措施。

第一节　微生物概述

微生物是结构简单，体形微小，肉眼看不到，必须借助光学显微镜或电子显微镜放大几十倍、几百倍甚至几万倍后才能看到的微小生物的总称。

微生物是自然界生物链的组成部分，直接参与自然界的物质循环过程，其代谢活动是生物链中不可缺少的环节，与人类的生存密切相关。如果没有微生物的存在，自然界的物质循环就不能进行，人类就无法生存。

一、微生物的分类

微生物的种类很多，依据其结构和化学组成不同，一般可分为三大类：

1. 非细胞型微生物

这类微生物无典型的细胞结构，能通过细菌滤器，缺乏产生能量的酶系统，必须在活细胞内才能增殖。如病毒、类病毒、朊病毒。

2. 原核细胞型微生物

这类微生物仅有核质，无核仁和核膜，缺乏细胞器，具有胞浆膜。该类微生物众多，如细菌、衣原体、支原体、立克次体、放线菌、螺旋体。

3. 真核细胞型微生物

这类微生物的细胞核分化程度较高，具有核仁和核膜，胞浆中有完整的细胞器，如真菌。

自然界中，大部分微生物是不致病的，甚至对人类是有用的，在食品工业、发酵工程、农业、化工、石油、医药等领域充分利用微生物为人类谋福利，基因工程研究中应用微生物（如大肠杆菌）作为基因载体来生产多种生物制剂，微生物还可分解污水中各种有害物质，在污水净化、环境保护方面发挥重要作用。但有一部分微生物可引起人和动植物的疾病，我们将能够引起人和动植物发生疾病的微生物称为病原微生物，如引起人的痢疾、伤寒、结核、肝炎等疾病的病原体。还有些微生物在正常情况下不致病，仅在某些特定条件下才引起疾病，这类微生物称为条件致病菌。如正常情况下存在于肠道内的正常菌群是不致病的，当它们转移到腹膜腔、胆管、泌尿道、生殖道等部位时就会引起这些部位的炎症而成为致病菌。

二、微生物的基本特点

与其他生物相比，微生物有以下特点：

1. 个体微小

微生物个体微小，一般肉眼看不到，必须借助光学显微镜甚至电子显微镜才能观察到。如细菌通常以微米为测量单位，在光学显微镜下可用测微尺测量。不同种类的细菌，甚至同一种类不同菌龄的细菌其大小各不相同。一般情况下，大多数球菌的直径为 1 μm，杆菌长 1~5 μm，宽 0.3~1 μm。病毒个体更小，常以纳米为测量单位，最大的病毒体直径约为 300 nm，经染色后在光学显微镜下勉强可见，最小的病毒体直径仅为 20 nm，略大于蛋白质分子。大多数病毒体直径为 100 nm 左右，需经电子显微镜放大数千倍甚至数万倍后方可观察到。真菌的个体稍大一些，多数直径在 3~20 μm，比细菌大几倍至几十倍，但有的真菌肉眼可见，如蘑菇。

2. 形态各异

不同种类及同一种类不同种群的微生物形态差异很大。例如，细菌的基本形态有球形（葡萄球菌、链球菌、双球菌、四联球菌、八叠球菌等）、杆形（粗大杆菌、细小杆菌、链杆菌、分枝杆菌、球杆菌等）和螺形（弧菌、螺旋菌等）（图 2-1-1）；大多数病毒体呈球形及拟球形，少数呈弹头形、砖块状，植物病毒多呈杆形，细菌病毒（噬菌体）多呈蝌蚪形。真菌中，单细

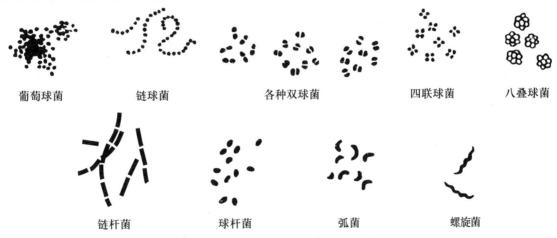

| 葡萄球菌 | 链球菌 | 各种双球菌 | 四联球菌 | 八叠球菌 |

| 链杆菌 | 球杆菌 | 弧菌 | 螺旋菌 |

图 2-1-1　细菌的各种形态及排列方式

胞真菌(如酵母菌、类酵母菌)呈圆形或卵圆形，多细胞真菌呈丝状。

3. 结构简单

在微生物中，真菌属于真核细胞型微生物，是具有完整细胞结构的单细胞和多细胞微生物。细菌属于原核细胞型微生物(单细胞)，有细胞膜、细胞质、核质、核蛋白体等基本结构，但无核膜和核仁，缺乏细胞器。有的细菌体表有荚膜、鞭毛或菌毛。病毒为非细胞型微生物，结构更简单，可以说，病毒就是由蛋白质分子包裹着的核酸颗粒。核酸是病毒的核心，蛋白质分子在其外围包裹形成核衣壳。有些病毒体在核衣壳外还有一层由脂蛋白构成的包膜。每种病毒体的核酸只有一种类型，即 RNA 或 DNA。所以常据此将病毒分为 RNA 病毒和 DNA 病毒。类病毒比病毒更小，结构更简单，它没有外壳，只是一个由 300 多个核苷酸构成的单链环状或线形 RNA 分子。至于朊病毒，只是一个蛋白质分子，没有核酸，不具备复制转录功能，不像是生物，但朊病毒有信号分子的作用，能使寄主细胞制造新的朊病毒，因而具有繁殖能力，这又是生物所具有的功能。朊病毒能侵入寄主细胞内，引起寄主中枢神经系统病变，导致寄主死亡。

4. 增殖迅速

微生物的增殖速度虽有差异，但总体上是很快的。尤其是细菌的繁殖速度极快，一般繁殖一代只需 20~30 min。如大肠杆菌在适宜条件下 20 min 可繁殖一代，一个细菌 10 h 后可增殖到 10 亿个细菌以上。个别细菌分裂较慢，如结核杆菌繁殖一代需要 18~20 h。病毒进入易感活细胞后一般需要 3~17 h 的潜伏期，此时期实际上是病毒核酸和蛋白质的合成期。真菌的生长繁殖相对稍慢，1~2 周才形成菌落。

5. 增殖方式不同

不同种类的微生物增殖方式不同。如细菌是原核单细胞生物，具有独立完成生命活动的能力，可以从周围环境中摄取营养物，获取能量，合成自身成分，进行二分裂无性繁殖。病毒是不具备细胞形态的颗粒，没有代谢系统，不能独立完成生命活动，必须在易感活细胞内寄生，利用宿主细胞的代谢系统，以病毒的核酸为模板进行复制转录，再装配成子代病毒体。所以，病毒是以核酸复制的方式增殖的。真菌的种类不同，繁殖方式也不同。单细胞真菌为二分裂无性繁殖。多细胞真菌的繁殖结构为孢子。多细胞真菌由向下生长的营养菌丝和向上生长的气生菌丝两部分组成，气生菌丝可以产生孢子，故又称为生殖菌丝。孢子可发芽长成芽管，最后发育为菌丝。真菌的孢子分为有性孢子和无性孢子。病原性真菌的孢子多为无性孢子，可直接生成新的菌丝。

6. 分布广泛

微生物在自然界的分布几乎是无处不有。土壤、水、空气、各种物体的表面、动植物体，甚至人的体表及与外界相通的管道中，都有许多不同种类的微生物存在。例如，在人的皮肤表面常附有葡萄球菌、丙酸杆菌、铜绿假单胞菌(绿脓杆菌)、棒状杆菌、念珠菌(真菌)等多种微生物，在口腔、肠道、阴道、尿道口、眼结膜、鼻腔、咽部、外耳道等也都存在着多种微生物。

7. 生命活动受多种环境因素影响

微生物的生命活动受多种环境因素影响。例如，细菌的生长繁殖除了需要充足的营养物质外，还受温度、湿度、酸碱度、渗透压、气体环境等多种环境因素影响。大多数致病菌生长繁殖的最适温度为37℃，最适 pH 为7.2~7.6，有无氧气均能生长。高温、过高或过低的 pH 环境、过高或过低的渗透压环境、紫外线、电离辐射、化学消毒剂、抗生素等都会影响细菌的存活。

病毒寄生在易感活细胞内，由宿主细胞提供其增殖所需要的物质。室温下，细胞外的病毒仅能存活数小时。绝大多数病毒耐冷不耐热，加热到56℃经30 min 或100℃经数秒钟即死亡。大多数病毒在 pH 6~8 时稳定，pH 小于5或大于9时不能存活。包膜病毒的包膜因富含脂类，易被脂溶剂和去污剂溶解而不能存活。电离辐射和化学消毒剂均可影响病毒的存活。某些中草药，如板蓝根、大青叶、大黄、七叶一枝花，对某些病毒有抑制作用。抗生素对病毒无抑制作用。值得注意的是，有些被紫外线杀灭的病毒经可见光照射后可以复活。

真菌是有细胞壁，不分根、茎、叶和不含叶绿素的真核细胞型微生物，同细菌类似，生长繁殖也需要充足的营养物质和适宜的环境条件。真菌对热的抵抗力不强，任何能杀死细菌的温度一般都能杀死真菌。但真菌对干燥、日光、紫外线及多数化学消毒剂耐受性较强，对作用于细菌的抗生素不敏感。

三、微生物生长的控制

微生物与其他生物一样，有它们各自特定的生命规律和适宜生长繁殖的环境。了解这些特点并采取有效的预防和控制措施，可预防其污染食品或危害人体健康。

（一）细菌

1. 影响细菌生长的因素

（1）营养　细菌生长繁殖所需要的营养主要有水、碳源(无机/有机含碳化合物,如二氧化碳、碳酸盐、糖、脂肪)、氮源(氨基酸、蛋白胨)、无机盐、维生素、核酸等。这些物质通过特定的方式被细菌摄取，在菌体内进行一系列分解代谢和合成代谢，转变为菌体的自身物质，同时排出废物，以维持正常生命活动。

（2）气体　与细菌生长有关的气体主要是氧气和二氧化碳。根据对氧的需要，可将细菌分为三类——需氧菌：仅在有氧条件下生长，如结核杆菌、铜绿假单胞菌；厌氧菌：仅在无氧条件下生长，如破伤风杆菌、肉毒杆菌；兼性厌氧菌：在有氧或无氧条件下都能生长，大多数细菌都属于这一类。

（3）温度　细菌生长繁殖是一个复杂的生物化学反应过程，这种反应需要在一定温度条件下才能进行。因此，温度对细菌的影响很大。温度低时菌体内新陈代谢活动降低，但仍有活力。如果温度过低以至于破坏了细菌的原生质结构，温度回升后细菌就难以恢复正常的生命活动。相反，在高温下，由于菌体蛋白质和酶受热变性，细菌容易死亡。所以细菌一般是耐冷不耐热。病原菌生长的适宜温度与人的体温相似。

（4）酸碱度　细菌对于 pH 环境有一定的适应范围，超出此范围时就会降低或抑制其生命活动。一方面，细菌原生质膜在不同 pH 环境下带有不同电荷，pH 的改变会引起膜电荷的改变，从而影响菌体对营养物质的吸收。另一方面，pH 的改变会改变菌体原生质中蛋白质和酶的等电点，使蛋白质变性而失去生物活性，抑制了细菌的生长。如浓度为 6% 的食醋，pH 在 2.3~2.5，可有效抑制腐败菌的生长。

（5）渗透压　渗透压是指由于两种溶液中溶质分子的浓度差所造成的水分子移动力。水分子总是向溶质分子浓度高的溶液中渗透。细菌的生长环境必须具有与菌体内大致相等的渗透压。如果环境溶液的渗透压太高（高渗溶液），菌体内的水会向外渗透，造成细菌脱水，胞质浓缩，胞膜皱缩，发生质壁分离，细菌生命活动受到抑制甚至死亡。相反，如果环境溶液的渗透压太低（低渗溶液），水分就会向菌体内渗透，使菌体吸水膨胀，过度膨胀会导致菌体胞膜破裂。日常生活中用盐腌和糖渍法来延长食品的保存期就是利用了渗透压抑菌的原理。

2. 细菌生长的控制

可以采取以下方法控制细菌生长：

（1）灭菌　使物体内外一切微生物永远丧失生长能力的方法称为灭菌。高温是常用的灭菌方法。当然由于种种原因，要使食品中完全不含菌是比较困难的。在食品加工中，灭菌的要求是把微生物存活的可能性降到最低限度。

（2）消毒　消毒是一个卫生概念，指消除或杀灭外环境中的病原微生物。消毒不一定能杀灭所有的微生物及其芽孢。消毒的对象是食品容器和用具。具有消毒作用的化学药物称为消毒剂。

（3）防腐　防腐是指防止微生物生长的方法。用于防腐的化学药物称为防腐剂。

（4）抑菌　指使细菌生长繁殖的速度减慢或消亡的方法。

在食品加工中，可以用物理、化学、生物等多种方法达到以上效果，如高温、低温、冷冻、紫外线照射、盐腌、糖渍、酸渍、真空或气调包装、添加防腐剂、消毒剂，甚至使用细菌滤器。

（二）真菌

1. 影响真菌生长的因素

（1）湿度　真菌仅限于在潮湿的环境中生长，相对湿度过低时真菌生长缓慢甚至停止。粮食中的水分含量在17%~18%时是霉菌繁殖与产热的良好条件。

（2）温度　真菌的最适生长温度为20~28℃，小于10℃或大于30℃时真菌生长显著减弱，在0℃时几乎停止生长。

（3）空气　大多数真菌是严格的需氧菌，必须有氧才能生长。有些真菌，如有些酵母菌和少数霉菌能进行无氧呼吸（酵解）获取能量，这类真菌能耐受环境中聚集的乳酸和乙醇。

（4）营养素　真菌的营养要求主要是糖类和少量的氮、无机盐，因此真菌极易在含糖的饼干、面包、糕点、谷类及其制品上生长。

知识拓展

食物与健康的8项须知

每个人都想使自己活得更长、看起来更年轻、精力充沛、身体强壮、身材匀称、没有各种身体不适的困扰，合理营养与健康的生活习惯会给人带来无穷无尽的好处。食物与健康的8项须知能使生活质量更高。以下是8项须知的基本内容：① 营养是无数食物成分的综合体现，其整体效应要远远超过单个成分的作用之和。② 维生素补充剂并不是给人们带来真正健康的灵丹妙药。③ 动物性食物的营养素并不比植物性食物的营养素更好，两者搭配才会更好（维生素A、维生素D、维生素B$_{12}$和胆固醇是动物性食物所独有的；而维生素C、叶酸等是植物性食物所独有的）。④ 基因自身并不能注定人会患上某种疾病。基因必须激活或是显性之后才能发挥它的作用。营养素在其中扮演了关键的角色，它能决定基因（无论是好基因还是坏基因）是否能够表达。⑤ 营养素可以有效地控制有毒化学物质的不良影响。⑥ 能够预防早期阶段疾病的营养（疾病确诊之前），也能够阻遏或者逆转晚期阶段的疾病（疾病确诊之后）。⑦ 对某种慢性疾病有益的营养素对全身健康同样有益。⑧ 良好、全面的营养造就全方位的健康，生活的各个方面是密不可分的，是互相关联的。

2. 真菌生长的控制

（1）干燥　利用干燥脱水方法对粮食等食品进行贮藏是最常见的防止霉腐的方法。在密封条件下，用石灰、无水氯化钙、五氧化二磷、浓硫酸、氢氧化钾或硅胶等作吸湿剂，可使食品达到防霉的目的。

（2）低温　4℃以下的各种低温可明显降低真菌的生长速度。但有些霉菌和酵母菌的最适生长温度可达-8℃，所以将冷冻贮藏食物的温度调至-18℃以下，防霉腐效果较佳。

（3）高渗透压　利用盐腌、糖渍等方法提高渗透压，造成真菌生理干燥状态，可有效保存食物。

（4）无氧环境　利用真空包装或气调包装（如充氮）造成环境缺氧，可有效阻止好氧性真菌的生长。

（5）防腐剂　有些食品、调味品、饮料中可以加入适量的防腐剂以达到防霉腐的目的。例如，香草醛与肉桂醛的混合液适用于蛋糕、点心、年糕、果酱等多种食品的防霉。

第二节　食品污染及腐败变质

食品安全指供人们食用的食品应无毒、无害，符合应当有的营养要求，对人体健康不造成任何急性、亚急性或慢性危害。人体必需的各种营养素是通过摄取食品而获得的，如果食品中存在有害因素，则会影响人体健康，甚至引起中毒以至癌症、畸形和基因突变。

食品中可能存在的有害因素，有的是由于食品发生腐败变质而产生的，有的来自外部的污染，有的是人为加入的非食用物质引起的，有的是食品中天然存在的。有害成分可能在食品生产、加工、储存、运输、销售以及烹调各个环节中出现。

一、食品污染

食品污染是指外源性有毒有害物质进入食品，造成食品营养性、安全性和/或感官性状发生改变的过程。食品从种植、养殖到生产、加工、储存、运输、销售、烹调直至食用的整个过程中的各个环节，都有可能被某些有毒有害物质污染，导致食品质量降低，可能对人体造成不同程度的危害。

（一）食品污染的分类

食品污染按其性质可分为三类：生物性污染、化学性污染及物理性污染。

1. 生物性污染

（1）微生物污染　主要包括细菌及细菌毒素、霉菌及霉菌毒素等。

微生物污染食品后，在适宜条件下大量生长繁殖，引起腐败、霉烂和变质，使食品失去食用价值。在这一过程中，某些细菌或霉菌还可能产生各种危害健康的毒素，使人、畜发生急性或慢性中毒。

（2）寄生虫及虫卵污染　常污染食品的寄生虫有囊虫、蛔虫、绦虫、中华分支睾吸虫、蛲虫以及旋毛虫等。主要的污染途径是病人、病畜的粪便通过污染水源或土壤，再污染食品，或者直接污染食品。

（3）昆虫污染　当储存食品和粮食的卫生条件不良，缺少防蝇、防虫设备时，很容易招致昆虫产卵，滋生各种害虫，如甲虫、螨虫和蛾类，以及蝇蛆、蟑螂、蚂蚁。

2. 化学性污染

污染食品的有害化学物质主要包括一些金属毒物以及无机和有机化合物，如汞、镉、铅、砷、亚硝胺类、多环芳烃类、酚、硒、氟及一些目前尚不清楚的各种有毒物质。化学性污染一般有以下几种来源：

（1）工业"三废"（废水、废气、废渣），污染农作物和周围水系，通过食物链污染食物。

（2）化学农药的广泛使用，特别是有机氯农药，使一些食物有不同量的农药残留。被毒性大、残留时间长的农药所污染的食物，对人体健康危害极大。

（3）违法添加非食用物质和滥用食品添加剂。加工环节中允许合法使用的是食品添加剂，食品中非法添加非食用物质是违法行为，它给人类健康带来极大威胁。非法添加的非食用物质包括一些工业化学品，如苏丹红、三聚氰胺、工业明胶、硼砂，也包括罂粟壳等对人体有害的天然物质。食品添加剂除少数为天然物质外，多数为人工合成的化学物质，若违反相关标准超量使用则具有一定的毒性，长期食用可危害健康。

（4）食品的容器和包装材料，由于其中含有不稳定的有害物质，在接触食物时，可被溶出而污染食品，如陶瓷中的铅，某些塑料中的单体，包装蜡纸中石蜡所含的3,4-苯并芘，颜料油墨、纸张中所含有的多氯联苯等。

3. 物理性污染

物理性污染又可分为异杂物污染和放射性污染。

（1）异杂物污染　美国农业部将异杂物污染定义为：异杂物为非动物性物质，如金属、塑料、橡胶、玻璃、木头、钢或铅粒。在食品生产的整个过程进入食品中的异杂物可能有粮食收割时混入的草籽，其他植物的叶子、果实；动物宰杀污染的毛发、血、鳞片、粪便；储存时污染的苍蝇、蟑螂、昆虫的尸体及鼠粪；其他如包装材料、戒指、头饰、毛发、指甲、烟头。

（2）放射性污染　食物的放射性物染是指由放射性物质造成的污染。其主要来自放射性物质的核原料工业开采、冶炼、生产、应用过程中的核废料意外排放，核试验飘落的灰等造成环境、空气、土壤、水源等的直接污染，进而间接污染食品，尤其是水产品和动物性制品的污染。摄入被放射性物质污染的食品，会对人体各种组织、器官和细胞产生低剂量长期内照射效应，主要表现为对免疫系统、生殖系统的损伤和致癌、致畸、致突变作用。环境中放射性物质一旦存在便很难消除，射线强度只能通过自身衰变随时间的推移而减弱。

（二）食品污染对人体健康的危害

食品污染及其对人体健康的危害，涉及面相当广泛。如食品受病原微生物污染，在食品上大量繁殖或产生毒素时，可引起食物中毒。如果食品被某些有害化学物质所污染，含量虽少，但当长期连续地通过食物作用于人体，可表现为慢性中毒、致畸、致突变、致癌等潜在性危害。

1. 慢性中毒

长期摄入少量被有毒物质污染的食物，可对机体造成损伤，引起慢性中毒。由于污染物的种类和毒性不同，作用机制不同，因此慢性中毒的症状表现也各不相同。例如，过量食用含色素或香料(精)的食物，短期内不易看出危害，但它可以引起呼吸系统疾病；长期摄入微量受黄曲霉毒素污染的粮食，能引起肝功能异常和肝脏组织病理变化。由于慢性中毒的原因较难发现，容易被人们忽视，所以应给予足够的重视。

2. 致畸作用

食物中的有害污染物质可以通过母体作用于胚胎，引起形态和结构上的异常而导致畸胎、死胎或胚胎发育迟缓。例如，摄入了被亚硝胺、甲基汞、黄曲霉毒素等污染的食物均可引起畸胎或胚胎变异。

3. 致突变作用

所谓突变，是指生物在某些诱变因子作用下，细胞中遗传物质的结构发生突然的、根本的变化，并在细胞分裂过程中传给后代细胞，使新的细胞获得新的遗传特性。例如，某些农药可影响正常妊娠或使骨髓细胞增殖加快，表现为白血病。这种不正常的增殖细胞如果损害或取代了正常组织，就可引起癌变，这种现象往往在若干代的后代中出现。

4. 致癌作用

根据动物试验，已知不少化学物质和霉菌毒素具有致癌作用。例如，过量使用发色剂对肉类进行加工处理，在食品中可形成强致癌物；黄曲霉毒素、六六六等能使动物和人发生肿瘤。由于癌瘤的发生是多因素综合影响的结果，机体除了受外界有害因素作用外，还与年龄、性别、地区、饮食和生活习惯等有关。因此，具有致癌作用的有害物质对人体是否有致癌作用，目前尚无定论，但为了保护人民健康，对于那些能引起动物致癌、致畸、致突变的污染物所污染的食品要引起重视，要采取措施进行处理或禁止食用。

（三）食品污染的预防和控制措施

为了控制和防止有害物质对食品的污染，消除食品中存在的有害因素，不断提高食品安全质量，必须采取以下措施：

（1）大力进行防止食品污染的宣传教育，经常对食品企业从业人员进行食品安全知识讲座，使他们懂得食品污染的危害，自觉地做好防止食品污染的工作。

（2）根据国家颁布的《中华人民共和国食品安全法》，有关部门应对食品企业（食品工厂和商店）、餐饮行业、公共食堂进行安全管理与监督、凡不符合安全标准的食品，应找出污染原因并及时进行处理。

（3）加强对"三废"的管理，凡不符合排放标准的"三废"，不得任意排放，以杜绝"三废"对食品的污染。

（4）加强对食品包装材料和容器的安全管理，执行食品运输和储存的安全管理条例，确保食品在运输和储存过程中不受污染或受潮、霉变、变质。

（5）食品安全监督管理部门要做好肉品检验工作，严禁病死畜禽肉进入市场，发现病畜禽及肉品应立即进行处理。

（6）食物种植、养殖生产环节应采用高效、低毒、低残留的化学农药或其他防治方法，以取代高残毒的农药，减少农药对环境的污染和在生物体内的残留。

二、食品腐败变质

食品腐败变质，一般是指食品在一定环境因素影响下，因微生物的作用而发生改变食品组成成分和感官性质的一系列变化。如鱼、肉的腐臭，油脂的酸败，鸡蛋的腐败，水果蔬菜的腐烂，谷类的霉变，这些都是食品安全工作中常见的现象。为了防止食品腐败变质，延长食品可供食用期限，掌握食品腐败变质的规律以便采取有效的控制措施是十分必要的。

（一）食品腐败变质的原因和条件

食品腐败变质的原因是多方面的，一般可从食品本身、环境因素及微生物污染三个方面来考虑。

食品中含有丰富的营养素和水分，在适宜的环境条件下，由于食品本身所含各种酶的作用，使得食品不断进行生物化学变化，如肉类的尸僵和自溶，谷类和蔬果的呼吸。这些生物化学变化促使食品组织内的胶体结构被破坏或改变，同时食品中含有的一些不饱和脂肪酸、芳香物质、色素等不稳定物质，在阳光和空气中也极易氧化，食品组成上的这些理化特点，便是其腐败变质的内在原因。通常把含有营养成分、水分、酸碱度（pH）、渗透压及其组织结构等适合于微生物生长繁殖的食品（如鱼、肉、蛋、乳、水果、蔬菜）称为易腐食品。

影响食品的环境因素，如一定的温度、湿度、阳光（紫外线）和空气（氧）也在起着促进食品发生各种变化的重要作用。

在食品腐败变质的许多原因中，最普遍、最活跃的是微生物。食品被微生物污染后是否会变质，与食品本身的性质、微生物的种类和数量以及当时所处的环境因素等有密切关系。

微生物常和上述原因结合在一起，在食品腐败变质中起主要作用。引起食品腐败变质的微生物，以非致病菌为主，还有少量的肠道致病菌，霉菌次之，酵母菌又次之。这些微生物在食品存放和流转过程中通过水源、土壤、空气、用具、器皿、昆虫和人而污染食品，在适宜的环境条件下（如温度20℃左右、pH 5.8~7.0和食品中水分含量较高时）大量繁殖，使食品发生一系列复杂变化，以致腐败变质。表2-2-1列出了细菌在理想条件下的生产率。

表 2-2-1　细菌在理想条件下的生长率

细菌数	时间/h	细菌数	时间/h
1	0	1 024	5
2	0.5	4 096	6
4	1	65 536	8
8	1.5	1 048 576	10
16	2	1 073 700 000	15
64	3	1 099 500 000 000	20
256	4	281 470 000 000 000	24

（二）　食品腐败变质的变化

食品腐败变质的过程实质上是以食品中蛋白质、糖类、脂肪等营养素为主的分解过程，其分解变化十分复杂，常因食品种类、微生物种类和数量及其他条件的影响而异。

蛋白质的分解过程经过多肽、氨基酸而分解为相应的胺类、有机酸类、硫化氢、粪臭素、硫醇和各种碳氢化合物。此类物质具有挥发性，并有腐臭和毒性。由于蛋白质的分解，食品的硬度和弹性下降，组织失去原有的坚韧度，致使食品的外形和结构变化，颜色异常。

脂肪的变质主要是酸败。酸败是由于动植物组织中或微生物所产生的降解酯酶作用，或由于紫外线和空气中的氧所引起，使食物中的中性脂肪分解为甘油和脂肪酸。脂肪酸可进而发生氧化反应生成具有不愉快味道的酮类和酮酸，然后再进一步分解为有特臭的醛类和醛酸。这就是食用油脂或含脂肪丰富的食品发生酸败后感官性状改变（具"哈喇"气味）的原因。

糖类的分解通称为糖酵解。糖类在微生物或动植物组织中酶的作用下，经过产生双糖、单糖、有机酸、醇、醛类等一系列变化，使食品发出酸馊和令人恶心的气味。

（三）　食品腐败变质的预防和控制措施

预防和控制食品腐败变质主要从减弱或消除引起食品腐败变质的各种因素的作用着手。首先要减少微生物污染和抑制微生物的生长繁殖，为此要求在食品的生产、加工、运输、储存和销售的各个环节保持环境的清洁卫生，尽可能减少微生物对食品污染的机会。其次要对食品采取抑菌或灭菌处理，抑制酶的活性，控制温度、湿度和其他环境因素，以达到防止或延缓食品变质的目的。针对食品腐败变质的预防控制措施，常对食品采用以下保藏方法：

1. 低温保藏法

低温可以降低或停止食品中微生物增殖速度和食品中酶的活力，抑制动植物组织的自溶、营养素的分解和氧化，且对食品质量影响较小，所以是一种常用的保藏方法（表2-2-2）。

表 2-2-2　几种食品冷藏的温湿度条件与保存期限

食品	温度/℃	相对湿度/%	保存期限	食品	温度/℃	相对湿度/%	保存期限
鲜肉	−1~1	60~85	10~20日	熟食制品	0~4	>75	1~2日
鲜鱼	0~1	95~98	1~2日	冻猪肉	−18~−15	>90	7~10个月
鲜乳	1~2	70~75	1~2日	冻牛羊肉	−18~−15	>90	8~11个月
鲜蛋	0~2	80~85	4~6个月	冻禽	−18~−15	>90	6~8个月
肉类罐头	−4~−2	80~90	4~6个月	冻禽内脏	−18~−15	>90	5~6个月
鱼类罐头	0~5	70~75	6~8个月	冰蛋	−18~−15	>90	8~12个月

需要低温保藏的食品，保藏前应尽量新鲜，质量良好；各种类型的冷藏设备，必须有可靠的温、湿度控制装置，并定期洗刷冷藏设备；要防止制冷剂外溢而污染食品。

低温保藏的食品离开低温环境后，因温度重新升高，微生物又开始生长繁殖，其他变化也会迅速加快，因此要及时加工或供应。

2. 高温保藏法

利用高温处理食品，能杀灭其中的微生物和破坏酶的活性，防止腐败变质，达到保藏食品的目的。高温处理后的食品，应结合其他保藏方法，如密封、真空、冷却等辅助措施，才能长期保藏。

高温保藏法主要有高温灭菌法和低温消毒法。

高温灭菌目的在于杀灭一切微生物，以获得无菌食品，温度一般在120℃以上，常用于罐头类食品的杀菌。高温灭菌对食品的营养素破坏较大，所以对于液体食品，如牛乳、果汁、啤酒和酱油，常采用低温消毒（常用的是巴氏消毒，一般采用65℃，30 min 进行消毒）。也可用高温瞬时巴氏消毒，即80~90℃经 1 min 或30 s 的杀菌方式，杀菌效果与上法相同。虽然巴氏消毒法能杀灭大部分繁殖型微生物，但还不能达到完全灭菌，所以应特别注意食品消毒后的包装和存放条件。

3. 干燥脱水保藏法

这种保藏方法目的是减少与去除食品中的水分，使微生物的生长繁殖和酶的活性受到抑制。水果、蔬菜、鱼、肉、蛋、乳等食品都可以进行干燥脱水保藏。

食品干燥脱水的方法很多，有自然干燥法，如日晒或阴干法；还有人工干燥法，如喷雾蒸干、微波加热、远红外线及真空冻结干燥法。经过脱水干燥的食品，更有利于运输与携带。但干制食品因水分大量脱去，会降低食品的原有营养价值和固有风味。保藏干制食品的环境应保持相对湿度70%左右，若湿度过大可使脱水后的食品吸潮而容易腐败变质。

4. 盐腌和糖渍保藏法

这是利用盐水或糖液在食品中产生高渗透压的作用而使食品内所含水分析出，并造成微生物生理干燥、细胞原生质收缩、脱水，促使微生物停止活动或死亡。食品高渗也可以降低其含氧量和酶的活性，以达到保存食品的目的。但盐腌和糖渍只是一种抑菌手段，在保藏中应注意防潮，若食品含水量升高，盐、糖的浓度就会降低而影响到食品的质量。

5. 酸渍法

大多数细菌在较酸的环境中易死亡，故可利用此提高食品氢离子浓度来抑制微生物的生长繁殖，达到防止食品腐败变质的目的。一般食品中pH低于4.5时，绝大部分腐败菌和致病菌受到抑制，如pH更低时，可杀灭微生物。向食品中加酸，一般多用醋酸，浓度为1.7%～2%，pH相当于2.3～2.5，可抑制或杀灭大部分腐败菌，如酸渍黄瓜、萝卜。另一方法为酸发酵法，是利用乳酸菌和醋酸菌发酵产酸，可杀灭蔬菜中的致病菌和寄生虫卵，如泡菜。

6. 其他方法

电离辐射保藏法：放射性同位素放出的射线通常有3种，即α射线、β射线和γ射线，而应用较广的是γ射线照射。它的特点是食品经照射后，在构成食品的物质中产生离子，通过离子而作用于食品，使食品中的微生物被杀死，而食品本身温度基本不上升，可减少营养素的损失。近年来γ射线照射保藏法国外研究进展较快，已进入实际使用阶段。

此外尚有利用抗生素、植物杀菌素、化学添加剂和微波等方法进行食品防腐。

👆 **知识拓展**

一个让人难以接受的事实——癌症的发生与膳食蛋白相关

在阅读这段资料之前首先要澄清一个科学概念——"相关性"并不等于"因果性"。

众所周知，癌症是人类当前一个世界性的恶疾。目前大量的研究结果无可辩驳地证实，无论癌症是否是由饮食因素所引起，其发展在很大程度上都与膳食蛋白质脱离不开关系。其实早在几年前人们就已经知道癌症与多食脂肪和瘦肉有关。传统的蛋白质营养观念必须改变，这确实是让人难以置信的事实。

科学家将癌症的发生分为3个阶段：启动期(诱发期)、促进期(发育期)、进展期(扩散期/恶化期)。举一个形象的例子来说明。癌症的发生就像种植草皮一样，启动期相当于把草子种植入土壤中；促进期就像草已经开始生长；进展期相当于草长势过旺，完全失去控制，已经蔓延到灌木丛、车道及两旁的人行道上。

启动期可以在很短的数分钟的时间内完成。化学致癌物进入细胞后大多数本身并不能启动癌变过程，而是首先要被关键的"酶"转化成活性更强的产物，这些产物结合在细胞的 DNA 上，形成 DNA-致癌物复合物或加合物。如果这种加合物不被及时清除，就会破坏细胞的遗传机制。当然机体的反应是很灵敏的，这些损伤了的 DNA 可以很快被修复。如果在细胞分裂时这些加合物仍然没有被消除，损伤的 DNA 就会被复制进入子代细胞，造成子代细胞的基因缺陷(突变)，而这种缺陷会一直遗传下去。就像草子已经被种入土壤，等待合适的条件就可以发芽了。至此，诱发过程结束了。

新形成的癌易感细胞准备生长，开始复制，直到形成肉眼可见、可以检测出来的癌细胞团，这个过程所用的时间比诱发期要长得多，经常需要数年。当然，这种原始癌细胞可能不生长、不分裂，除非遇到合适的条件。就像土壤中的种子，没有充足的营养和阳光就长不成草皮一样。环境要素缺失，种子就会进入休眠状态，各种要素满足了，种子就又开始发芽生长。这就是癌症促进期的一个极突出的特点。正因为如此，促进期才是可逆的。这取决于癌早期生长是否得到有利的生长条件。这就是为什么膳食因素极为重要的原因。有些膳食因素能够促进癌症的发展，有些则能抑制癌症的发展。当大量的癌症细胞团进入生长期时即为第三期的开始。发展中的癌细胞可以由原发部位扩散到周围或是更远的部位，直到对机体造成破坏，此即为恶化。这就好像长疯了的草，可以侵袭任何地方，无论是花园、院落、墙头、车道还是人行道。癌症的最后就是死亡。

大量的研究表明，食物中蛋白质含量低时能降低"酶"对致癌物的转化，并能避免致癌物与 DNA 的结合。癌细胞团的发育几乎完全取决于蛋白质的摄入量，而与致癌物的摄入量没有关系。也就是说，病灶细胞团的发展尽管在最初的启动阶段取决于接触致癌物的剂量，而在癌的促进期却受到膳食蛋白质的摄入量的调控。此阶段，蛋白质摄入量对细胞的影响超过了致癌物产生的影响，与开始接触到的致癌物剂量没有关系。

病灶细胞团只有在人体膳食蛋白质摄入量超过自身生长速率所需的量时才开始增殖。如果膳食蛋白质摄入量占膳食比例在 10% 以下，病灶细胞就不会发展。10% 的比例相当于每天摄入 50~60 g 蛋白质，具体数值取决于各人的体重和每日摄入的总能量。目前美国人平均每天摄入的蛋白质占膳食总量的 15%~16%，相当于每天摄入 70~100 g 蛋白质，所以对美国人来说对癌症的恐惧超过其他任何一种疾病。

当然，并非所有种类的蛋白质都有同样的作用。只有动物性蛋白质有促进肿瘤发展的作用，尤其是膳食中动物性蛋白质含量达到 20% 时促癌作用极为明显(相当于中等体力活动的人每日摄入 100~120 g 蛋白质)。例如，在黄曲霉毒素启动癌的大鼠模型中，牛奶中的蛋白质(87% 是酪蛋白)是非常强的促癌剂。发挥促癌效果的蛋白质摄入量(10%~20%)也是某些人群的常规蛋白摄入水平。研究表明，植物性蛋白质没有促癌作用。例如，小麦中的谷蛋白即使摄入量达到20%也没有酪蛋白这种促癌效果。相反，植物性食物中的很多成分具有抑制癌症发展的作用。

总之，癌症的启动与致癌物质的摄入有关；癌症的促进和发展与膳食中动物性蛋白质的摄入水平有关，膳食中动物性蛋白质的摄入量在20%时有明显的促癌作用，在10%以下时没有这种作用。以植物性食物为主的膳食，即使植物性蛋白质摄入达到20%也没有促癌作用。

第三节　霉菌毒素的污染及控制

霉菌不是分类学的名词，在分类上属于真菌门的各个亚门，是具有发达菌丝体、无较大子实体的一部分真菌的俗称。霉菌毒素是指霉菌在其所污染食品中产生的有毒代谢产物，其存在是受环境因素，如温度、湿度、空气流通情况的影响，同时也与食品的种类、营养成分、生产条件及保藏方法有直接关系。

霉菌污染食品可以使食品内营养素的性质发生变化，产生霉味、霉斑，降低食用价值，并且造成严重的经济损失。世界粮食产量的2%因霉变而损失掉。

霉菌毒素中毒是指霉菌毒素引起的对人体健康的各种损害。这些损害大多数是通过食用被霉菌污染的食品所引起的，特别是粮食、油料种子及发酵食品。被污染的食品一般经再次加热处理也不能将毒素破坏，因此对人体危害大，千万不能食用。霉菌毒素中毒有急性中毒，也有因长期少量食入含有霉菌毒素的食品后引起的慢性中毒，例如，会诱发癌肿（致癌作用）、造成胚胎畸形（致畸作用）和引起体内遗传物质的突变（致突变作用）。

目前的研究表明，与人类健康关系较密切的霉菌毒素有黄曲霉毒素、黄变米毒素、镰刀菌属毒素、3-硝基丙酸以及杂色曲霉毒素、赭曲霉毒素等，现主要介绍以下四种。

一、黄曲霉毒素

黄曲霉毒素是黄曲霉和寄生曲霉的代谢产物，也是目前毒性最强、危害最大的一种霉菌毒素。黄曲霉毒素在人体内积聚，损害肝脏，诱发肝癌。1974年在印度西北部两个邦的200个村庄，曾暴发急性中毒性肝炎，致使397人发病，106人死亡。经调查证实，与摄食了严重污染的霉变玉米有关，其黄曲霉毒素含量有的高达15 mg/kg。在肯尼亚低地居住者黄曲霉毒素摄入量比高地居住者高3倍，肝癌发生率亦高3~4倍。

黄曲霉毒素是一类结构相似的化合物，其中具致癌作用的是黄曲霉毒素 B_1、黄曲霉毒素 B$_2$、黄曲霉毒素 G$_1$、黄曲霉毒素 G$_2$。黄曲霉毒素耐热性很强，在一般烹调温度下不被破坏，在 280℃时发生裂解。黄曲霉毒素在水中溶解度低，易溶于油和一些有机溶剂中。

黄曲霉毒素主要污染粮食及油料作物。如花生、玉米、大米和棉籽及其油类制品。此外还会引起核桃、杏仁、牛乳及制品、肝、干鱼和咸鱼、干辣椒等霉变。

1970 年世界卫生组织规定，食品中黄曲霉毒素的限量为 15~20 μg/kg。我国在国家标准（GB 2761—2017《食品中真菌毒素限量》）中也规定了各种主要食品的黄曲霉毒素 B$_1$ 的允许含量：

玉米、花生油、花生及其制品	≤20 μg/kg
大米、其他食用油	≤10 μg/kg
其他粮食、豆类、发酵食品	≤5 μg/kg
婴儿代乳食品	不得检出

防止食品受黄曲霉菌及其毒素的污染，是预防黄曲霉毒素中毒的主要措施。因此，要加强食品的防霉去毒工作。

（一）防止食品霉变

防止食品霉变主要是控制温度和湿度，即控制粮食、油料和其他食品中的水分含量，控制食品贮藏库的湿度和温度。一般在粮食含水量 12%以下，玉米在 12.5%以下，花生在 8%以下时，霉菌不易繁殖，该含水量称为安全水分。

大米、面粉、花生、豆类、干菜等要专库存放，库内保持干燥、清洁，库内相对湿度在 70%以下，潮湿天气要采取密封方式，使外界温湿度不致影响库内的温湿度。

根据营业计划做到合理采购和合理库存，减少粮食在库内的积压。对于存放的花生、核桃、榛子等食品，要尽量保持其外壳完整，以防黄曲霉菌的侵染。此外，仓库内可适当使用一些熏蒸剂，如溴甲苯和二氯乙烷等杀虫剂，杀灭昆虫、老鼠等，以防止虫体表面沾染霉菌菌丝和孢子，杜绝黄曲霉菌散播的一切途径。

（二）去毒

粮食被黄曲霉菌污染并产生毒素后，应设法将毒素清除或破坏。据目前研究，可用物理、化学或生物学的方法去毒，或将毒素破坏。

1. 挑选霉粒法

因黄曲霉毒素在食品中分布很不均匀，常集中在破损、皱皮、变色和虫蛀的颗粒中，如将这些颗粒拣出，则可使粮食含毒量大为降低。国内曾在花生仁及玉米粒试用此法，去毒效果良好。

2. 碾轧加工法

一般适用于受污染的大米，毒素以米糠中含量为高，因此，通过碾轧去糠，可有效减少米中毒素。玉米中有 54%～72% 的毒素集中在谷皮及胚芽中，如碾去谷皮和取出胚芽，则可除去大部分毒素；或将玉米先经水浸泡，再碾轧去毒，效果更好。

3. 加碱去毒法

油料种子污染有黄曲霉毒素后，榨出的油中也含有一定量的毒素，一般可用碱炼法去毒。因在碱性条件下可使黄曲霉毒素结构中的内酯环形成香豆素钠盐，此物质溶于水，故加碱后再用水洗即可将毒素除去。加碱水洗法可使油中的黄曲霉毒素降至标准含量以下，但水洗液和沉淀下的油泥含有大量毒素，必须妥善处理。

4. 物理吸附法

给含毒素的植物油中加入活性白陶土或活性炭吸附剂，随后搅拌、静置，毒素被吸附而被除去。例如，加入 1.5% 的白陶土后可使植物油中黄曲霉毒素的含量由原来的 100 μg/kg 降至 10 μg/kg。

5. 加水搓洗法

在淘洗大米时用手搓洗，随水倾去悬浮物，如此反复 5～6 次，直至水洗液澄清为止，蒸煮熟后可除去大部分毒素。

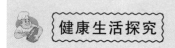

健康生活探究

防癌膳食建议

虽然目前还没有预防癌症的灵丹妙药，但大量研究已经证明通过科学合理的膳食能够大大降低癌症发生的风险。以下是几点防癌的膳食建议：

1. 膳食多样化并应符合营养均衡的要求。
2. 以植物性食品为主，适当减少动物性食品的摄入，提供充足的豆类食品。
3. 每天保证一定量的新鲜蔬菜和水果。
4. 避免对蔬菜过度烹调加工。
5. 不摄食霉变的食品，不吃烧焦的食物。
6. 少摄食腌制、烟熏制和煎炸的食品。
7. 鼓励摄入全谷类食品。
8. 尽量避免吸烟、嗜（酗）酒（包括白酒和啤酒），可适量饮用红葡萄酒。

二、黄变米毒素

大米在贮藏过程中由于自身水分含量高，在酶的作用下产生热，致使霉菌繁殖，大米发生霉变，呈现出黄色，称为黄变米。黄变米毒素是由青霉属真菌产生的，它们包括岛青霉、橘青霉、黄绿青霉的有毒代谢产物。这些毒素均对肝有毒害作用，引致肝损害、肝硬化、诱发肝癌，也会损害肾和中枢神经系统。

预防黄变米毒素的措施，首先应控制大米的含水量在12%以下，以防止霉变，餐饮业不要使用黄变米作为原料。对于黄变米的处理，由于霉菌及其毒素主要污染大米糊粉层，故采取将大米去掉10%以上的糠皮，提高大米精白度的办法，霉菌检出率即可显著降低。

三、镰刀菌属毒素

粮食作物的赤霉病是一种重要病害，除可造成粮食大量减产外，也可使人类、牲畜误食而中毒。赤霉病是由镰刀菌所致，主要发生在小麦、大麦、玉米、稻米、甘薯和蚕豆等农作物中。其繁殖的适宜温度为16~24℃，相对湿度为85%。赤霉麦呈灰红色，谷皮皱缩，并有胚芽发红等特征。镰刀菌属毒素种类很多，大致分为单端孢霉素类、玉米赤霉烯酮、丁烯酸内酯等。人误食后的急性中毒症状主要是由于毒素侵害中枢神经系统所表现出来的症状，即头昏、恶心、呕吐，乏力及腹泻等。

预防镰刀菌属毒素的措施，除切实做好粮食贮藏期的防霉工作外，也可采用1∶18的盐水分离病麦粒，待病麦粒上浮后除去，或者可用清水浸出去毒。

四、3-硝基丙酸

3-硝基丙酸是由曲霉属和青霉属少数菌种产生的有毒代谢产物。我国从变质甘蔗及中毒变质甘蔗中分离出的节菱孢也能产生3-硝基丙酸。这是流行于我国河北、河南、山东、山西等省变质甘蔗中毒的原因。1972—1987年共发生183起变质甘蔗中毒事件，中毒人数825人，死亡78人。中毒原因是食用了保存不当而变质的甘蔗。

3-硝基丙酸中毒的主要表现是中枢神经系统受损，主要是脑充血水肿。其中毒症的特点是发病急，潜伏期十几分钟到17小时，重症病人多为儿童。主要症状最初为呕吐、头昏、视力障碍、眼球偏侧凝视、阵发性抽搐，抽搐时四肢强直、屈曲、内旋、手呈"鸡爪状"，昏迷。重症患者1~3天内死亡。有的患者在急性期后留有后遗症，严重影响生活能力。

第四节　寄生虫污染及控制

一、食源性寄生虫概述

寄生虫是指不能独立生存、需要在宿主体内寄生、吸收宿主养分才能发育成熟的一类微小软体动物。食源性寄生虫病是指由摄食含有寄生虫虫卵或幼虫的食品而感染的一类疾病的总称。通过食物传播的寄生虫可分为两大类：一类是经由动物性食物传播，如畜肉、禽肉、野生动物肉、鱼及其他水生动物；另一类是经由植物性食物传播，如蔬菜、水果、水生植物（茭白、菱角、荸荠）。日常生活中最常见的感染原因是没有将食材冲洗处理干净，或是对食材的热加工不彻底而造成的。

（一）人体感染寄生虫的途径与方式

人体通过食物感染寄生虫病主要有以下两种情况：

一是通过寄生性食物感染。此类食物为寄生虫的宿主或中间宿主。寄生性食物以动物性食物为多见，即食物本身含有寄生虫，在烹调加工过程中未将其杀死而导致人进食后感染。

二是通过污染性食物感染。污染性食物以植物性食物为多见，即食物本身不含寄生虫，只是在生长、运输或加工过程中被寄生虫的虫卵、卵囊、包囊、囊幼所污染，人在进食前未将其洗净或杀死，导致进食后感染。

日常生活中最多见的感染方式是生食，或食用未彻底冲洗干净或未充分加热熟透的食物，没有将食物中的寄生虫或虫卵杀死，导致进食后感染。如食用生皮（云南大理的火烧猪生皮、生肉末）、酸肉、生猛海鲜、生鱼片、鱼生粥、涮火锅、醉螺、醉蟹、醉虾、炒田螺、炒蛇片、炒蛇皮、吞蛇胆、生饮蛇（鳖）血，某些特色饮食等多种多样的饮食方法。

（二）食源性寄生虫的种类及感染方式

1. 鱼源性寄生虫

包括中华分支睾吸虫（肝吸虫）、东方次睾吸虫、钩棘单睾吸虫、日本棘隙吸虫、福建棘隙吸虫、台湾棘带吸虫、棘颚口线虫等 20 多种。主要由于生食或食用未熟透的咸水和淡水鱼类而感染，如生鱼宴、生鱼片、韩国（日本）料理/寿司、烧烤鱼虾、生鱼粥、醉（生）虾。我国广东、广西人喜食鱼生，成为此类寄生虫病的高发区。

2. 肉源性寄生虫

包括猪带绦虫、牛带绦虫、旋毛虫、肉孢子虫等。主要由于生食或食用未烧熟煮透的猪、牛等肉类而感染。如食用未经检疫的、未充分烧熟煮透的"米猪肉"（含猪囊尾蚴的猪肉），包括肉丸、云吞、肉包等，就易患猪带绦虫病。云南大理白族自治州的火烧猪是一道典型的地方风味食品，以食用火烧猪的生皮肉、生肉末等为特点，少年儿童有时在上学路上边走边啃火烧的猪尾巴，这种食法尤其应注意加强猪肉的卫生检疫，预防猪带绦虫病感染。

3. 螺源性寄生虫

包括广州管圆线虫、徐氏拟裸茎吸虫等。食用未熟透的螺肉易感染广州管圆线虫。因螺肉熟后会变得又老又硬，不脆难咬，故饭店、餐馆多炒半熟，有的甚至还将生螺片置于冰块上直接供顾客生食，极易感染寄生虫。

生食或食用未熟透的附着有该虫卵的牡蛎肉易感染徐氏拟裸茎吸虫。目前该病虽然仅报告于韩国，但我国浙江、福建、广东等沿海地区的居民都有用鲜牡蛎肉蘸佐料生食的习惯，美其名曰"蛎青"，很可能也存在该虫感染，只是因为虫卵特别小，且壳薄、透明，极易被误认为是气泡，以致检验时被疏忽，此类寄生虫应当引起关注。

4. 甲壳类源性寄生虫

包括各种并殖吸虫，如卫氏并殖吸虫（肺吸虫）、斯氏并殖吸虫、异盘并殖吸虫、三平正并殖吸虫等50多种，但已确定对人致病的主要是以上所列几种。以卫氏并殖吸虫为例，该病的感染主要是由于生食或食用未熟透的溪蟹和蝲蛄（生活在淡水中，形象生活在土中的蝼蛄）引起。如食用生溪蟹或生蝲蛄、醉蟹或醉蝲蛄、腌蟹或腌蝲蛄，以及饮用生溪水等。江浙、福建、台湾等地区的人喜食醉蟹，感染肺吸虫的发病率较高。

5. 蛙、蛇源性寄生虫

常见的是曼氏迭宫绦虫和舌形虫。因食用未熟透的蛙、蛇肉而感染。至2000年，我国已报告的曼氏迭宫绦虫病有500多例，分布在21个省、市、自治区，其中报告较多的有吉林、福建、广东、四川、湖南等。感染方式主要是食炒蛇皮、喝蛇粥、吃爆炒蛇肉、吃爆炒蛙肉、生食蝌蚪等。

舌形虫种类虽多，能寄生人体的仅有10种，在我国有4种，即锯齿舌形虫、尖吻蝮蛇舌状虫、串珠蛇舌状虫和台湾孔头舌虫。人的感染主要是喝蛇血、吞蛇胆、生食或食用未熟透的蛇、牛、羊、狗等肉类与内脏所引起。

另外，福建山区居民在烫伤或烧伤时常将水泡挑破，用蛙皮/肉、蛇皮/肉敷贴；长痈、疖、疮、红眼病时也用蛙肉敷贴；而河南漯河等地居民则有生食蝌蚪"败火"的习俗，这些都易感染裂头蚴病。

6. 昆虫源性寄生虫

包括西里伯瑞列绦虫、长膜壳绦虫、短膜壳绦虫、犬复孔绦虫、猪巨吻棘头虫等。人感染此类寄生虫主要是由于误食蚂蚁、蚤类、面粉甲虫、蟑螂、金龟子、天牛等昆虫所引起。例如西里伯瑞列绦虫病就是误食蚂蚁所致，以儿童为多见。又如误食或生食多种金龟子和天牛可引起人的猪巨吻棘头虫病，虽然该虫卵在人体内一般不能发育到成虫，但可引起肠穿孔、腹膜炎等，对人体危害极大。

7. 植物源性寄生虫

包括蛔虫、鞭虫、姜片吸虫等。蛔虫和鞭虫都是热带、亚热带地区常见的肠道寄生虫。凡是用人粪施肥，以及居民卫生条件差或卫生习惯差的地方，蛔虫、鞭虫的感染率都很高。虫卵主要存在于蔬菜、瓜果、甘蔗等的外表皮，特别是蔬菜叶片间的根部和甘蔗各节的须根部是虫卵隐藏最多的地方。预防方法主要是饭前、便后要洗手，生食蔬菜（如大葱、蒜苗、香菜、生菜）、水果要洗净或削皮。

姜片虫是人猪共患的一种肠道寄生虫病，在我国分布很广。凡是有扁卷螺滋生且又是家猪散养的地方几乎都可成为该病的自然疫源地。猪是其主要的终末宿主，虫卵随粪便排出进入水中后，孵出毛蚴，侵入中间宿主——扁卷螺，发育成为尾蚴逸出，遇到菱角、荸荠、茭白等水生植物，或其他障碍物时即吸附形成囊蚴。如无水生植物，尾蚴在水面也能自行结囊。人和猪吞食含有囊尾蚴的水生植物，或饮用含有囊尾蚴的生水后，经 1~3 个月既可发育为成虫。农民种植荸荠，习惯用猪粪施肥，故荸荠成为该虫囊蚴感染最多的一种水生植物。囊蚴主要分布在荸荠蒂上的根须部。预防方法主要是不饮生水，不生食水生植物，若生食水生植物则应冲洗干净或去皮后食用。

（三）食源性寄生虫病的预防

（1）对猪、牛、羊肉等动物性食品要加强卫生管理和卫生检疫检验工作。

（2）对植物性原料，加工前或生食前应彻底冲洗干净，能消毒的应尽量经消毒处理。

（3）尽量不要生食鱼、虾、蟹、螺类、蛙类及水生植物，不要生饮蛇血、生食蛇胆等。

（4）食物应烧熟煮透，避免食用半生不熟的食品。

（5）不直接饮用生水。

（6）饭前便后要洗手，养成良好的卫生习惯。

二、常见畜禽源性寄生虫病

（一）绦虫病

1. 基本特征

绦虫病是由于人吃了未加热熟透的含有囊尾蚴的猪/牛肉而引起的一种常见食源性人畜共患寄生虫病。通常所说的"米猪肉"，就是含有大量囊尾蚴的猪肉。

2. 对人体的危害

人食用未熟透的含有囊尾蚴的猪肉后有两种感染结果：一是囊尾蚴进入肠道，在肠壁上发育为成虫——绦虫，使人感染绦虫病。感染者可通过粪便排出虫孕卵节片，污染水源或饲料，猪食后又可感染囊尾蚴病，造成人畜间相互感染。二是囊尾蚴的包囊在胃内被胃酸和胃蛋白酶水解，使虫卵孵化出六钩蚴，穿破肠壁，随血液循环和淋巴系统分布于皮下、肌肉、心、肝、肺、脑、眼睛、腹膜等诸多部位，使人患囊虫病。

囊虫病的流行反映了人们不卫生的生活习惯和不科学的烹调加工方法。

3. 防控措施

做好流行病的普查工作，对患者和带虫者及时驱虫治疗；科学管理厕所、猪圈，合理处理人畜粪便，防止人畜相互感染；认真做好畜肉的检疫、检验工作；讲究个人卫生，革除不良生活习惯，饭前便后认真洗手；食用新鲜蔬菜、水果前要用流水冲洗干净；烹饪时务必将猪肉烧熟煮透。肉中的囊尾蚴在54℃经5 min即可被杀死。猪肉在-13~-12℃经12 h，其中的囊尾蚴可全部被杀死。

（二）弓形虫病

1. 基本特征

弓形虫病也称为弓形体病，是因病源虫刚地弓形虫寄生于人、哺乳动物及鸟类的有核细胞内所引起的一种人畜共患病。弓形虫病呈世界性分布，广泛存在于猪、牛、羊、猫、犬等200多种哺乳动物和鸟类，人群感染也非常普遍。

人体弓形虫病的主要传染源是动物，包括活体动物和动物肉类。活体动物中，猫是本病的主要传染源。猫科动物的粪便中含有大量卵囊，可污染草原、牧场、蔬菜、水果等。猫（包括狗）身上和口腔内常常有弓形虫包囊和活体，直接接触猫易受感染。弓形虫可通过口、皮肤、黏膜和胎盘传播给人，但人体感染的主要原因还是食用了含有卵囊或包囊的食物。如食入含有弓形虫包囊或卵囊的生肉，或未熟透的肉、蛋、奶类；饮用被卵囊污染的水；食入被卵囊污染的蔬菜；鱼也是一个传染源，吸血昆虫的叮咬也可以传染。

2. 对人体的危害

弓形虫主要经消化道侵入人体，引起消化道黏膜损伤、细胞破裂、局部组织坏死。虫体寄生于淋巴结、脑、眼、心、肺、肝和肌肉，使组织器官形成坏死病灶，并有以单核细胞浸润为主的特征性病理变化。

3. 防控措施

强化肉类食品卫生检疫制度，加强畜禽肉中寄生虫病的检验；注意个人饮食卫生，饭前便后要洗手；烹调加工肉类时要充分加热，烧熟煮透，以杀灭肉内包囊；禁食生肉或半生肉、蛋和未消毒的奶制品；加强自我保护意识，不接触带病原体的猫、猫粪和生肉；定期消毒，阻断带病原体的猫类及其排泄物对畜舍、饲草、饲料、饮水和食品的污染。

（三）旋毛虫病

1. 基本特征

旋毛虫病是由病原体旋毛虫寄生于人、猪、牛、羊、鼠、犬、狐和熊等 150 多种哺乳动物而引发的一种世界性食源性人畜共患寄生虫病。旋毛虫的成虫和幼虫分别寄生在同一宿主的小肠和肌肉细胞内。人和肉食动物、杂食动物、啮齿类都易感染。猪的感染率在某些地方高达 50% 以上。

人体主要是通过生食或半生食含有旋毛虫囊包的畜肉、野生动物及其制品而感染旋毛虫病，尤其是生食或食用未熟透的、含有旋毛虫囊包的猪肉。除猪肉外，感染源还有野猪肉和狗肉。含有活旋毛虫囊包的腊肠、熏肉、腌肉、发酵肉制品等，若中心温度未能达到杀灭虫体的温度，也可引起食用者感染。另外，接触生肉的刀、砧板、容器及其他用具也可能成为传播因素。

2. 对人体的危害

旋毛虫对人体的危害有虫体产生的机械损伤、过敏反应及虫体代谢产物和排泄物的毒性作用。临床表现与感染虫的数量多少、幼虫侵犯部位及人体本身的免疫状态等密切相关。

3. 防控措施

加强肉类寄生虫检疫检验，未经检验合格不得出售；猪肉可经冻藏处理，在 -15℃ 冻藏 20 d，或 -20℃ 冻藏 24 h 即可杀死幼虫；把住"口"关，不食用生的或半生的肉类；烹调肉类时肉块的中心温度要达到 70℃ 以上，要烧熟煮透；加工肉类的用具、器皿、砧板等要生熟分开，防止交叉污染。

三、常见水生动物源性寄生虫病

（一）华支睾吸虫病（肝吸虫病）

1. 基本特征

肝吸虫病是我国目前流行最严重的食源性寄生虫病之一，是由中华分支睾吸虫寄生于人、家畜及野生动物肝脏胆管系统所引起的人畜共患寄生虫病。该病主要分布于亚洲。成虫寄生于人和哺乳动物肝脏胆管内，使肝脏受损。幼虫第一中间宿主为淡水螺，第二中间宿主为各种淡水鱼、虾、蟹等。猪、狗、猫、鼠等动物是肝吸虫的保虫宿主。第一宿主淡水螺分布广泛，与第二宿主淡水鱼、虾、蟹等共同生活在同一水域，所以很容易在水体中完成幼虫期发育。

2. 对人体的危害性

肝吸虫病的传染源是患者、带虫者、猪、狗、猫、鼠及野生动物等。虫卵随粪便排出，污染水源，被螺蛳吞食后在体内发育成尾蚴，尾蚴从螺蛳体内逸出，附于淡水鱼体，并侵入鱼体肌肉、鳞片下、鳃部等继而发育成囊蚴。人和动物（终宿主）食用了生的或未烧熟煮透的鱼、虾后，囊蚴可进入消化道，囊壁被消化，幼虫破囊而出，移行至胆管和胆道内发育为成虫。虫体在人体内可存活 20~30 年。

日本、朝鲜、印度、越南、老挝、菲律宾和东南亚等国家及我国南方（包括香港、台湾）多地，凡有喜食"鱼生"（生鱼片、生鱼粥、烫鱼片、生鱼宴、寿司等）、活虾、醉虾、醉蟹等习惯的地区，中华分支睾吸虫的感染率较高。摄食未熟透的被污染鱼、虾也是感染原因。

3. 防控措施

首先不吃未烧熟煮透的鱼、虾、蟹、螺等；确保淡水鱼、虾、蟹、螺的加工卫生，防止加工用具污染；加强人畜粪便管理，防止未经无害化处理的粪便污染水源和鱼塘；禁止用生鱼、虾喂养猪、狗、猫；综合防治，消灭中间宿主淡水螺（螺蛳）。

（二）并殖吸虫病（肺吸虫病）

1. 基本特征

并殖吸虫病在我国的主要病原体是卫氏并殖吸虫和斯氏狸并殖吸虫。由于卫氏并殖吸虫主要寄生在人和动物的肺部，因而也称为肺吸虫。肺吸虫的第一中间宿主为淡水螺类，如螺蛳、蜗牛，第二中间宿主为溪蟹或蝲蛄（似螯虾）。一些肉食性哺乳动物为该虫的保虫宿主。肺吸虫分布广泛，世界多数国家都有病例报道。

2. 对人体的危害

肺吸虫的致病性主要是由幼虫或成虫在组织器官内寄生、移行或串扰造成的机械损伤，以及其代谢产物、分泌物和排泄物等引起应激反应所致。肺吸虫幼虫感染引起腹腔发炎、出血、腹腔积水、器官粘连、肝脏出血、肺脓肿、肺囊肿、胸膜炎等病变。成虫寄生于肺部，有时侵害脑、脊髓、眼、腹腔，引起局部炎性反应，形成脓肿、囊肿、结节和斑痕。斯氏狸并殖吸虫寄生于门脉系统，主要引起皮下结节和包块，症状随虫体种类、感染数量、发育阶段和寄生部位而有明显差异。

烹饪方法不当，未能全部杀灭溪蟹或蝲蛄体内的囊蚴时可引起感染；儿童捕捉溪蟹玩耍、生食或烧烤食蟹肢或蝲蛄可引起感染；东北一些地方有人喜食蝲蛄豆腐，将生蝲蛄磨碎挤汁，加石膏凝固而成，如含有肺吸虫囊蚴则可引起感染；饮用含有肺吸虫囊蚴的生溪水也可导致感染；猪、野猪、兔、鼠、鸡、蛙、鸟等多种动物都可作为肺吸虫的转续宿主，如果生吃或吃未熟透的这些转续宿主的肉，可引起感染。

3. 防控措施

不食用生的或半生的溪蟹、蝲蛄、蝲蛄酱、蝲蛄豆腐和醉蟹；不饮用生溪水；加强水源管理，防止人畜粪便污染水源；消灭中间宿主，切断生活链，如在流行区清除蜗牛；对患者和感染动物及时治疗（吡喹酮），以切断传染源。

（三）广州管圆线虫病

1. 基本特征

我国学者陈心陶 1933 年在广州家鼠和褐家鼠肺部发现管圆线虫，命名为广州管圆线虫。该虫系动物寄生虫，主要寄生于啮齿类动物的肺部血管内。中间宿主、转宿主主要有螺（福寿螺）、虾、蟹、蟾蜍、蛙、蜗牛等。

人和动物感染的途径主要是经口感染。主要是食用生的或半生的含有广州管圆线虫幼虫的陆地螺（福寿螺、玛瑙螺等）、淡水鱼、虾等中间宿主，以及如鱼、蛙、蛇、蟾蜍、虾、蟹、真涡虫、猪及鸟禽类等转宿主而感染。用螺类喂养家畜时幼虫污染手和食物，生食瓜果、蔬菜时未冲洗干净，饮用被污染的水等都是引起人体感染的原因。

2. 对人体的危害

广州管圆线虫主要侵害人的中枢神经系统，主要临床特征是脑积液和外周血液中嗜酸性粒细胞显著增高，因此也称为"酸脑"。该病潜伏期 6~15 d，发病时最突出的症状是剧烈头痛、颈项强直。幼虫还可经皮肤侵入眼、肺等组织器官。2003 年昆明有 8 人因食用生螺片而感染广州管圆线虫。2006 年北京某医院对 141 例感染广州管圆线虫患者分析，其中有 140 例都食用过用开水焯过的福寿螺制成的"凉拌螺肉"。

3. 防控措施

加强寄生虫病预防科学教育；不采购、加工怀疑被污染的生食水产品；制作生食水产品时应在专间内，使用专用工具和容器，避免交叉感染；不食用生鲜的或未熟透的水产品和水生植物；生食的蔬菜要冲洗干净；不饮用生水。

四、常见植物源性寄生虫病

植物源性寄生虫病是因食入沾染寄生虫病原体的植物而感染，如蛔虫病、鞭毛虫病、姜片吸虫病，都是因为食用了感染性虫卵或囊蚴附着的蔬菜、水果、菱角、荸荠等所致。

（一）蛔虫病

1. 基本特征

蛔虫病是一种常见的消化道寄生虫病，呈世界性分布。蛔虫不需要中间宿主，人是主要宿主，成虫寄生在人的小肠内。猪、犬、猫等动物体内也有寄生。人的感染是由于吞食了感染性虫卵所致。

2. 对人体的危害

病人和带虫者均为感染源，宿主排出的粪便中含有大量的蛔虫卵，可通过灰尘、水、土壤、鼠、蝇及沾染虫卵的手等污染食物。人若食用了未冲洗干净或未经高温充分烧熟煮透的污染食物就会导致感染。农村以人畜粪便做肥料时，蔬菜大多沾染有蛔虫卵。生食蔬菜，或食用未冲洗干净的菜都有可能感染该病。对人体的危害，一是由幼虫在人体内的移行引起。其进入肝可造成出血、水肿，破坏肝细胞；进入肺可出现蛔虫性肺炎。二是由成虫在人体内的游走引起，包括机械损伤、毒素作用和营养不良。若其侵入腹腔、胆道、胰管、阑尾等，后果严重。

3. 防控措施

养成良好的饮食卫生习惯，饭前、便后要洗手；不饮生水，不食用不洁净的食物；粪便做肥料前要经无害化处理，达到彻底杀灭虫卵的要求；蔬菜、瓜果加工前要清洗干净；食品从业人员要注意个人卫生，及时查病治病，不带病上岗。

（二）鞭毛虫病

1. 基本特征

鞭毛虫病是由贾第鞭毛虫寄生于人和动物小肠所引起的人畜共患寄生虫病。此虫主要寄生于人的十二指肠，偶见寄生于人的胆管和胆囊。这是目前全世界常见的危害人类健康的10种主要寄生虫病之一。随着旅游事业的发展，该病在旅游者中的发病率越来越高，所以有人将其称为"旅游者腹泻"。

2. 对人体的危害

鞭毛虫病的传染源主要是患者和带虫者，包括人、家畜、宠物、野生动物等所排出的粪便。传播途径为经口传播。人可因饮用被鞭毛虫包囊污染的水或食用被污染的食物而感染。其中水源传播是感染本病的主要途径，旅游者多以此途径感染。而在贫穷、人口拥挤、水源不足、卫生状况不良的地区，则主要通过食源性传播途径感染。旅游者、胃切除患者、胃酸缺乏者、免疫球蛋白缺陷患者及儿童等易受感染。典型病例表现为以腹泻为主的吸收不良综合征。如长期腹泻可能引起直肠脱垂，并发肠梗阻、阑尾炎等。儿童患者常因腹泻而导致营养不良或贫血，往往影响其生长发育。

3. 防控措施

加强水源保护是预防鞭毛虫病的主要措施；不饮用生水；彻底治愈患者及带虫者；加强饮食卫生，养成良好的卫生习惯，防止患者或带虫者污染食物。

（三）姜片吸虫病

1. 基本特征

姜片吸虫病是由布氏姜片吸虫寄生在终宿主人和猪小肠中所引起的人畜共患寄生虫病。主要流行于亚洲温带和亚热带地区，在我国则多分布于广种水生植物的湖泊、沼泽地区，有的地区感染率可高达70%以上。

2. 对人体的危害

感染该寄生虫的人和猪是主要传染源。野猪、猕猴等也可传染该病。流行地区的菱塘及水田中有大量的中间宿主——各种水生扁卷螺滋生。虫卵随粪便排出，下水后孵出毛蚴。毛蚴侵入中间宿主扁卷螺，经发育成尾蚴后逸出。尾蚴遇到水红菱、大菱、荸荠、茭白、水蕹菜、水浮莲等水生植物或其他障碍物即附着其上，形成囊蚴。如无水生植物，尾蚴在水面上也能结囊。人和猪吞食了含有囊蚴的水生植物后，经1~3个月可发育为成虫。所以，人体感染主要与生食带有姜片吸虫囊蚴的水生植物荸荠、红菱、白菱、茭白等的习惯有关。也可因饮用污染囊蚴的生水而感染。流行地区的儿童喜生食菱角、荸荠，如用牙啃咬剥皮，囊蚴就可能落入口中而感染。农民种植荸荠，习惯用猪粪施肥，所以荸荠就成为该虫囊蚴感染最多的一种水生植物。囊蚴主要分布在荸荠蒂上的根须部。其对人体的危害与感染程度有关，常引起腹痛、腹泻、恶心、呕吐、消化不良、贫血、精神不振等，重者可引起肠梗阻、腹积水、下肢水肿甚至死亡。

3. 防控措施

不生食水生植物性食物；不饮用河塘生水，也不用河塘生水喂猪；加强人畜粪便的无害化处理，严禁鲜粪下水；消灭中间宿主扁卷螺。

👆 **知识拓展**

人畜共患寄生虫病

在脊椎动物和人之间自然地传播着一些寄生虫病与寄生虫感染，这些寄生虫既可寄生在人体，也可寄生在脊椎动物（家畜和野生动物）体内，人和动物体内的寄生虫可互为传染来源，这种寄生虫病就称为人畜共患寄生虫病。

据不完全统计，目前已知的人畜共患寄生虫病约有70种，其中较常见的约有30种。人畜共患寄生虫病是一类严重危害人群、家畜和野生动物健康，影响经济发展的重要传染性疾病。近年来，人畜共患寄生虫病发病率呈增长趋势。发达国家居民的生活环境高度城市化，生活水平较高，人类自身固有的寄生虫病有所减少，但伴侣动物和玩赏动物数量却大大增加，这就增加了人畜共患寄生虫病的感染机会。发展中国家人口稠密，生活水平较低，人与家畜、家禽、野生动物及病源媒介的接触机会较多，因而感染人畜共患寄生虫病仍较普遍。因此，人畜共患寄生虫病仍是全球性公共卫生问题之一。

第五节　农药污染与兽药残留

一、农药污染

化学农药在防治农业病虫害、去除杂草、提高农产品的产量和质量方面起着重要的作用。目前，全世界农药实际生产和使用的品种有500多种，其中大量使用的有100多种，主要是化学合成生产的农药。这些化学农药，按用途分类可分为杀虫剂、杀菌剂、除草剂、植物生长调节剂、粮仓用防虫剂和杀鼠药等；按化学成分分类则可分为有机氯类、有机磷类、有机汞类、有机砷类、有机氮类等；按毒性分类可分为高毒、中等毒、低毒三类；按杀虫效率又可分为高效、中效和低效三类；按农药在植物体内残留时间的长短又可分为高残留、中残留和低残留三种。我国发展化学农药的方针是"高效、安全、经济"，即农药对防治病虫害的效果好，对人和畜的毒性低，使用后在粮、油、蔬菜、水果上残留量低，对环境污染轻。

由于化学农药的使用量和品种不断增加，对农药的使用和储存不当，已经造成环境和食品的污染，给人、畜及其他有益生物带来潜在危害。

化学农药污染食品的原因大致有以下七个方面：

（1）田地上施用农药后，一方面，相当一部分农药进入农作物中，达到食用部位构成农药残留。有机氯、有机汞的残留能长期存在；另一方面，农药通过污染土壤进入农作物。还有的通过食物链在禽、畜、水产动植物体内蓄积（图2-5-1）。

（2）不按《农药安全使用规范总则》（NY/T 1276—2007）和《农药合理使用准则》（GB/T 8321.1～8321.9）用药。例如，用量太大，次数过多，距农作物收获期太近，都会造成农作物中农药残留量高，即使是较易降解的有机磷农药也有残留。

（3）粮仓内用农药（如氯化苦）熏蒸，使粮食

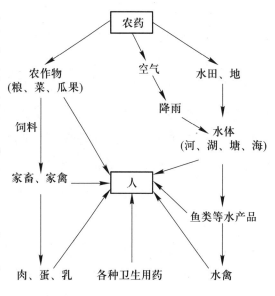

图2-5-1　农药残留进入人体的途径

残留农药。

（4）农药厂废水未处理即随便排放，污染农作物和水产品（水生物对化学物质有很强的富集能力）。

（5）畜、禽产品中的农药来自饲料和畜、禽舍中使用的农药。牛乳中农药来自乳牛的饲料。

（6）运输过程中盛装农药的罐、瓶、袋破漏，不够严密，污染运输的车、船，这些交通工具未彻底清洗又装运粮食和食品而造成污染。

（7）事故性污染。如把农药和粮食混放，错用农药等。

食品烹调加工对农药残留的影响：

（1）洗涤　可除去部分水溶性农药残留。热水比冷水效果好，用洗涤剂效果会更好。如通过洗涤可除去黄瓜上87%的锰代森锌、桃子上97%的百菌清、番茄上88%的二嗪农。

（2）去皮（去壳）　新鲜水果去皮后可基本去除农药残留。谷物碾磨后制成的精白米、面，农药残留量只有全粮的1/10～1/8。将谷物磨成粉，磨得越精细农药残留越少。

（3）烹调加工　农药残留量与烹调加工方法、时间、温度、失水量、开放/密闭等因素有关。如将小麦制成面粉再做成面包，农药残留量可减少80%～90%；大米煮成米饭，马拉硫磷残留量减少92%；花茎甘蓝煮熟后马拉硫磷残留量可减少7%～34%。

1. 有机氯农药的污染

我国常用的有机氯农药有六氯环己烷（简称"六六六"）、二氯二苯三氯乙烷（简称"滴滴涕""DDT"）、氯丹等。有机氯农药的特点是在外界环境中非常稳定，残留性强（六六六在土壤中的半衰期为2年，DDT为3～10年、氯丹为2～4年），属于高残毒农药。

有机氯脂溶性强，主要蓄积于动植物脂肪组织和谷物外壳富含蜡质的部分。长期食用被污染的肉、乳、粮、蔬菜等食品，会造成人体的慢性中毒。例如，六六六进入人体后，主要蓄积在人体脂肪组织，特别是皮下、肠系、肾周围脂肪内以及肝内，在肾和神经系统也有蓄积。DDT比六六六更稳定，故更容易在食品内残留，它属于神经毒物和细胞毒物，能经胎盘传递给胎儿，通过胎儿血脑屏障到达大脑。长期摄入会引起肝损害，遗传突变，影响生殖能力。

由于有机氯对人类产生严重危害，世界各国都把它当作"公害"来对待，中国、美国、日本等不少国家在农业上已禁止六六六、DDT的使用。但由于有机氯为广谱杀虫剂，使用方便、急性毒性不高，而且成本低，目前尚无更好的农药可以代替它。因此有些还允许限制性使用，但同时制定了严格的控制措施（表2-5-1）。

表 2-5-1　我国规定六六六和 DDT 在食品中残留量标准　　　　　　单位：mg/kg

食品种类	农药残留指标	
	六六六	DDT
粮食	≤0.3	≤0.2
蔬菜、水果	≤0.2	≤0.1
鱼	≤2	≤1
肉(脂肪含量在 10% 以下者以鲜肉计,脂肪含量在 10% 以上者以脂肪计)	≤4.0	≤2.0
蛋(去壳)	≤1.0	≤1.0
蛋制品	按蛋折算	按蛋折算
牛乳	≤1.0	≤1.0
乳制品	按牛乳折算	按牛乳折算
绿茶及红茶	≤0.4	≤0.2

 知识拓展

植物与动物对污染环境中农药的吸收

在农作物、果树、森林等喷洒农药时，大部分农药散落在土壤上。落在植物上的农药部分被降雨或灌溉水冲到池塘、河流、湖泊，直到海洋中，这就造成了自然环境(土壤和水体)的农药污染。植物从土壤中吸收农药随植物的种类不同而有很大差异。萝卜、胡萝卜、草莓、菠菜、马铃薯、甘薯等最容易从土壤中吸收农药。番茄、茄子、圆辣椒、甘蓝、白菜等不容易从土壤中吸收农药。一般来说，根菜类、薯类等吸收土壤中残留农药的能力较强，而叶菜类、瓜类(黄瓜除外)则较弱。水生动植物，如藻类、鱼、螺蛳、贝类、甲鱼等均能从水和淤泥中不断吸收农药。从水中的浮游生物、水生植物→草食性鱼类、水生动物→肉食性鱼类→食鱼的禽、鸟等这样的生物链，体内可以积累高浓度的农药。如牡蛎从水中富集到体内的三丁基锡可达 5 万倍。毒杀芬从水→藻类→小鱼→大鱼→食鱼水鸟，含量富集数万倍。动物(畜、禽)从饲养环境、饮水和饲料中吸收农药。而人则是整个食物链的最高级。

2. 有机磷农药的污染

有机磷农药在农业上使用量仅次于有机氯，在稻米、高粱、蔬菜、水果、茶叶等作物上占重要地位。有机磷随品种的不同，毒性差异也很大，如高毒的对硫磷(1605)到低毒的马拉硫磷(4049)。近年来发展为高效、低毒和低残留的品种，除马拉硫磷外，还有敌百虫、敌敌畏(DDV)、辛硫磷、丙溴磷等。

由于有机磷农药有很强的杀虫效果，化学性质又稳定，在自然界中分解快，在生物体内能迅速分解解毒，在食物中残留时间短，慢性中毒较少，使用方便安全，所以有机磷农药的应用非常广泛。

有机磷是神经毒物，主要抑制血液和组织中的胆碱酯酶，引起神经生理功能紊乱，产生一系列症状。急性中毒的发生常由事故性污染食品引起，或由稻谷、蔬果上残留量过高引起。在使用时要严格按照合理的施药量和次数，遵守安全间隔期，运输或储存中避免直接污染食品、器具或误食。由于农药主要残留在蔬菜和水果的外表部分，若认真地洗涤和去皮都可以减少残留的有机磷农药。另外有机磷遇高温也易分解，所以充分蒸煮食物也可以达到食用安全的目的。

3. 有机氮农药污染

有机氮农药包括氨基甲酸酯类（如西维因、速灭威、异丙威、硫双威、抗蚜威、仲丁威、甲萘威、丁硫克百威、涕灭威）和其他含氮有机农药，如杀虫脒、多菌灵、托布津。

氨甲基酸酯类农药具有优异的生物活性和选择性、易于生物降解等特点，不仅具有良好的杀虫、杀线虫和杀螨效果，还有很高的杀菌和除草活性。该类农药的优点是高效、选择性强，对温血动物、鱼类和人的毒性较低（个别品种毒性较高，如克百威），易被土壤微生物分解，且不易在生物体内蓄积。

氨甲基酸酯类也是神经毒剂，是胆碱酯酶抑制剂，但其抑制作用有较大的可逆性。有些代谢产物可使细胞染色体断裂，故该类农药有致突变、致癌、致畸的可能。另外，在弱酸条件下，该类农药可与亚硝酸盐生成亚硝胺，有潜在的致癌作用。

4. 熏蒸剂污染

为了防治谷类和部分干菜果类、干海味、腊味等食品在仓库储存过程中的虫害，普遍使用熏蒸剂，如磷化氢、溴甲烷、氯化苦和二硫化碳。熏蒸剂对人的毒性都比较大，但由于其易挥发，残留期短，一般不会造成过高的残留。世界卫生组织和粮农组织建议谷类中溴甲烷允许的残留量为 10 mg/kg 以下。餐饮单位要注意食品仓库保持清洁、卫生，杜绝害虫孳生的一切途径，尽量不使用熏蒸剂。

其他的化学农药如有机汞农药，我国已于 1972 年开始禁止在农业上使用，有机砷农药也已重点控制使用。

二、兽药残留

兽药残留是指动物产品的任何可食部分所含兽药的母体化合物（原药）和/或其代谢物，以及兽药相关杂质的残留。兽药残留主要包括抗微生物药物（如抗生素类、磺胺类、呋喃类）、抗寄生虫类药物和激素类药物等。要提高动物性食品的生产效率，不可避免地要用药物来防治动物疾病和使用饲料添加剂。这些化学药物的使用有可能在动物性产品中残留，如果残留过量，则可能影响人体健康。

1. 兽药残留的原因

（1）不按规定用药。如在防治动物疾病时，用药的品种、剂型、剂量、部位不当；长期用药；不遵守休药期规定。

（2）使用违禁或淘汰的药物。如为了防治鱼病而使用孔雀石绿（淘汰药），为了使甲鱼和鳗鱼肥壮而使用己烯雌酚（禁用）等。

（3）违规使用饲料添加剂。如为了增加猪肉瘦肉率而在猪饲料中添加盐酸克伦特罗（已禁用）。还有在动物饲料中滥加抗生素药等。

（4）兽药污染饲料。如盛放过兽药的容器未充分冲洗干净就用来盛放或贮藏饲料。运输过兽药的车具不经清洗就用来运输饲料等。

（5）人为掩饰缺陷。如屠宰前使用兽药来掩饰临床症状或逃避屠宰前检查，造成动物产品兽药残留。

2. 常见兽药残留及其对人体的危害

（1）抗微生物药物　抗微生物药物主要用来防治动物的微生物感染性（或传染性）疾病。常用的抗微生物药物有抗生素（如青霉素类、链霉素类、四环素类）和磺胺类。例如乳房炎是奶牛最常见的感染性疾病，需要使用抗生素，这必定会造成牛奶中抗生素的残留。磺胺类是人工合成的化学药品，可用于治疗动物多种细菌性疾病，用药后可在动物的肉、奶、蛋中残留。

食用含有过量抗微生物药残留的动物食品可能引起过敏性反应。另外，氯霉素能引起人体再生障碍性贫血；氨基糖苷类链霉素可引起药物性耳聋；磺胺类药物可以对肾脏产生毒性作用。长期过量使用抗微生物药物可能在动物体内产生耐药菌株。人经常食用兽药残留量高的动物食品同样会产生耐药菌株，从而影响人体肠道内菌群平衡，导致肠道感染、腹泻和维生素缺乏。

（2）抗寄生虫药物　一般是指能够杀灭或驱除动物体内外寄生虫的药物，包括抗球虫剂和驱虫剂等。球虫病是养禽业中造成经济损失最大的疾病，抗球虫剂药效最高的是聚醚类抗生素，其他还有氨丙啉、二甲硫胺等几十种人工合成的抗球虫药。驱虫常用的抗生素有越霉素 A 和潮霉素 B 两种，常用的人工合成药物有苯并咪唑类、吩噻嗪、咪唑并噻唑、哌嗪等，这些化合物毒性较大，只能作为发病时的治疗药物短期用药，不能作为饲料添加剂使用，否则药物会在动物肌肉和内脏中残留。

苯并咪唑类和硝基呋喃类抗蠕虫药可较长时间地残留于肝，对动物具有潜在的致畸和致突变性，从而对人体健康形成潜在威胁。残留于食品中的氯羟吡啶具有致癌作用。

（3）激素类药物　常用于畜禽和水生动物的激素类药物主要有性激素、生长激素、甲状腺素及皮质激素等，用来防治动物疾病、调整动物发情期、催肥、促进动物生长、提高饲料转化率，以提高生产效率和经济效益。如果畜牧从业人员能严格按照《良好农业规范》（GB/T 20014.1~24）规定的用药方法和剂量操作，其生产的动物产品应该是安全的。

具有激素样活性的化学物质，长期摄入都有致癌性或致瘤性。所以，不合理地使用激素类化学药物在动物产品中形成残留，就可能对人体健康造成危害。对使用持续释放型埋植剂的动物，屠宰时必须把埋植部位（如牛、羊的耳朵）废弃。儿童食用含有性激素和促生长激素残留的食品可能导致性早熟。另外，使用残留激素的食品还可能导致发生生长发育障碍、出生缺陷、生育障碍、内分泌相关肿瘤等多种危害健康的问题。

3. 控制食品中兽药残留的措施

（1）畜牧、水产企业和个人应严格执行《兽药管理条例》。《兽药管理条例》中明确规定：凡用于防治动物疫病、促进动物生长的兽药（含饲料添加剂）品种，必须经农业部批准；未经批准，不得生产和使用；兽药使用单位和个人应当遵守国务院畜牧兽医行政管理部门制定的兽药安全使用规定。在使用中严格遵守《禁止在饲料和动物饮用水中使用的药物品种目录》的规定。

（2）严格按照安全休药期使用兽药。严格执行《中华人民共和国兽药典》和国家有关标准和规定的用法、用量和休药期。休药期是指畜禽停止给药到允许屠宰或其产品（肉、奶、蛋）许可上市的间隔时间。如不遵守休药期，就会造成畜禽产品中兽药残留。对没有规定休药期的药物，需要有 28 天以上的间隔期。

（3）强化安全检查监控工作。2002 年农业部发布了《动物性食品中兽药最高残留限量》标准，规定了 101 种兽药在靶组织的最大残留限量。肉品检验部门、饲料监督检查部门以及相关技术监督部门要加强对动物饲料和动物性食品中兽药残留的检测监控，以保证动物性食品的安全性。

第六节　有毒金属及其他化学物质污染

一、有毒金属污染

自然界中存在着多种多样的金属元素，人体可以通过生产、生活活动接触这些元素，或通过饮水、食物摄入这些元素。进入人体内的金属元素，有些是人体生理功能和代谢所必需的，如镁、钾、钠、铁、锌、钴、铜、钙，但如果摄入过量也可能对人体产生毒性作用或者潜在危害。有些金属元素即使摄入量很低，也有可能干扰人体正常生理功能，或产生明显的毒性作用，如砷、铅、镉、汞，常称为有毒元素。有些金属元素，如铬，对人体有一定的营养意义，但其安全阈值很低，对机体有潜在危害。

食物中有毒金属可能来源于工业"三废"的排放或农用化学物质的使用，如工业废水、废气、废渣污染环境，含汞、含砷、含镉金属农药的施用；也可能来源于食品加工、储存、运输、销售过程中的污染，如金属机械、管道、容器以及因工艺需要而加入的添加剂质量不高，含有金属杂质等；另外，自然环境中若本身金属含量较高也可造成某些地区生产的食用动植物产品中有毒金属元素含量较高，如火山活动地区，因地壳的金属元素含量较高而使动植物中有毒金属含量显著高于一般地区。

有毒金属进入人体内可能以原来的形式存在，也可能变为毒性更强的化合物。其特点是易在体内蓄积，半衰期长。一次摄入量大时可产生急性中毒。长期少量摄入产生慢性毒性反应，也可能有致畸、致突变、致癌的潜在危害。其次，其毒性与存在形式有关。如有机形式存在的金属及水溶性较强的金属盐类，由于在消化道吸收较多，故毒性较大。还有，某些有毒金属元素之间也可产生协同作用。如汞和铅可共同作用于神经系统，使其毒性增强；砷和镉协同作用使其对巯基酶的抑制作用更强而增强毒性。另外，食物中某些营养素会影响有毒金属的毒性。如食物中的蛋白质可与有毒金属结合，延缓有毒金属在肠道内的吸收；有些氨基酸[如甲硫氨酸、胱氨酸等能提供巯基（—SH）]对有毒金属有拮抗作用。维生素C与铅结合形成溶解度较低的抗坏血酸铅，使铅吸收率降低，还能将六价铬还原成三价铬，降低其毒性。

预防有毒金属对食物的污染，首先要严格监管工业"三废"的排放；其次要求农田灌溉用水应符合《农田灌溉水质标准》（GB 5084—2005）和《渔业水质标准》（GB 11607—1989）；禁止使用有毒金属农药；控制食品生产加工过程中有毒金属污染，如限制食品加工设备、管道、容器和包装材料中铅、镉的含量。

1. 汞

汞是唯一主要以气相形式存在于大气中的重金属元素。所有的动植物体内都含有一定量的汞，大多数植物自然含汞量在 $1 \sim 100 \ \mu g/kg$。这是因为汞在自然界中的循环使得空气、土壤、水域中均含有汞，这是自然环境中汞的本底值。

汞的人为污染主要来自汞矿开采、冶炼和氯碱生产、造纸、塑料、电子等工业"三废"，还有含汞农药与医药等。以上各方面的来源均可直接或间接地使动、植物性食品受到污染。环境中汞最终大部分污染水体，而使水产品受到污染，见图2-6-1。

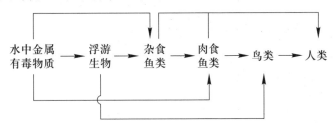

图 2-6-1 一般的食物链示意图

虽然含汞农药在我国已宣布禁止生产和使用，但以前使用的含汞农物可在土壤中长期残留（有机汞在土壤的半衰期为 10~30 年），仍可使食用作物受到污染。

一般进入人体的汞的主要来源是食物。汞随食物进入人体后，排泄甚慢，可随血液分布到各组织器官而逐渐蓄积（主要是脑组织、肝、肾），尤其烷基汞可对机体产生慢性的严重的中枢神经系统损害，引起"水俣病"；汞还对人体肝、肾、心血管系统、生殖系统及呼吸系统等都有毒害作用。汞在鱼体内与蛋白质的巯基（—SH）结合，极难分解破坏，虽经加工烹调也不易将食品中的汞除净，因此摄入被污染的食品，易发生慢性蓄积中毒。

为了预防汞的人为污染，相关厂矿对任何不符合排放标准的汞"三废"不得任意排放，农业单位不得用超过农田灌溉用水水质标准的污水灌溉农作物。一定要加强食品检测工作，制定食品中汞的允许量标准（表 2-6-1）。

表 2-6-1　我国规定食品中汞允许量标准（GB 2762—2017）

食品品种	指标/(mg/kg，以汞计)	食品品种	指标/(mg/kg，以汞计)
粮食（成品）	≤0.02	肉、蛋（去壳）、油	≤0.05
薯类、蔬菜、水果	≤0.01	蛋制品	按蛋折算
牛乳	≤0.01	鱼和其他水产品	≤0.5
乳制品	按牛乳折算		

2. 镉

镉的污染来源，主要是化工、电镀、过磷酸钙肥料与镉农药、含镉涂料等工业的排放经水体和土壤而污染动、植物食品。水体一般含镉 1 μg/kg，生物能从水中浓缩镉。例如，日本非污染水体中贝类含镉量不过 0.05 mg/kg，而在镉污染水域，贝类含镉量却高达 420 mg/kg，富集数千倍。我国某镀镉厂废水排入其附近河中，使河水含镉 45 mg/L，受其污水灌溉的蔬菜中含镉量达 0.08~0.40 mg/kg。

土壤中的镉主要经农作物吸收而污染植物性食品。工业含镉烟尘经扩散飞落地面上而进入牧草，致使牛乳含镉量升高。

镉不是人体的必需元素，人体在出生时无镉，体内镉均为出生后通过随食物摄入的镉逐渐蓄积的。到 50 岁前后，体内镉量最高，达 20~30 mg，其中约有 1/3 在肾，1/6 在肝。

镉的蓄积作用很强，镉在体内的生物半衰期可长达 10~30 年。人们长期摄食含镉食物可发生慢性镉中毒，如日本富山事件（世界八大公害之一），是由于当地居民长期食用受镉废水污染的稻米、蔬菜、鱼、虾所致的"骨痛病"。该病的特征是出现肾小管性蛋白尿、骨质疏松症和多发性假性骨折。近年来有报道指出镉与高血压、心脏病、前列腺癌等疾病有关。我国规定食品中镉允许量标准见表 2-6-2。

表 2-6-2　我国规定食品中镉允许量标准（GB 2762—2017）　　　　单位：mg/kg

食品品种	指标	食品品种	指标
大米	≤0.2	肉、鱼	≤0.1
面粉、薯类	≤0.1	蛋	≤0.05
杂粮（玉米、高粱、小米）	≤0.1	水果	≤0.05
蔬菜	≤0.05		

3. 铅

铅污染主要是人为的。常见的是来自接触食品的用具、容器（锡酒壶、茶壶、劣质陶瓷、搪瓷）以及与食品接触的机具、管道、涂料容器等，在存放酸性食品时，可溶出铅而污染食品。容器或导管的镀锡或焊锡不纯，其中含铅量过高，在接触食品时也会有大量的铅溶于食品中。铅污染的来源还包括某些工业企业（如冶炼、蓄电池、印刷、含铅涂料等部门），使用含铅杀虫剂（如砷酸铅），交通频繁的路边尘土（有来自汽车使用汽油中的四乙基铅），此外，有些食品添加剂（如色素）有时也含铅。

来自上述各方面的铅，通过各种渠道而使动、植物食品受到污染。"三废"污染大气，其中含铅的悬浮尘埃降落在植物的茎叶、果实上也可造成污染。例如国内某冶炼厂排放的铅污染了附近农田和种植的蔬菜，离该厂烟囱 50、100、200、500 和 1 000 m 的蔬菜含铅量依次为 29.1、14.3、6.32、1.72 和 0.93 mg/kg，距离厂越近污染越严重。50 m 距离的作物含铅量竟超过一般食品允许含量的 30 倍左右。

在交通频繁的公路或街道边的尘土中含铅量可高达 1 000 mg/kg，同时也发现附近的土壤、植物以及动物体中的含铅量增加（表 2-6-3）。

表 2-6-3　公路边植物、土壤含铅量

距公路一侧距离/m	植物含铅量（干重）/（mg/kg）	土壤含铅量（干重）/（mg/kg）
0	279.7	809.6
100	34.2	32.5
200	11.6	36.0
300	8.5	52.0
400	6.5	—

一般认为每人每日全部饮食中含有铅 0.2~0.3 mg。食物和饮水中的铅摄入后可被吸收 10% 左右。已被吸收的约有 90% 蓄积于骨骼中。铅是一种可在体内蓄积的有毒物质，随食物摄入达一定量时可引起慢性中毒。慢性铅中毒主要表现为神经系统、造血系统和肾损害，致畸、致突变、致癌和导致免疫功能下降。

为了预防食品受铅污染，在生产或存放酸性食品和饮料时，不能使用含铅的各种设备、机械、管道和容器；不用含铅的农药喷洒作物、蔬菜、果树；环保部门要会同社会各界共同研讨减少及控制污染源措施，特别设法降低空气中铅的污染。目前国外提倡使用无铅汽油，值得借鉴。

4. 铬

铬对食品的污染主要源于两个方面：一是环境因素。如铬矿开采、冶炼，生产各种铬化合物，电镀、鞣革、颜料、油漆、合金、优质钢、印染、橡胶、陶瓷等生产均可通过"三废"排放污染环境进而污染食品。尤其是用铬废水灌溉农田，粮食和蔬菜中的铬含量可增加几倍甚至几十倍。水生生物对铬有富集作用，用含铬的废水养鱼，鱼体内的铬含量可高达40 mg/kg。二是食品用具、容器等对食品的铬污染。餐饮业使用不锈钢食具、容器，及食品工业企业生产食品用的不锈钢用具、器械、器皿、容器等，在酸性条件下可溶解出铅、铬、镉、镍等。不锈钢如奥氏体型、铁素体-奥氏体型、铁素体、马氏体型，其化学成分中均含有铬，并可渗出溶入食品中，尤其是酸性食品。实验用不锈钢器皿烹调食物，食物中的铬含量可高达3.5 mg/kg。

人体对无机铬的吸收很差，为0.4%～3%。但对天然的有机铬络合物吸收率可达10%～25%。铬及其化合物中以六价铬毒性最大。三价铬是必需微量元素，在一定剂量范围内可发挥生物学效应。

进入人体内的铬主要分布于肝、肾、脾和骨中。铬在人体内的半衰期为27 d。进入人体内的铬80%以上从尿排出，小部分经粪便、乳汁、毛发排出。所有的铬的化合物在一定浓度时对人体都有毒性，只是毒性强弱不同，三价铬比六价铬毒性要弱。根据铬进入人体剂量大小的差异，可引起急性毒性、慢性毒性及致突变、致癌、致畸作用。长期接触铬的工人中，肺癌、鼻癌、咽癌、鼻窦癌的发病率明显增高。

二、其他化学物质污染

1. 多环芳烃类

多环芳烃是由煤炭、石油、木柴等不完全燃烧而产生，种类很多，有些已证实具有致癌性，其中3,4-苯并芘是一种普遍存在的致癌物，因此往往把它作为环境污染多环芳烃类的指标。

多环芳烃类污染食品可来源于食品熏烤过程和工业企业废烟气污染等。如熏鱼、烟肉、熏豆腐干、烤肉、烤鸭或鹅，制作时食品多直接与烟火接触，多环芳烃类物质可附着在食品表面，并可逐渐渗入其内部；同时在烧烤过程中，肉类脂肪燃烧和其他含碳、氢、氧化合物的热解也会产生多环芳烃；工业企业如石油的提炼、炼焦、合成橡胶、制造炭黑、喷洒沥青等工业的烟尘中也大量含有这类化合物。

据检测，烧烤牛排一类的食品中，3,4-苯并芘含量为5～10 μg/kg，烤排骨时，长时间接近炭火的地方，3,4-苯并芘的含量可高达 50 μg/kg。

一般认为，短时间烟熏的食品可能是无害的，但在熏制某些食品时需要较长的时间，则可能使食品中致癌芳烃达到危害的剂量。

动物试验证实，多环芳烃类有机化合物可使动物产生肿瘤，主要是诱发胃癌，因此怀疑其与某些地区居民中胃癌的高发病率有一定联系，如某沿海地区居民喜食腌鱼和熏鱼，其胃肠道癌及呼吸道癌发病率较内陆居民高出 3 倍。

要预防多环芳烃类污染食品，应改进食品加工烹调方法，如烧烤食品时应避免直接接触烟火；控制温度不高于 400℃ 和不要离火太近，不要让油脂滴入炉火内。国外在熏制食品时有用熏烟装置(设有熏烟洗净剂)，可使熏制食物内 3,4-苯并芘含量平均由 $0.5×10^{-6}$ 降为 $0.003×10^{-6}$。国内有些食品加工厂使用电热产生红外线来烤烧猪肉，效果较好，这对预防多环芳烃类物质污染食品具有积极意义。

 健康生活探究

多吃"狐狸的果实"有益于健康

原产于南美洲的秘鲁和厄瓜多尔等地的番茄，因其颜色鲜艳，人们最初对它十分警惕，称其为"狐狸的果实"，又称"狼桃"，只作为观赏植物，不敢食用。后来发现它的营养价值极高。明代传入我国，全国各地都有种植。

番茄中含有丰富的番茄红素，具有抗氧化作用，能清除人体内的自由基，保护细胞免受氧化损伤，阻止癌变进程。番茄中维生素C、维生素B₃含量很高，有降低血脂、保持血管弹性的作用，可帮助预防高血脂、高血压和冠状动脉硬化症。番茄的酸味由柠檬酸、苹果酸和琥珀酸组成，具有清热止渴、清肺利咽、健胃消食的功效，可以消除胃部不适，缓解胃痛和胃炎，对胃黏膜有保护作用。但要注意，未成熟的青番茄不可食，因其含有龙葵素，能引起食物中毒。

2. 亚硝胺类

亚硝胺类是亚硝基化合物，是由亚硝酸盐的亚硝基与仲胺类反应而成。很多种亚硝胺类化合物都有很强的致癌作用。

作为亚硝胺的前体物质，硝酸盐和亚硝酸盐及仲胺广泛存在于自然界。有机肥料和无机肥料在硝酸菌的作用下可转化为硝酸盐。蔬菜在生长过程中要合成自身的植物蛋白就要吸收硝酸盐。蔬菜植物体吸收的硝酸盐在酶的催化下还原成氨，并与光合作用形成的有机酸生成氨基酸、核酸以构成植物体。当光合作用不充分时，植物体内将积蓄下多余的硝酸盐，这就是有些蔬菜(如甜菜、莴苣、菠菜、芹菜、萝卜)含有较多硝酸盐的原因。不同种类新鲜蔬菜中，硝酸盐的含量与植物种类、栽培条件(如土壤和肥料的种类)、环境因素(如湿度、温度、阳光)有关。在蔬菜的保存和处理过程中，硝酸盐在硝酸盐还原菌作用下产生亚硝酸盐，所以不新鲜的蔬菜中亚硝酸盐含量明显增高。蔬菜在腌制过程中亚硝酸盐含量亦明显增高。

用硝酸盐腌鱼和肉是一种古老的保藏肉类的方法，其原理是硝酸盐在硝酸盐还原菌作用下还原为亚硝酸盐，亚硝酸盐能抑制某些腐败菌的生长(尤其是肉毒杆菌)，达到防腐的目的。后来也用亚硝酸盐取代硝酸盐作为防腐剂和着色剂。虽然用亚硝酸盐作为食品添加剂有产生致癌物质亚硝胺的可能，但目前尚无更好的替代品，故仍允许限量使用。我国食品安全标准 GB 2760—2014 中规定，肉制品中亚硝酸盐残留量不得超过 30 mg/kg。

仲胺是蛋白质代谢的中间产物，常存在于鱼类、肉类、鱼类制品、谷类等中。

食品中亚硝酸盐和仲胺同时存在时，在一定条件(酸性、37℃保温)下可合成亚硝胺。人体胃内有亚硝酸盐和仲胺同时存在时，在 pH<3 的条件下也可能合成亚硝胺。而正常人体的胃液 pH 为 1~4。

由于某些微生物可以将硝酸盐还原成亚硝酸盐，也可分解蛋白质产生仲胺，故要预防致癌物质亚硝胺的产生，首先要保持食品(尤其是蔬菜)的新鲜，防止微生物污染。也有许多化合物可以阻止亚硝胺的形成，如维生素 C、维生素 E、鞣酸及酚类化合物。在制作香肠、火腿、腊肉、腊肠等肉制品时，添加亚硝酸盐的同时添加维生素 C，可防止二甲基亚硝胺的形成，而且不会影响亚硝酸盐的发色和抗菌作用，但维生素 C 对已形成的亚硝胺无作用。我国学者研究发现，大蒜和大蒜素可抑制胃内硝酸盐还原菌的活性，使胃内亚硝酸盐的含量明显降低。茶叶、猕猴桃、沙棘果汁对亚硝胺的形成也有阻断作用。

第七节 食品包装材料及容器的安全

传统的食品容器与食品包装材料，如竹、木、玻璃，对人体较为安全，而现代包装材料包括塑料、橡胶、搪瓷、陶瓷、金属、涂料、纸张、油墨等化学合成品及其原料和辅料，如果质量不良或选用不当，就可能在使用过程中把化学物质转移到食品中，对人体健康产生危害。作为食品容器和食品包装材料，除了要满足食品耐冷、耐高温、耐油脂、防渗漏、防潮、抗酸碱、保香、保色、保味等要求外，还应特别注意包装材料和容器不能对食品产生污染。

一、塑料容器和塑料包装材料的安全

塑料是以合成树脂为主要原料，并加入某些添加剂(如增塑剂、稳定剂、润滑剂、色素)，在一定温度和压力下塑制成一定形状的食具、用具及包装材料。它是一种由许多单体聚合而

成的高分子聚合物,如聚乙烯是由许多乙烯单体聚合反应而成。

目前,市售的塑料制品的品种很多,但根据塑料受热后表现出的共性,可将其分为两大类,即热塑性塑料(如聚乙烯、聚丙烯、聚氯乙烯、聚苯乙烯)和热固性塑料(如酚醛塑料、脲醛塑料)。

由于塑料制品特别是塑料薄膜,用来包装食品时易于密封、防尘、防湿,对防止食品受外界的影响和污染起到一定的作用,因而被广泛应用于食品生产供应的各个环节。但有些塑料及辅料存在着一定的毒性,使用时也应引起注意。

1. 聚乙烯(PE)

聚乙烯是乙烯(CH_2=CH_2)的聚合物,为半透明或不透明固体,由于聚合时加压不同,分为高压聚乙烯(低密度)、低压聚乙烯(高密度)两种。高压聚乙烯质地柔软,可制成薄膜或食具,低压聚乙烯质地较硬,可制成奶瓶、水桶等,制品可耐煮沸。

虽然聚乙烯毒性极小或无毒,但高压聚乙烯(低密度)中所含的低分子质量聚乙烯较易溶于油脂中,如长期盛装食用油或含油脂高的食品,可将低分子的聚乙烯溶出,而使食品产生蜡味,影响食品的感官性状。

另外,凡是再生聚乙烯制品,不得用作食具和食品包装材料。

2. 聚丙烯(PP)

聚丙烯是以丙烯(CH_2=CH_2—CH_3)为主体的聚合物,为透明固体,可燃烧,其火焰尖端略带黄色,底部呈蓝色,有类似石蜡燃烧时的臭味。聚丙烯的性质与聚乙烯基本相同,其特点是:第一,防潮性是包装薄膜中最优良的一种;第二,透气性为聚乙烯的二分之一;第三,耐热性、耐油性比聚乙烯好;第四,具有良好的透明性和印刷适应性。其缺点是易老化,加工性与热封性较差。其主要用途:可包装面包、糖果、海产品、乳制品、饼干等;可做各种食品瓶的螺纹盖和啤酒桶。聚丙烯塑料是目前广泛使用的最理想的食品容器和包装材料。

3. 聚氯乙烯(PVC)

聚氯乙烯是氯乙烯(CH_2=CH_2—Cl)单体的聚合物,聚氯乙烯分硬、软两种,它耐酸碱、不易变形,加工性能好。但它易分解及老化,分解产物有毒性。加工时需要添加稳定剂和增塑剂等辅料,某些辅料具有一定毒性,当接触含油食品或遇较高温度时,单体会溶出而造成污染。由于国产的聚氯乙烯薄膜或容器中,氯乙烯单体量超过 $1×10^{-6}$,因此不宜用作食品容器和包装材料。近年来的研究证明,聚氯乙烯具有毒性和致癌作用。

4. 聚苯乙烯(PS)

聚苯乙烯是以石油为原料,先制成乙苯,乙苯脱氢精馏得到苯乙烯,再将苯乙烯聚合成为聚苯乙烯。

聚苯乙烯与聚乙烯、聚丙烯不同,它质地较脆,容易破裂,在常温下对油脂不稳定,不耐热，75~80℃则变形。聚苯乙烯除含有苯乙烯单体外，还含有挥发性成分，如甲苯、乙苯、异丙苯，这些成分都有一定毒性，主要影响人体的肝、肾功能以及造成生育障碍等。用聚苯乙烯塑料制成的容器装牛乳、肉汁、糖汁及酱油等，在常温下放置 24 h 就会产生异味。所以聚苯乙烯塑料不适宜用作食具，一般只能做糖果盒子一类的容器，若用来做快餐盒也只能作为一次性使用。

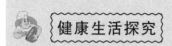

荤素搭配，益于健康

现实生活中有人特别喜欢吃肉，有人却喜欢吃素。单纯吃素者并不少见，而单纯肉食者却极为罕见，因为几乎没有人对任何水果、蔬菜或谷物都不吃。要想保持健康，五大类（肉类、奶蛋类、果蔬类、谷类、豆类）食物缺一不可，即使缺少了某类食品，也应该用其他替代品来补偿。但是没有任何替代品能取代蔬菜和水果，因为它们能为人体提供维生素 C 和多种复杂的植物化学物质。

肉、奶、蛋及其他动物性食物有利于身体生长，膳食中缺少它们，儿童的生长会滞后；而单纯食用谷类的人群通常身材矮小，对疾病的抵抗力差。但是蛋白质不是影响生长的唯一因素，而且"促进生长"并不等于"促进健康"，以动物性食物为主的高蛋白（同时是高脂肪）饮食给人体健康带来的负面影响已经被大量的研究结果所证实。相同体积的植物性食物提供的能量低于动物性食物，对于易发胖的成年人来说这种低能量膳食是有益的。但对于儿童，如果缺乏肉、奶或蛋等则可能会导致生长迟缓，一生都会受到影响。在日常生活中可以看到，膳食中含有一定比例的肉、奶或蛋的儿童比膳食以谷物为主的儿童长得更高大，且抗病力也强，不易患由于缺乏维生素 D 而引起的佝偻病（绝对素食且缺少阳光的人易患这种病）。

素食者的饮食需要精心安排。处于授乳期的绝对素食的女性尤其如此。如果得不到足量的维生素 B_{12}，会导致婴儿发生严重的难以治愈的、有时甚至是致命的疾病。缺乏维生素 B_{12} 长达数月后会导致婴儿神经反应严重滞后以及脑萎缩，即使以后补充了所缺的维生素仍会留下后遗症。摄食动物性食物，才能保证有足够的维生素 B_{12}、维生素 D、钙、铁、锌的供给。素食中铁、锌的含量少而且吸收率低。发酵豆制品可以提供一些维生素 B_{12}，这是由微生物发酵所产生，遗憾的是这些食物中的维生素 B_{12} 多数都是没有活性的。

以动物性食物为主的膳食，意味着高能量和高饱和脂肪酸的摄入，这会威胁到心脏的健康。过量摄入干酪、奶油、黄油也有同样后果。重要的是，动物性和植物性食物应合理搭配，应平衡和多样化。多样化的食物最有益于健康。

二、其他容器和包装材料的安全

1. 橡胶

用橡胶制成的包装材料、容器等在食品工业中的应用越来越广泛。如奶嘴、高压锅垫圈、橡皮垫片，以及用于食品生产、加工、运输上的橡胶管、输送带。

橡胶可分为天然橡胶和合成橡胶两种，橡胶加工时，要使用很多添加剂，如活性剂、硫化剂、防老剂、填充剂、着色剂。橡胶制品用于食品及食品工业方面，主要考虑的是其添加剂的毒性问题。在橡胶制品中使用的防老剂——N-苯基-β-萘胺，起到促进橡胶耐热、防酸、耐曲折的作用。但它能引起膀胱癌，即使是改用 N,N'-二苯基对苯二胺，也会在人体内转化为β-萘胺。橡胶制品中的填充剂多用炭黑，常含有 3,4-苯并芘。此有机物对人体有明显的致癌作用，故对橡胶制品要求采用无毒或低毒的原料。实际生产生活中，在有橡胶接触食品时，要了解其使用范围，不能随意找代用品。

2. 包装纸

接触食品的包装纸应该是食品专用纸，从造纸原料到添加剂都有特殊的要求。原料最好用木浆，草浆次之，不能加荧光增白剂，由专一工厂生产，不能随意用其他纸代替。因为有一些包装纸，由于纸原料不洁、霉变，使纸品常带有大量细菌和霉菌；有些经荧光增白剂处理过的纸还带有大量的化学污染物，极易污染食品。有些包糖果的彩色包装纸，存在涂彩的一层接触另一层纸的背面而造成糖果的污染问题，应引起注意。另外，涂蜡包装纸的蜡必须纯净，带油墨的纸不宜用来包装食品。

3. 陶瓷制品

陶瓷制品多在坯底涂上陶釉、瓷釉、彩釉等，经烧结而成。釉中尤其是彩釉大多数为金属盐类，含有铅、镉等有毒物质，特别是劣质陶瓷制品，在盛装酸性食品和酒时易溶出这些有毒物质转移到食品中造成污染。

4. 金属制品

（1）不锈钢　广泛应用于食品行业的各个领域，它具有很强的抗腐蚀能力，是较合乎卫生要求的材料。

（2）铝　虽然铝表面易形成一层致密的氧化铝薄膜，具有一定的抗腐蚀能力，但它的化学性质不太稳定，在食盐、酸、碱的长期作用下会被腐蚀变黑。因此，在使用铝制器皿时不要与含有食盐或酸、碱性强的食品长期接触。

（3）铁　铁本身容易氧化，其氧化产物为氧化铁和四氧化三铁（即铁锈），但其毒性极低，有时因氧化物的渗入而使食品略带黄褐色及令人不快的铁锈味，故用铁锅盛装食品的时间不宜过长。有些铁制食品容器或工具，常在表面覆盖珐琅或镀以其他金属（如镀铬），除了使其表面光滑易洗刷外，也增强了铁制品的稳定性和抗腐蚀性。

5. 涂料

为了防止食品容器受到食品腐蚀，往往在容器或包装材料内壁涂有涂层，其中常见于罐头。罐头内壁涂料的主要成分是环氧树脂，而生产这种涂料时，为使其化学性质较为稳定，多加入胺类固化剂。目前对各种化工原料如树脂、稳定剂、固化剂的毒性还不够了解，而这些涂料的渗出或脱落，有可能造成食品的污染，因此，在使用时应该加以注意。

第八节　食品添加剂

食品添加剂是指为改善食品品质和色、香、味，以及为防腐和加工工艺的需要而加入食品中的化学合成物质或天然物质。

食品添加剂的种类很多，有为增强食品营养价值而加入的营养强化剂；有为了保持食品新鲜，防止变质而加入的防腐剂、抗氧化剂；有为了改良食品品质（包括感官性状）加入的色素、香料（香精）、漂白剂、增味剂、甜味剂、疏松剂等；也有作为生产辅助材料而加入的物质，如碱、盐类、载体溶剂。

食品添加剂的作用：① 提高食品的保藏性，延长保质期，防止腐败和氧化引起的食品变质。常添加防腐剂、抗氧化剂和酸度调节剂。② 改善食品的色、香、味及质构。常添加色素、香精、各种调味品、增稠剂和乳化剂等。③ 有利于食品的加工操作工艺，适应机械化、连续化生产、包装、运输等。如葡萄糖内酯作为豆腐凝固剂，有利于大规模生产安全、卫生的盒装豆腐。④ 保持和提高食品的营养价值和保健价值。常添加营养强化剂、食品功能因子等。目前食品添加剂已经进入粮油、肉禽、果蔬加工的各个领域，成为食品工业的"灵魂"。可以说，没有食品添加剂就没有现代食品工业。

虽然食品添加剂有助于加工、改良食品品质，但它们多为化学合成物质，这些物质不一定具有营养价值，如合理使用一般是无害的，若长期大量摄入可能会产生一定的毒害作用。我国《食品添加剂新品种管理办法》规定："在达到预期的效果下尽可能降低在食品中的用量；食品工业用加工助剂应当在制成最后成品之前去除，有规定允许残留量的除外。"另外除毒性问题外，使用食品添加剂还应注意以下六个方面：

（1）不得对人体产生任何健康危害；

（2）不得破坏或降低食品的营养价值；

（3）不得用于掩盖食品腐败变质或粗制滥造；

（4）不得用于掩盖食品本身或加工过程中的缺陷；

（5）不得以掺杂、掺假、伪造为目的而使用食品添加剂；

（6）婴儿、儿童食品不得使用糖精、香精、色素等添加剂。

目前世界各国食品添加剂使用的品种和数量在不断增加，随之也发生了急、慢性中毒事故，近年又通过动物试验证实有些食品添加剂有致癌、致畸、致突变等危害。因此，正确认识和使用食品添加剂对食品从业人员来说，是非常必要的。

我国是使用食品添加剂品种较少的国家之一，现仅介绍我国常用的五种食品添加剂。

一、防腐剂

防腐剂是用以防止食品腐败变质的添加剂。食品中使用的化学防腐剂，主要是具有抑制微生物生长或杀灭微生物的作用。它使用方便、价格低廉，在规定使用的范围内和剂量下一般无毒。在使用防腐剂时必须要搞好食品卫生，因为防腐剂只能对一定量的细菌产生抑制作用，若企图省略一切卫生工作，而用防腐剂防止食品腐败变质，是达不到食品卫生要求的。

我国目前允许使用的防腐剂有苯甲酸或苯甲酸钠、山梨酸或山梨酸钾。

1. 苯甲酸或苯甲酸钠

苯甲酸又名安息香酸，呈白色针状结晶，为酸型防腐剂。它在酸性条件下对酵母和霉菌有抑制作用，pH 为 3 时抗菌力最强，而 pH 为 6 时对很多霉菌效果就很差，所以，使用时以 pH 4.5 以下最为适宜。

由于苯甲酸溶解度较低，使用时应加适量碳酸氢钠（俗称"小苏打"），用 90℃ 以上的热水溶解，使其转化为钠盐后再加到食品中，或者可以直接使用苯甲酸钠。1 g 苯甲酸钠相当于苯甲酸 0.85 g，1 g 苯甲酸相当于苯甲酸钠 1.18 g。

苯甲酸进入机体后与体内的甘氨酸结合转为马尿酸，并从尿中排出，不在人体内蓄积，因此苯甲酸及其钠盐是防腐剂中比较安全的一种。但由于其解毒过程在肝脏进行，故肝功能不正常的人，不适宜多食用含苯甲酸防腐剂的食品或饮料。

2. 山梨酸或山梨酸钾

山梨酸又名花楸酸，是近年来为各国重视并普遍使用的一种防腐剂。山梨酸为无色针状结晶或白色结晶粉末，在水中溶解度低，在空气中易吸湿而氧化分解。其钾盐为白色或淡黄色鳞片状结晶，溶于水。

山梨酸为酸型防腐剂，在 0.1% 浓度时对酵母、霉菌和好氧性菌均有抑制作用，pH 为 4.5 以下对乳酸菌、杆菌效果最佳。山梨酸能与微生物酶系统中的巯基结合，从而破坏许多重要酶系，达到抑制微生物增殖及防腐的目的。

山梨酸是不饱和脂肪酸，可参加体内正常代谢，最后分解为二氧化碳和水排出体外。按目前的资料可以认为山梨酸对人体是无害的，但使用时不要接触铜、铁等金属。1 g 山梨酸相当于其钾盐 1.33 g。

该防腐剂允许使用于酱油、醋、果汁类、果酱类、罐头、汽酒、汽水、低盐酱菜等食品，最大使用量为 1 g/kg。

二、发色剂

在食品加工过程中，加入适量的化学物质，使之与食品中的某些成分作用，而呈现良好的色泽，这些化学物质称为发色剂。常用的肉类食品发色剂是硝酸钠和亚硝酸钠。

1. 硝酸钠（$NaNO_3$）

白色粉末，浅灰色或淡黄色，带咸味或苦味，冷水中溶解度为 90 g/100 mL，热水中溶解度为 160 g/100 mL，水溶液呈中性。

硝酸钠在食品中经亚硝化细菌的作用可还原成亚硝酸钠。亚硝酸钠与血红蛋白结合成亚硝基血红蛋白，此化合物在肉制品加热时可形成稳定的红色亚硝基血色原，使肉制品色泽美观。目前美国禁用此类添加剂。

2. 亚硝酸钠（$NaNO_2$）

白色或淡黄色结晶，无臭，微咸，吸湿性强，室温下 100 mL 水可溶解 66 g，沸水中可溶解 166 g，在空气中易氧化为硝酸钠。

当亚硝酸钠在食品中含量过高时，摄入后可与人体血液红细胞中的血红蛋白结合形成高铁血红蛋白，使血红蛋白失去输氧能力，导致组织缺氧，引起发绀等症状。在正常使用量下，不会引起此种物质的急性中毒。但值得注意的是，食品中的亚硝酸钠能形成亚硝胺，而亚硝胺是早已确认的强致癌物质。我国规定硝酸钠和亚硝酸钠只能用于肉类罐头和肉类制品，最大使用量分别为 0.5 g/kg 及 0.15 g/kg。

三、甜味剂

甜味剂有天然甜味剂（如蔗糖、葡萄糖）和人工甜味剂（如糖精、环己基糖精等有甜味的化学物质）。

1. 糖精

糖精是苯甲酸的衍生物，其化学名称是邻苯甲酰磺酰亚胺。由于糖精在水中的溶解度很低，故多使用糖精钠。

糖精钠为无色或白色结晶，或结晶形粉末，无臭，稍有苦味，甜度为蔗糖的 500~700 倍（一般为 500 倍）。其最大优点是具有极高的稳定性，酸性食品、焙烤食品均可使用，但在酸性条件下，水溶液长时间加热会失去甜味。

糖精在人体内不起代谢作用而直接排出体外，因此一般认为无害。近年的动物试验认为其可引致膀胱癌，虽未最后定论，但目前国际上对糖精的食用皆采取限制态度，婴儿食品中不允许使用糖精。我国允许使用于酱菜类、调味酱汁、浓缩果汁、蜜饯类、配制酒、冷饮类、糕点、饼干等，最大使用量为 0.15 g/kg。

2. 甜叶菊

甜叶菊是从巴西引进我国的一种草本植物，其叶子呈锯齿形，内含比蔗糖还甜 300 倍的甜味物质——甜叶菊苷。作为天然甜味剂，它不但可作为食品工业的添加剂，还可供糖尿病患者食用以代替人造糖精。

3. 安赛蜜

安赛蜜在市场上也称 AK 糖。其稳定性高，不吸湿，耐 225℃ 高温，耐 pH 2~10，光照无影响。非代谢性，零能量，可完全排出体外，所以安全性极高，国际上普遍使用。

4. 阿斯巴甜

阿斯巴甜又称天冬甜精，甜味和蔗糖接近，热量仅为蔗糖的 1/200。其可用于饮料、冷饮、果冻、蜜饯、医药、保健食品、日用化妆品等。使用时在包装上必须有适当警告，以提醒苯丙酮尿症患者忌用。

四、着色剂

着色剂即食用色素，可分为天然和合成两类。其使用目的是为了改善食品的外观颜色，以增进人们的食欲。我国使用着色剂的历史悠久，自古就有使用艾青、姜黄、红曲米等为食物着色，随着化学工业的迅速发展，生产了大量的人工合成色素，它们着色力强、色泽鲜艳、色调多样，成本低，故食品行业多改用人工合成色素。

但人工合成色素毕竟是合成的化学物质，有些经动物试验证明，确实有显著毒性或致癌作用，或容易混入有害金属离子等，若任意滥用将会对人体健康产生危害。我国目前允许使用的合成色素有苋菜红、胭脂红、柠檬黄、靛蓝等。一般用于各种饮料、配制酒、糖果、糕点上彩、红绿丝、果子露、罐头等食品。

鉴于毒性问题，应本着少用或不用的原则，苋菜红、胭脂红的最大使用量为 0.05 g/kg；靛蓝、柠檬黄为 0.1 g/kg。当合成色素需要混合使用时，应根据最大使用量按比例折算（红绿丝中的使用量可适当增加）。以下几种食品不得使用食用合成色素：肉类及其加工品（包括内脏加工品）、鱼类及其加工品、水果及其制品（包括果汁、果脯、果酱、果子冻和酿造果酒）、调味品（醋、咖喱粉、酱油、豆腐乳）、婴幼儿食品（包括代乳粉、乳粉）、饼干及糕点（糕点上彩可用）。

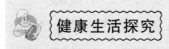

健康生活探究

保持健康的个人策略

在日常生活中尽量不要借助于化学物质去改善身体状态。当困乏的时候可以小睡15 min，不要借助于咖啡或茶，因为它只能维持1 h，而前面的方法却能保证一天都充满精力。如果发生便秘，尝试多做运动，多食用食物纤维和多喝水，没有必要使用泻药。此处建议的策略就是自己控制自己，使用自身完善的自我调节功能，而不是依赖化学物质的强制作用来使自己保持良好状态。身体除了充足的营养、休息、锻炼和卫生以外别无他求。每天都应充分地满足身体的需要，让机体自然地发挥功能，而不要用药物来干扰。

五、食用香料、香精

香料、香精是用以改善或增强食品芳香气味的食品添加剂。其分类可根据毒理情况分为允许使用和暂准使用两类，根据来源不同可分为天然与人造两类。

天然香料一般成分复杂，是非单一化合物，主要是植物香料，如八角、茴香、花椒、薄荷、橙皮、桂皮、丁香、玫瑰，根据提取方法不同分别有精油、浸膏、酊剂或将芳香植物直接磨粉而成。我国使用的天然香料有天然康乃克油、香叶油、姜油、橘橙油、玫瑰花油等。天然香料一般对人体安全无害。

人造香料多用石油化工产品煤焦油等原料合成，而且通常是以数种或数十种香料单体调和而成各种香味的香精，如香蕉、橘、菠萝、杏仁味的香精。虽然香精单体种类繁多，且其中有的有毒，有的无毒，但实际的使用量是极少的，如汽水、冰棒一般用香精0.02%~6.1%，算起来在食品中单体含量仅为十几万分之一，所以绝大多数香精未制定最大使用量。

香精在使用时无论是水剂还是油剂，一般都应在投料最后阶段使用，温度不宜过高以防止挥发，另外使用前还应过滤。

第九节　食物中毒概述

一、食物中毒的概念

食物中毒是人们食用了各种"有毒食物"后，在短时间内爆发的非传染性的、以急性症状为主的疾病的总称。

所谓"有毒食物"是指健康人经口摄入可食状态和正常数量而发病的食品。因此摄取不可食状态的食品(如未成熟的水果)、摄取非正常数量食品(如暴饮暴食而引起的急性胃肠炎)、非经口摄取而由其他方式引入体内、食用者是特异体质对某种食品(如虾、蟹、牛乳)发生变态反应引起的疾病,经食物感染的肠道传染病(如痢疾、伤寒)和寄生虫病(如旋毛虫病、囊虫病),这些都不属于食物中毒范围,也不能把这些引起发病的食物认为是有毒食物。正确理解有毒食物和食物中毒的概念,对于病人是否按食物中毒患者急救治疗和引起发病的食品是否按有毒食物进行处理,对餐饮业从业人员在实际工作中有重要意义。

食物之所以有毒,有以下五方面原因:

(1) 食物在加工、运输、储存和销售过程中受病原微生物的污染,并急剧繁殖大量活菌,如沙门菌属和变形杆菌等所引起的中毒传染。

(2) 食物受病原微生物污染后,在食物中产生大量毒素,使食品具有毒性,如葡萄球菌、肉毒杆菌和某些霉菌毒素。

(3) 在生产、加工、运输、储存过程中被有毒化学物质污染,达到中毒剂量,如农药、金属和其他化学物质的污染。

(4) 在某种条件下食物本身产生大量的有毒物质(如发芽的马铃薯),或食物本身含有有毒物质,由于加工、烹调方法不当未被除去(如河豚)。

(5) 由于外形与某种食物相似,而实际却有毒的动植物被误当作无毒食物,如毒蕈。

凡是摄食了这些"有毒食物",均可引起食物中毒。

二、食物中毒的基本特点

虽然有毒食物的种类有所不同,但食物中毒一般都具有很多共同的特点。

1. 有共同的致病食物

发病者都是摄食了同一种食物,或是摄食了在同一环境条件下加工的食物。与食物有明显的关系,没有进食这种食物的人,即使同桌进餐或同屋居住也不发病。发病范围局限在食用该种有毒食物的人群中,停止食用这种有毒食物后,发病就很快停止。

2. 潜伏期较短、来势急剧

集体暴发性食物中毒时,很多人在短时间内同时或先后相继发病,并在短时间内达到高峰。

3. 症状相似

所有患者都有类似的临床表现,如腹痛、腹泻、恶心、呕吐。

4. 不直接传染

人与人之间不直接传染，一般无传染病流行时的余波。

对于食物中毒的这些共同特点，餐饮企业应高度重视。一旦发生食物中毒，由于发病急速，波及面广，不仅对顾客的健康造成严重损害，而且企业的声誉及经济上的损失也是难以挽回的。

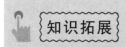

生食鱼、肉要谨慎

日餐有生鱼片，西餐有三文鱼，粤菜中有生食龙虾，韩餐中有生食牛肉，我国沿海地区也有生食水产品的习惯。生食水产品是食源性疾病的一个重要传播途径，是不科学和不安全的饮食习惯，应该严格控制。如果想吃，一定要遵守以下原则：

1. 只能食用有长期生食习惯的海产品，严禁生食淡水产品。据 1996 年调查结果，我国淡水产品华支睾囊蚴阳性率高达 60%。淡水产品还有污染霍乱弧菌、甲肝病毒的危险。

2. 保持绝对新鲜。海产品从打捞出海、运输、储存到加工实现"冷链化"，即保持冰鲜(0℃)状态。生牛肉必须经过严格检疫，同样要保持绝对新鲜。

3. 鱼类经过去头、去内脏、去鳞后，用净水反复冲洗。贝类、甲壳类应反复刷洗。

4. 加工过程做到专区、专工具、专人，既要防止对其他熟食品的污染，又要防止对这些生水产品的再次污染。严禁在冷菜间加工生食水产品和生牛肉。

三、食物中毒的分类

食物中毒可按其致病物质大致分为以下四类：

1. 细菌性食物中毒

（1）沙门菌属食物中毒。

（2）葡萄球菌肠毒素食物中毒。

（3）副溶血性弧菌(致病性嗜盐菌)食物中毒。

（4）致病性大肠杆菌和变形杆菌属食物中毒。

（5）肉毒杆菌毒素中毒。

（6）蜡样芽孢杆菌食物中毒。

（7）其他细菌性食物中毒，如韦氏杆菌食物中毒、链球菌食物中毒。

2. 化学性食物中毒

化学性食物中毒，如金属、农药和亚硝酸盐中毒。

3. 有毒动植物中毒

（1）有毒动物中毒，如河豚毒素中毒和某些鱼类食品引起的组胺中毒。

（2）有毒植物中毒，如毒蕈、苦杏仁和木薯中毒。

4. 霉变食品食物中毒

食用某些被真菌毒素污染的食物而引起的食物中毒，如赤霉病麦。

四、食物中毒的一般急救处理

餐饮企业应对食物中毒的方针应该是以预防为主，严防食物中毒事故的发生。但是一旦发生食物中毒，管理人员也不能惊慌失措，致使事态扩大，造成更加严重的后果。管理人员要头脑冷静，立即通报医院和卫生防疫部门，尽快抢救中毒者，并为卫生防疫部门采样检验，为追查事故发生原因提供各种方便。这样做既可以控制污染源，防止食物中毒事故再次发生，又可以分清法律责任，尽量减少企业的损失。

在食物中毒事故发生后，及时抢救中毒者是非常重要的。首先应抢救中毒者的生命，安抚其他顾客，在社会上尽量缩小事态，以减少餐饮企业在声誉方面的负面影响。企业管理人员应有必要了解急救处理的知识，以便配合抢救人员的工作。

对食物中毒者的一般性急救处理分以下四个步骤进行：

1. 尽快排除胃肠道内未被吸收的有毒物质

食物中毒的潜伏期短，一般在进食后十多分钟到 1~2 h 之内就会出现中毒症状，此时中毒者的胃肠内尚有大量含有毒素的食物未被消化吸收，及时排除有毒物质是抢救中毒者生命、减轻中毒症状的有力措施。排除的过程可分为催吐、洗胃、灌肠及导泻，此过程对非细菌性食物中毒的抢救尤为重要，进行得越早、越彻底，效果越好。但对于肝硬化、心脏病和胃溃疡患者，催吐和洗胃原则上禁忌。催吐的方式是先让患者饮大量温开水或服用催吐剂，然后刺激患者的咽部令其呕吐，如此反复进行直到呕吐物中没有食物为止。如果急救时距摄取毒物的时间较长，胃黏膜皱襞内可能存有残毒，这时彻底洗胃很有必要。若中毒时间较长，估计毒物已进入肠内，则要服泻药(已经腹泻者则不必再服泻药)。中毒已久的患者，则可用 1%盐水，40℃温肥皂水或清水，进行高位连续灌肠。

2. 防止毒物的吸收和保护胃肠道黏膜

中毒后，应尽快使用拮抗剂，其作用是吸附毒素或暂时与毒物结合，从而使胃肠道未被吸收的有毒物质毒性减低或变为无毒，或是使有毒物质与胃肠道黏膜隔开而延缓吸收。在餐厅里，牛乳、豆浆、蛋清是容易找到的拮抗剂，它能沉淀砷、汞等重金属，也有中和酸碱的能力，并能保护胃黏膜，阻止吸收毒物。中药解毒常用甘草绿豆汤：甘草 50 g，绿豆若干（最好打碎），煎汤服用。

3. 促进排泄已吸收的有毒物质

一般有毒物质（或毒素）进入人体后多由肝脏解毒，或由肾脏随尿排出，或经胆管排至肠道随粪便排出。根据病情应大量饮水或静脉输液以稀释体内有毒物质，这对保护肝、肾，促进毒素排泄十分重要。输入 5% 葡萄糖盐或 10% 葡萄糖溶液均可。

4. 对症治疗

在排毒、解毒进行抢救的同时还应针对中毒者所出现的临床症状，对症治疗。

五、食物中毒现场调查的目的

卫生防疫部门对发生食物中毒事故的餐饮企业进行现场调查，其目的是为了解决以下四个问题：

（1）本次事件是否是食物中毒。

（2）引起中毒的可疑食品是什么。

（3）采取措施防止中毒在该单位继续发生。

（4）确定治疗方案。

为此，餐饮企业管理人员在事故发生后应第一时间通报卫生防疫和医疗部门；保护中毒现场；协助卫生部门封存一切与含毒食物有关的原料和制成品；对已零售或整批调出的可疑食物，应尽力查清并立即追回，在防疫人员的指导下进行现场消毒，以避免毒害面扩大。

六、查找中毒原因，制定防范措施

食物中毒事故发生之后，最重要的工作是找出造成食物中毒的原因，从而改进工作，保证今后不再发生类似事件。

检查食品采购、运输、储存、初加工、烹调、熟制品的存放，直到销售和消费的每一个环节，看哪一个环节可能会发生有毒物质污染食品。如果涉及面比较广，不仅与本企业有关，而且涉及供货单位，也要查清原因，协助有关单位改进工作。

检查货仓、冷冻库、厨房和餐厅是否符合卫生要求，是否有污染源存在，立即动手清除一切隐患，改善环境，增加消毒设施。

检查食品加工条件和存放条件是否符合卫生要求，制定操作规程及控制标准。

检查厨师、厨工、传菜员、服务员等接触食物的工作人员的身体是否健康，是否有痢疾、伤寒、传染性肝炎等消化道传染病、上呼吸道感染和皮肤化脓性与渗出性疾患，合理地调整他们的工作，对餐饮业从业人员的个人卫生，要经常检查并制定制度。

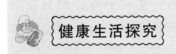

体育活动与骨骼健康

遗传决定着骨骼质量的最大上限，而营养与锻炼能使人在生长期达到最大的骨骼密度。虽然人决定不了自己的遗传基因，但可以控制自己的体育锻炼。众所周知，当经常懒散地躺着或者只能卧床不起的时候，骨骼就会像肌肉一样失去力量。航天员在失重情况下即使是临时生活几天或几周，也会迅速损失大量的骨质。

肌肉的力量与骨骼的强度是不可分离的，使用肌肉会促进骨骼强壮。经常活动的人的骨关节的横截面密度要比经常坐着的人大得多。经常活动也可以改善人的平衡感，可以避免摔倒。要保持骨骼健康，建议经常参加体育锻炼，体操、游泳、球类、舞蹈、慢跑、快走，甚至是稍费体力的游戏或修剪花草等都可以增强骨骼力量。

七、资料整理与总结

食物中毒事故发生后均应根据调查资料进行整理和总结。只有通过总结才能掌握食物中毒发生的规律和制定切实可行的预防措施。

食物中毒资料的整理内容应包括食物中毒发生经过（其中包括就餐人数、中毒人数和死亡人数）；患者临床表现，包括潜伏期、主要症状、化验结果、治疗经过；引起中毒的食品；食品被污染的原因；对中毒食品及其污染原因所进行的细菌学检验和毒物分析结果；确定诊断；对中毒事件的处理；预防措施及改进情况等。

第十节　细菌性食物中毒

细菌性食物中毒，是人们摄食了含有大量活的细菌或细菌毒素的食物而引起的食物中毒，这是食物中毒事故中最常见的一类。

细菌性食物中毒通常有明显的季节性，尤其是夏秋季节，由于气温高、湿度大，最利于细菌的生长繁殖。另外，此时期内人体防御能力较低，也是细菌性食物中毒发生的诱因。

引起细菌性食物中毒的食品，主要是动物性食品（如肉类、鱼类、乳类和蛋类）。如沙门菌属食物中毒多发生于肉类，副溶血性弧菌食物中毒多发生于海产品等。植物性食品中毒常见于剩饭、糯米凉糕、豆制品、面类发酵食品等。

通常机体抵抗力弱的人（如病弱者、老人和儿童），容易发生细菌性食物中毒，而且发病率较高，症状也比较严重。但细菌性食物中毒致死率较低，如能及时抢救，一般病程短、恢复快、预后良好，肉毒杆菌毒素中毒例外。

一、沙门菌属食物中毒

该菌引起的食物中毒在细菌性食物中毒中最为常见。它分布广，对外界生活力较强。在普通水中虽不易繁殖，但仍可存活 2~3 周；在潮湿土壤中可越冬不死；在蛋和蛋制品中也可存活数月。在 pH 4.5 以下能抑制其生长，在 70℃ 水中经 5 min 可被杀灭，在 100℃ 水中立即死亡。在手指上可以存活 10 min 以上。

沙门菌属的细菌种类繁多，主要有鼠伤寒沙门菌、肠炎沙门菌和猪霍乱沙门菌等，对人和动物都能致病。

沙门菌属食物中毒多由动物性食物引起，如各种肉类、鱼类、蛋类、乳类。主要是食入活细菌而引起食物中毒。食入活细菌数量越多，发生食物中毒的机会就越大。因沙门菌不分解蛋白质，受污染的食品通常无感官性状上的变化，因此更应引起注意。肉类食物被沙门菌污染的途径主要有两个方面：一是生前感染。沙门菌常可居于正常动物肠道内，当动物患病、外伤、疲乏和消瘦等抵抗力降低时，其肠道中的沙门菌就经淋巴管进入血液，以致感染肌肉和全身。特别是病死牲畜肉，常感染大量的沙门菌，尤其是动物内脏的带菌率更高，危险性更大。二是宰后污染。包括贮藏、运输、加工、销售和烹调等各个环节中被带有沙门菌的水、土壤、天然冰、不洁的容器、炊具、苍蝇、老鼠及人畜粪便等污染。

食用被沙门菌污染的食物后潜伏期一般为 12~36 h，多数在 48 h 内发病，症状以胃肠炎型为多见，可伴有高烧、恶寒等。多数病人在 2~3 d 后胃肠炎症状消失。严重者可能引起菌血症和全身感染。

对沙门菌属食物中毒的预防，除加强一般食品卫生监测措施外还应强调下列各点：

（1）严禁食用病死畜禽肉。

（2）严格执行生熟食品分开存放制度。

（3）暂不烹调的肉类食物，应立即低温储存。

（4）加工后的熟肉制品应在 10℃ 以下低温或通风良好处存放，且存放时间不可过长。

（5）合理掌握火候，对肉类要充分加热，煮熟、煮透。

（6）禁止活畜禽进入厨房和切配间。

（7）注意厨房环境卫生，治理好排污水系统，防蝇、灭鼠、灭蟑螂，杜绝污染源。

（8）教育食品从业人员注意个人卫生，尤其是便后和工作前要用肥皂和流动水洗手。

二、葡萄球菌肠毒素中毒

葡萄球菌广泛存在于自然界，是化脓性球菌之一，化脓部位常成为传染源。例如，患有化脓性皮肤病、疮疖或急性呼吸道感染以及口腔、鼻咽炎症等患者，患有乳房炎的乳牛的乳及其制品，以及有化脓性感染的牲畜肉、尸等。正常人的鼻咽腔亦常带有葡萄球菌，有人调查，在正常人中带有本菌的占 30%～50%，人手上带本菌的占14%～44%。

引起中毒的食品以剩饭、凉糕、奶油糕点、牛乳及其制品、鱼、虾、熟肉等最为常见。引起中毒的原因主要是食品被致病性葡萄球菌污染后，在适宜条件下迅速繁殖，产生大量肠毒素所致。产毒时间的长短与温度和食品种类有关。一般在 37℃ 左右经 12 h 即可产生。肠毒素耐热性强，带有肠毒素的食物，煮沸 120 min 方能被完全破坏，故在一般烹调中不能完全破坏。

葡萄球菌肠毒素食物中毒潜伏期最短 1 h，一般在 2～6 h，症状主要为恶心、呕吐、唾液分泌增加，胃部不适或疼痛，继而腹泻。呕吐是本病必发的症状，多呈喷射性呕吐，腹泻次数不多，多为水样便或黏液便。病程较短，一般多在 1～2 d 内恢复正常，很少死亡。

预防措施：

（1）对患有疮疖、化脓性创伤或皮肤病，以及上呼吸道炎症、口腔疾病等患者，应暂时调换工作，并及早治疗。

（2）各种易腐食品，应在较低温度(5℃ 以下)储存或冷藏。

（3）对剩饭菜的处理，应使其松散开，放在阴凉通风处，避免污染。保存时间尽量缩短在 4 h 以内，且食用前必须充分加热。

三、副溶血性弧菌食物中毒

副溶血性弧菌是一种嗜盐弧菌，在海水中广泛分布。引起中毒的食物主要是海产品，其中又以各种海鱼和贝蛤类为多见，如黄花鱼、带鱼、墨鱼、海蜇。其他各种食品，如熟肉类、禽蛋类及其制品，因交叉污染亦可发生。该菌在室温 18～22℃ 可迅速繁殖，短时间内即可达到致病菌量。

引起中毒的原因，主要是烹调时未烧熟煮透，细菌未被完全杀灭或烹调好以后被该菌污染而又存放不当，食用前未充分加热所致。此外，不卫生的凉拌生食亦常引起中毒事故的发生。

该疾病潜伏期最短为 2 h，一般多在 10 h 左右，表现为典型的急性胃肠炎症状，腹痛特征为阵发性绞痛。预后一般良好，大多数患者 2～4 d 恢复正常。

预防措施：

（1）海产品加工前应用淡水充分冲洗干净，接触过海产食品的厨具、容器和水池以及手，均应洗刷冲净，避免交叉污染。

（2）水产品要以低温冷藏保鲜。因为副溶血性弧菌在 2~5℃ 即停止生长，在 10℃ 以下即不能繁殖。

（3）副溶血性弧菌不耐高温，80℃经 1 min 即可杀灭。厨房烹调鱼、虾、蟹和肉类等动物性食物时一定要蒸熟、煮透，防止外熟里生。

（4）副溶血性弧菌不耐酸性，如凉拌海蜇，洗切后在食用醋中浸泡 10 min 即可杀灭细菌。做凉拌菜时加些食用醋，既可杀菌又可调味，一举两得。

四、致病性大肠杆菌和变形杆菌属食物中毒

大肠杆菌和变形杆菌在一般情况下是非致病菌，但其中有少数致病性菌株污染食物后，细菌便大量繁殖，使致病性菌株数量增多，这就有引起食物中毒的可能。由这类细菌引起的食物中毒，多系卫生状况差，厨房用具和食品被高度污染，或由于缺少冷藏设备，而造成细菌大量繁殖所致。

致病性大肠杆菌主要引起急性胃肠炎和急性细菌性痢疾。前者腹泻、大便米泔样、呕吐、腹绞痛；后者腹泻、便血、发高烧。

对致病性大肠杆菌和变形杆菌属食物中毒的预防，基本与沙门菌相同。应特别强调防止熟食品被带菌的厨师或服务员、带菌的动物、厨房的污水、容器具污染。熟菜和凉拌菜要有专门的熟食间，熟食间与外界厨房隔绝，外面有预进间。熟食间要配备有专门的厨师。厨师进入工作间前应先在预进间更衣、洗手后才能到熟食间操作。切配好的冷拼盘要直接上席，不能再经过有生肉菜和脏碗碟的区域，以防交叉污染。

五、肉毒杆菌毒素中毒

肉毒中毒的病原体为肉毒梭状芽孢杆菌，可产生肉毒毒素。肉毒毒素是一种强烈的神经毒素，人体摄入被污染了的该种毒素的食品即可引起急性中毒。

肉毒杆菌生长繁殖和产生毒素的适宜温度为 18~30℃，所有菌株在 45℃ 以上都受到抑制。肉毒杆菌毒素耐热性差，在 80℃经 30 min 或 100℃经 10~20 min 即被破坏。该毒素对酸稳定，遇碱和在 pH 大于 7 时迅速分解。

肉毒杆菌常存在于土壤中，常污染的食品有罐头和发酵性食物，如臭豆腐乳、豆瓣酱、豆酱和肉类。

肉毒中毒的主要症状是损害人体的对称性颅神经，引起神经麻痹，先是眼肌麻痹和调节功能麻痹，出现视力模糊、眼睑下垂、复视、眼球震颤等症状；接着出现咽肌、胃肠肌等麻痹，并出现咀嚼吞咽困难、语言障碍；继续发展可因呼吸肌麻痹引起呼吸功能衰竭而死亡。肉毒毒素的毒性很强，成年人摄入 0.01 mg 即可致命。

预防措施：

（1）厨房在对食品原料进行初加工时要尽量洗清泥土和粪便等可能带菌的杂物。

（2）采购罐头食品时要避免买破损的或胖听的罐头；采购香肠、火腿肉等食品时要了解生产厂的加工质量是否可靠；采购各类豆类发酵制成的酱料要注意包装是否完好及食用期限。

（3）注意存放条件，应冷藏存放，食用前要充分蒸煮消毒，这是破坏肉毒毒素，预防中毒的可靠措施。

第十一节　有毒动、植物食物中毒

有毒动、植物食物中毒是指某些动、植物食物体内含有某些有毒的天然成分，往往由于它们的外观形态与无毒的品种相似，容易混淆分辨不清而误食；也有的是食用方法、储存方法不当而引起食用者中毒。此类事故时有发生，应引起餐饮业关注。

一、河豚等鱼类引起的食物中毒

河豚又名"鲀"，俗称"气泡鱼""鸡抱鱼"或"乖鱼"，该鱼肉味极其鲜美，营养丰富，但其体内含有剧毒的河豚毒素，人畜误食后可致中毒，甚至死亡。河豚多产自沿海和内河水系。我国南海和日本海沿岸都有人有"拼死吃河豚"的爱好，所以每年都有多起因河豚毒素中毒而死亡的悲剧发生。中毒者抢救困难，死亡率达到食用者的 50% 以上，因此要引起餐饮企业对河豚鱼的足够重视。

河豚毒素是小分子化合物中毒性十分强烈的神经毒素，对热稳定，煮沸、盐腌、日晒均不被破坏，100℃加热 7 h，200℃以上加热 10 min 才被破坏。其主要存在于河豚鱼的卵巢和肝脏中，因此这两个部位具有剧毒；其次是肾、血液、眼睛、鱼鳃和鱼皮等部位，也有毒性。新鲜的洗干净血液的河豚鱼肉可视为无毒，但河豚若死后时间较长，内脏毒素逐渐溶入体液而进入肌肉中，也会使鱼肉有毒。

河豚毒素中毒发病急速而剧烈，食后数分钟即感到手指、唇、舌有刺痛，然后出现恶心、呕吐、腹泻、四肢无力、发冷、指端麻痹等症状；重者出现瞳孔及角膜反射消失，甚至全身麻痹，呼吸衰竭以致死亡。

我国卫生部门和市场管理部门都曾大力宣传河豚的形态特点及其严重的危害性，规定禁止出售河豚，一经发现有市售河豚或其干制品，要立即追查来源，并会同有关部门协助组织销毁。餐饮店也不能应食客要求制作河豚菜肴，否则出现问题后，将要承担严重后果。

毒鱼类中毒除河豚外还有其他一些鱼类，若误食也会引起中毒，这些鱼类大致可分为以下三种类型：

1. 肉毒型鱼类

这是指鱼肉或内脏含有毒素的鱼类，我国肉毒型鱼类有 20 多种，南海产的有：花斑裸胸鳝（肉有毒）、斑点九棘鲈（肉有轻毒）、棕点石斑鱼（肉有微毒）、侧牙鲈（肉有轻毒）、白斑笛鲷（肉和内脏均有毒）；南海和东海均产的有：黄边裸胸鳝和斑点裸胸鳝（肉有剧毒）等。餐饮业不要选用这些鱼类做海鲜。

2. 血毒型鱼类

这是指血液中含有毒素的鱼类。鱼血中的毒素能被热和胃液所破坏，所以只要鱼经煮熟后再食用，均不会出现中毒现象，只有饮用生鱼血才会中毒。血毒型鱼类有江河产的鳗鲡和黄鳝。民间传说生的鳝鱼血液能滋补强身，但经动物试验证实其血清有毒，生饮鳝血者会出现腹泻、恶心、皮疹、呼吸困难等症状。

3. 胆毒型鱼类

这是指鱼胆含有毒素的鱼类。传说鱼胆有清热解毒、明目、止咳平喘的作用，因而常有人吞服鱼胆以求治病，但却反而引起中毒。具有胆毒的鱼类属于鲤科，平时食用量最大的青鱼、草鱼、鲤鱼、鳙鱼等都属于此类，这是餐饮业常用的鱼类，厨师在烹调前要注意完整地去除鱼胆。

二、鱼类组胺中毒

鱼类组胺中毒，主要发生在不新鲜或腐败的鱼中，但也与个人的过敏体质有关，因而组胺食物中毒是一种过敏性食物中毒。

不新鲜的或腐败的鱼体中含有一定量的组胺，这是鱼肉蛋白质中的组氨酸在脱羧酶的作用下分解得到的有毒产物。组胺能使人体的毛细血管扩张和支气管收缩，中毒者的颜面和胸部以及全身皮肤潮红，眼结膜充血，同时伴有头痛、头晕、脉频、心悸、胸闷及血压下降等症状。

容易产生组胺的鱼类有鲐鱼（又名青花鱼、油筒鱼、鲐巴鱼）、鲣鱼、马鲛鱼、鲫鱼、黄花鱼和带鱼等。当温度在 15~37℃，pH 为 6.0~6.2，有氧和渗透压不高（盐含量 3%~5%）

的情况下组氨酸易于分解形成组胺。

为了防止因食用不新鲜或腐败的鱼而引起组胺中毒，要宣传教育人们不制作、销售和进食腐败变质的鱼类，烹调时可采用多种方法减少或去除组胺。如把鱼烧熟煮透；在烹调容易产生组胺的鲐鱼类时，向锅内加入雪里蕻或少许红果（0.5 kg鱼加25 g雪里蕻或红果），然后进行清蒸或红烧，可使鱼中组胺含量下降65%，另外在烹调时加入适量食醋也可降低其毒性。

三、贝类毒素中毒

贝类毒素中毒有明显的地区性和季节性，多发生在沿海地区，夏季最常见。这个季节容易发生赤潮，贝螺类摄食赤潮中的甲藻类生物导致其蓄积性带毒。贝类毒素是石房蛤毒素，为神经毒素，中毒机制是阻断神经传导而产生麻痹作用，故也称为麻痹性贝类中毒。

贝类味道鲜美，是人们喜爱的海鲜食物。为了防止贝类食物中毒，在海藻大量繁殖期出现"赤潮"时，应禁止采集、出售和食用贝类。另外，贝类的毒素主要积聚于内脏，食用时注意去除内脏，以降低中毒的可能。贝类毒素具有热稳定性，一般烹调过程中不易破坏去除。

👆 知识拓展

食贝当心"麻痹性贝毒"

"麻痹性贝毒"（PSP）指石房蛤毒素及其衍生物，是因人食用含毒贝类后出现的神经麻痹症状而得名。该类毒素毒性高，危害大，已被我国列入重点研究对象。1969—1979年间我国浙江沿海连续发生40起因食用织纹螺而引起的PSP中毒，中毒人数达423人，死亡23人。1986年，福建省东山又发生了因食用菲律宾蛤仔而中毒的事件，中毒人数136人，死亡1人。浙江、江苏沿海地区每年都会因食用织纹螺而发生数十人中毒死亡。

食藻型贝类本无毒，吸食浮游藻类后，尤其是"赤潮"发生时热带海域的涡鞭毛藻、北太平洋的链状膝沟藻、北大西洋的塔玛尔膝沟藻等会被毒化。摄入有毒涡鞭毛藻的贻贝、蛤、乌蛤和扇贝等毒素保留时间会因其种类不同而异。有些贝类毒素消除很快，只在赤潮时有毒，有些贝类留毒时间可长达数年。PSP引起神经系统紊乱，潜伏期数分钟到数小时不等。症状表现为口唇和肢端刺痛、麻木，动作失调、嗜睡、语无伦次，严重时在2~24 h内死亡。

上述毒素为非蛋白性质的毒素，性质稳定，蒸煮、烟熏、干燥、盐渍都难以被破坏，也无法从贝肉表面特征来判断其是否存在。主要的预防措施是从捕捞区和贝类着床取样检查并分析毒素。

四、毒蕈中毒

蕈类俗称"蘑菇"，属于真菌类，具有大型子实体，为大型真菌。蕈类通常分为食用蕈、条件可食蕈和毒蕈三大类。食用蕈有野生和人工培植两类。食用蕈味道鲜美、有较高的营养价值和一定的保健功效，是餐饮业常用的食品原料。条件可食蕈是指蕈体本身含有一定毒性，通过加热、水洗或晒干等处理之后方可安全食用。毒蕈是指食后能引起中毒的蕈类。

据文献记载，全世界毒蕈达 1 000 种，我国最少有 500 种，其中 421 种含毒素较少，经过处理之后尚可食用。强毒性可致死的有 30 余种，极强毒性的至少有 10 种。毒蕈产生的毒素大多数不能在烹饪或贮藏过程中去除。我国的蕈类种类极多，分布广泛。在广大山区中的农村和乡镇，在高温多雨的季节，误食毒蕈中毒的事件比较普遍，几乎每年都有误食毒蕈中毒致死的报告。高发地区有云南、湖南、山东、广西、四川等省（自治区）。

夏秋季节气温高、雨水多，蕈类生长繁茂，由于缺乏辨认经验，误食毒蕈事件时有发生。不同种的毒蕈毒性不同，主要分为原浆毒、神经毒、胃肠毒和溶血毒 4 种。它们所表现的症状各异，但不论哪一种中毒，只要是因摄食蕈中毒的，都要及时采用催吐、洗胃、导泻和灌肠等方法，迅速地排出尚未吸收的毒素，然后再对症下药抢救。

预防毒蕈中毒最好的办法是谨慎采食野生蕈。儿童和没有采食经验的人不要去采食野生蕈；有采食经验的人对不认识或没采食过的野生蕈也不要采食，若要采食，必须送经专业技术人员准确鉴定后方可食用。餐饮业采购员最好不要采购野生蕈，应以人工栽培的菌类为可靠食材。民间的一些鉴别方法并不可靠，如颜色鲜艳、样子好看或菌盖上长疣子的有毒，不生蛆、不长虫子的有毒，有醒、辣、苦、酸、臭味的有毒，碰坏后易变色或流乳状汁液的有毒，煮时能使银器或大蒜变黑的有毒，等等，均不十分可靠，不能作为鉴别各种毒蕈的通用标准。例如，百毒伞、毒伞等毒蕈鲜味宜人，没有苦味，颜色并不鲜艳，碰坏后也不变色，也不能使银器或大蒜变黑，但它们却有致命毒素，属于极强毒性类毒蕈。又如，豹斑毒伞可生蛆，蛆能将毒蕈吃光，裂丝盖伞既无乳汁又无苦味，菌盖上也没有疣子，可它们同样都有毒。因此用一些简单的方法来鉴别种类繁多、形态多变、含毒成分极其复杂的毒蕈有很高的风险，只有熟悉和掌握各种毒蕈具体的形态特征和内部结构，再结合实际经验来鉴别毒蕈，才是科学的鉴别方法。

五、含氰苷植物中毒

氰苷，也称生氰葡萄糖甙、生氰葡萄糖苷。谷类、豆类种子、某些植物的幼芽及根茎、水果核仁，如高粱、木薯、竹笋、菜豆、苦杏仁、扁桃仁、白果中都含有氰苷。植物中的氰苷是生物进化中的一种内源性抗虫成分。当昆虫或食草动物啃食植物特别是幼芽时，植物组织细胞被破坏，释放出内源性氰苷水解酶，催化氰苷水解生成氢氰酸毒性成分，达到抑制昆虫和草食动物啃食的目的。人和动物误食含氰苷植物后在胃和肠道内消化过程中可产生氢氰酸而引起中毒。

表 2-11-1　几种植物中的氢氰酸含量　　　　　　　　　　　单位：mg/kg

植物	氢氰酸含量	植物	氢氰酸含量
苦杏仁	2 500	高粱	
苦木薯		种子	5~48
干根外皮	2 450	幼芽第一叶	846~1 686
全根	530	幼芽第二叶	443~1 100
鲜根	890	叶梢	456~1 007
鲜茎	1 330	根	25~91
叶	1 040	鲜四季豆	
竹子		青四季豆	3 120
鲜竹笋尖	8 000	黑四季豆	3 000
未成熟鲜竹茎	3 000	白四季豆	2 100

引自：盖钧镒，当代食物安全，2014。

从表 2-11-1 中可以看到，新鲜竹笋含氰苷最高，其次是四季豆、苦杏仁、苦木薯和高粱。在扁桃仁、木薯、鲜竹笋等食物原料中，氢氰酸含量最高的都是具有苦味的品种，这种"苦味预警"现象为防止人类误食中毒起到警示作用。

木薯是一种多年生的小灌木，其块根内含有大量淀粉，并有脂肪、蛋白质、维生素等。其主要用于制造淀粉和酒精原料，也可做饲料，有些人偶做副食因未经合理加工处理食后引起中毒。红、青茎木薯，氢氰酸含量以后者为高；木薯表皮、内皮、薯肉及薯心各部分均含有不同量的氰化物，其中以内皮中含量最高，毒性最大。

为了预防食用含氰苷植物中毒，在处理方法上可利用氢氰酸遇热挥发的特点或氰苷易溶于水来除去有毒物质。例如，杏仁霜、杏仁茶等食品，一般先将杏仁磨成浆后再煮熟，使杏仁中的氰苷水解成氢氰酸后遇热挥发除去；中医以苦杏仁做药，一般需经炒熟、去毒后入药，且用药量由医生控制。食用木薯前要先剥去薯皮，用水浸泡薯肉，蒸煮木薯时要将锅盖打开，使氢氰酸挥发后方可食用。为保险起见，也可将煮过的木薯再用水第二次浸泡，再行蒸熟。

六、蔬菜中毒

某些蔬菜中也含有毒性物质，若处理不当也会引起食物中毒。

1. 四季豆中毒

四季豆又名菜豆、扁豆、芸豆、龙芽豆，是餐饮业常用的配菜，也是居民经常食用的蔬菜。秋季霜降以后收获的四季豆，或者贮藏时间过长的四季豆，或者是炒得不够透熟的四季豆，都有可能引起食物中毒。临床症状表现为吐、泻和出血性肠炎。引起四季豆食物中毒的物质有两种：其一是皂素（皂苷），其二是豆素（植物血球凝集素）。皂素会刺激消化黏膜，引起充血、肿胀及出血性炎症；豆素是豆类的毒蛋白，具有凝集红细胞和溶解红细胞的作用。为了预防四季豆食物中毒，在烹调时，宜将四季豆放在开水中烫泡数分钟，捞出后再炒煮。炒煮时要烧熟煮透，使四季豆加热至原有生绿色消失，食用时无生味和苦硬感，此时，毒素才被彻底破坏。

2. 鲜黄花菜中毒

黄花菜又名金针菜。食用鲜黄花菜引起中毒的原因是由于黄花菜中含有秋水仙碱，其致死量为 $2 \sim 20$ mg。成年人一次食入 $0.1 \sim 0.2$ mg 的秋水仙碱就会引起中毒，而 $50 \sim 100$ g 鲜黄花菜就能达到这个量。秋水仙碱本身无毒，但是摄入人体后在胃肠中吸收缓慢，继而被氧化成二秋水仙碱便有剧毒。其对消化系统和泌尿系统有强烈刺激作用，对神经系统有抑制作用，会引起恶心、呕吐、口渴、喉干、腹泻、头昏等症状。如果将鲜黄花菜蒸煮后晾干，成为干制品，再水发后烹调成菜肴，则没有毒性，因此最好食用干黄花菜。如果食用鲜黄花菜，必须经水浸泡或用开水烫泡后除去汁液，再彻底炒煮后方可食用。

3. 发芽马铃薯中毒

马铃薯是西餐中不可缺少的食品，中餐也常用它做菜肴。若气温较高、空气潮湿或在光照下，马铃薯会发芽和皮变绿，人食用了绿皮或发芽的马铃薯即可中毒。

变绿和发芽的马铃薯含有龙葵素，此物质是一种弱碱性糖苷，含生物碱"龙葵胺"，溶于水，具有腐蚀性和溶血性。一般每 100 g 马铃薯中约有龙葵素 10 mg。当收获时其未成熟或贮藏时接触阳光引起表皮变紫、变绿或发芽，则每 100 g 马铃薯中龙葵素的含量可高达 500 mg，人食入 $0.2 \sim 0.4$ g 龙葵素即可引起中毒。

龙葵素对胃肠黏膜有较强的刺激作用，对呼吸中枢有麻痹作用，能引起脑水肿、充血。此外，对红细胞有溶血作用。中毒症状可表现为咽喉麻痒、胃部灼痛、胃肠炎症状，并且瞳孔散大、耳鸣，神经兴奋，严重者抽搐，意识丧失，甚至死亡。

预防措施：

采购马铃薯时应注意有无发芽现象，贮藏马铃薯应放在干燥、阴凉处，避免日光照射。烹调前应削皮，并将芽和芽眼周围挖掉，烹制时要彻底熟透。龙葵素属生物碱，遇酸易破坏，故烹调时可适量加入食醋，促其分解破坏。

第十二节　化学性食物中毒

化学性食物中毒包括金属、农药和其他有毒化学物质引起的食物中毒。引起中毒的主要化学物质为砷、锌等金属化合物和亚硝酸盐等。化学性食物中毒的特点是发病快，一般潜伏期很短，患者中毒程度严重，而病程一般比细菌性中毒长。

一、砷化物中毒（砒霜中毒）

砷的化合物有剧毒，最常见的是三氧化二砷（As_2O_3），俗称"砒霜"。砷经口入的中毒剂量（以 As_2O_3 计）为 5~50 mg，致死量为 0.06~0.2 g。造成中毒的原因主要是砒霜本身为白色、无臭、无味的粉末，容易误当成食用碱、白糖、淀粉等放入食品中食用；此外，食品制作过程中添加了含砷过高的色素等；误食了被含砷农药毒死的畜、禽肉类，或不按规定滥用含砷杀虫剂喷洒果树和蔬菜，以致残留量过高；用装过含砷农药的袋子装粮食；用碾磨过农药的工具加工米、面；砷剂鼠药污染食品，也可引起中毒。

砷经消化道吸收后，主要聚积在肝、肾和肠壁，肺、皮肤及脾脏内也有积蓄，神经组织和肌肉内蓄积较少。进入人体的砷主要经肾及肠道排出，汗腺、乳腺、肺排出微量。三价砷化合物是原浆毒，进入细胞后能抑制巯基酶活性，破坏中间代谢而呈毒性。

预防措施：

（1）砷及其制品必须有明显标记，标签要醒目，以免误食。

（2）烹制食品使用的食品添加剂必须符合安全质量要求，添加量要严格控制在规定标准内。

（3）因农药致死的牲畜和家禽必须销毁深埋，严禁食用。

（4）加强农药管理，防止其污染食品。

（5）不用非食品用的包装材料和容器盛装食品。

二、锌中毒

各种食物中普遍存在微量的锌，一般不会引起中毒。金属锌本身无毒，但是由于锌是比较活泼的金属，易溶于酸性溶液，形成的盐可引起中毒。即使是酸性较弱的有机酸（如柠檬酸和醋酸）对锌都有相当大的溶解力，形成的有机酸盐，如醋酸锌是食源性锌中毒的主要原因。用镀锌铁桶盛放酸梅汤，镀锌白铁桶盛装醋或用镀锌器皿煮海棠、苹果、山里红等造成的食物中毒案例屡见不鲜(表 2-12-1)。

锌中毒量为 0.2~0.4 g，致死量 8~10 g。因器皿而致中毒者，轻者在十几分钟后出现急性胃肠炎症状，恶心、呕吐、腹痛、腹泻，伴有头晕，不发热。严重者可能出现血便、心跳加快、血压升高，甚至穿孔性腹膜炎，休克而死亡。

烹饪营养与安全

142

表 2-12-1　几种饮料放置镀锌桶后的含锌量　　　　　　单位：mg/L

液体	放置 17 h	放置 41 h
汽水	193	281
牛乳	438	1 054
橘子水	530	850
柠檬水	1 411	2 700

发现中毒时首先立即服用 100~200 mL 牛奶或浓豆浆，可采取催吐措施、洗胃要谨慎。锌中毒无特效解毒药，血液透析对排锌也没有作用。

预防措施：

(1) 不用镀锌容器盛装饮料和食品，特别是酸性食品。

(2) 食品生产加工过程中禁止用镀锌容器制备、冷却、运输和保存酸性饮料。

三、铅中毒

在油漆、颜料、焊接、橡胶、塑料、陶瓷、搪瓷、玻璃、景泰蓝、玩具、农药、中药等的生产中常用到含铅化合物，如氧化铅(又称黄丹、红丹)、碳酸铅(又称白丹)、硫酸铅、醋酸铅、硫化铅、硝酸铅。引起铅中毒的原因主要有三点：一是误食，如将菱形透明的结晶状醋酸铅误认为是明矾，将白色粉末或结晶状的硫酸铅、氯化铅、碳酸铅误作发酵粉、小苏打、食用碱等使用；二是用含铅量高的容器或器皿长期存放白酒或其他酸性饮料，煮或存放酸性食物；三是过量服用或误服含铅中药，如樟丹、黑锡丹、羊痫风丸。

铅化合物的毒性取决于它的溶解度，如硫化铅极难溶于水，故毒性较小；而氧化铅、醋酸铅、氯化铅较易溶于水，故毒性较大。铅主要经呼吸道和消化道吸收，主要经尿排出。在体内蓄积的铅以不溶性磷酸铅的形式沉积在骨骼内，少量储存于肝、脑、肾及其他脏器。

铅的毒性主要是干扰细胞内多种酶的活性，阻碍机体正常的生理机能；造成消化系统、造血系统和神经系统严重病变；还可直接损害肝、肾及脑，出现中毒性肝炎、肾病和脑病。

预防措施：

(1) 含铅化合物要有明显标识，严格管理，严防误食或污染食物。

(2) 禁止生产和使用铅溶出量超过食品安全标准的食品容器和包装材料。

（3）严格控制含铅中药的使用，避免过量服用或误服。

四、亚硝酸盐中毒

亚硝酸盐食物中毒多是食用了含有大量硝酸盐及亚硝酸盐的青菜，或误食了亚硝酸盐而引起高铁血红蛋白症。其发病急，若不及时治疗，病死率高达10%。

亚硝酸盐是谷类、蔬菜、水果的天然成分，有的蔬菜（如青菜、小白菜、韭菜）含有较多的亚硝酸盐和硝酸盐。蔬菜中的硝酸盐在某些硝基还原菌的作用下（大肠杆菌、枯草杆菌等）还原为亚硝酸盐，有下列几种情况：

（1）新鲜蔬菜在贮藏初期，亚硝酸盐含量无明显增多，一旦开始腐烂，亚硝酸盐含量就显著增高。蔬菜腐烂得越严重，其亚硝酸盐含量增加得越多（表2-12-2）。

（2）新腌制的蔬菜，在腌制的2~4 d亚硝酸盐含量增加，7~8 d含量达到最高。

（3）烹调后的熟菜存放过久，熟菜中的硝酸盐被还原成亚硝酸盐。

另外，在某些地区的水中含有较多的硝酸盐和亚硝酸盐，如用这种水煮粥，并在不洁净的容器内存放过久，由于细菌的作用，可增加粥内亚硝酸盐的含量。同样，水在不干净的锅内过夜，特别是长时间微火加热，也会引起亚硝酸盐含量的增加。

亚硝酸盐中毒的表现为头晕、头痛、乏力、心跳加速、嗜睡或烦躁不安，呼吸困难，亦有恶心、呕吐、腹胀、腹疼、腹泻等症状。皮肤青紫是本病的特征，尤以口唇青紫最为普遍。

为预防此类中毒的发生，蔬菜应妥善贮藏，防止腐烂，不食用腐烂的蔬菜；不应在一段时间内集中食用大量叶菜类蔬菜；不用苦井水煮饭和做菜；腌菜要腌透，至少腌20 d以上再食用；不饮用过夜的温锅水，也不用过夜的温锅水做饭。

表2-12-2　小白菜贮藏时间与亚硝酸盐含量的关系　　　单位：mg/kg

小白菜贮藏时间	新鲜	2 d	4 d	6 d*	8 d**
亚硝酸盐含量	0.00	0.24	1.10	6.70	146.00

*表示开始腐烂，**表示完全腐烂。

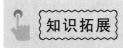 知识拓展

假 酒 中 毒

20世纪80年代以来，四川大邑县、重庆市綦江县、贵州贵阳市、江苏吴县、广西都安

烹饪营养与安全

县、河南上蔡县、云南会泽县等地发生多起假酒中毒事件，特别是1998年"1·26"山西朔州特大假酒中毒事件震动全国。在这些假酒中毒事件中，共有3 162人中毒，数百人致残，167人死亡，给大众健康和生命财产造成巨大损失。

假酒中毒的主要原因是甲醇中毒。饮用用甲醇或工业酒精（含大量甲醇）勾兑的白酒、黄酒，或饮用因酿酒原料或工艺不当致蒸馏酒中甲醇含量严重超标的酒而引起中毒。饮用后，甲醇在人体全身都有分布，肾、肝、胃肠较多，眼玻璃体及视神经内含量高，有少量分布在脑、肌肉和脂肪组织。潜伏期8~48 h，一般为12~24 h。轻度中毒者表现为头痛、头晕、乏力、恶心、呕吐、腹痛，可能伴有轻度意识障碍或视盘充血、眼球疼痛，轻度代谢性酸中毒；重度中毒者可能会伴有重度意识障碍，或失明、光反射消失，严重的代谢性酸中毒，心动过缓、休克、呼吸困难，可因呼吸突然停止而死亡。

甲醇很容易在肠道吸收。在肝内氧化成甲醛和甲酸，再在叶酸参与下氧化成二氧化碳和水。有一小部分以原形经尿和呼吸排出。甲醇是一种剧烈的神经毒，可直接损害中枢神经系统，特别是对视神经的损害，导致视网膜受损，视神经萎缩，视力减退和失明。其代谢产物甲醛和甲酸也同时产生毒性作用，甲醛还可导致代谢性酸中毒。

误饮5 mL甲醇可致严重中毒，饮入40%甲醇10 mL可致失明，40%甲醇30 mL是人的最小致死量。其预防措施主要是要加强对白酒生产企业的生产监督和监测，未经检验合格不得销售。消费者购买时要注意商品标识，不要购买标识不全或不清的酒。

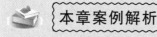

本章案例解析

猪肉"有毒" 非猪之过

利益是一根看不见的魔杖，当瘦肉与肥肉之间的差价太大的时候，如何能满足人们的需要并在同一头猪身上赚到更多的钱就成为关键。"瘦肉精"的出现在一定程度上实现了这个愿望，但却同时又使这种原本要为人体提供优质蛋白质的猪瘦肉变成了"有毒"猪肉。这就是本章开始列举的一幕幕悲剧的根源。

20世纪80年代初期，美国一家公司的科研人员发现将盐酸克伦特罗粉加入饲料中能够显著提高猪肉和牛肉的瘦肉率，这一发现为世界养殖业带来了滚滚财源，于是盐酸克伦特罗又被称为"瘦肉精"。但是好景不长。1990—1994年间西班牙共发生了359起中毒事件，1995年意大利也相继发生了16起中毒事件，法国发生了22起中毒事件……我国是1998年首次发生"瘦肉精"中毒事件。

盐酸克伦特罗是一种平喘药，又称氨哮素、克喘素或双氯醇胺。这是一种肾上腺素类神经兴奋剂，可选择性地作用于肾上腺素能受体。它不是饲料添加剂。进入动物体内后具有分布快、消除慢的特点，在动物的肝、肺的浓度最高。饲料中加入适量的盐酸克伦特罗可使动物的饲料转化率、生长速率、酮体瘦肉率提高10%以上。

人食用了用含有盐酸克伦特罗的饲料喂养的猪、牛肉或其内脏(肝、肺等)，甚至摄入汤汁等都可能发生中毒，会出现不同程度的恶心、呕吐、头晕、肌肉颤抖、心动过速(心悸)等中毒症状，对患有高血压或心脏病的人来说致死的危险性极大。

鉴别猪肉是否含有"瘦肉精"可从以下3个方面检查：

(1) 看猪肉是否含有脂肪(猪油)。如果猪肉在皮下就是瘦肉或皮下仅有少量脂肪，该猪肉含有"瘦肉精"的可能性就较大。

(2) 饲喂过"瘦肉精"的瘦猪肉外观特别鲜红，肌纤维比较疏松，有时有少量"汗水"渗出肉面；而一般健康的瘦猪肉是淡红色，肉质弹性好，肉上没有"出汗"现象。

(3) 购买时一定要查看该猪肉是否有卫生检疫合格证。

本章小结

食以安全为先，谨防病从口入

对于现代人来说，食物使人又爱又怕。"爱"是因为食物是人类赖以生存的必需物质，生命离不开它；"怕"是因为我们的食物实在令人担心，人们可能在不经意间会因为"吃"而给生命带来痛苦，甚至缩短寿命。食物中的有毒物质可能是自身含有的，也可能是人为加入的，也可能是环境污染造成的。有多少疾病是吃出来的，又有多少疾病是因为吃而在孕育着！"吃"出来的一桩桩重大恶性事件是触目惊心的。掌握营养卫生方面的基本知识，可使人们在享受美味的同时多几分安全，多一些选择。谨记：民以食为天，食以安全为先。

思 考 题

1. 对食品的基本卫生要求是什么？什么是食品污染？食品污染可分为哪几类？

2. 被污染的食品对人体健康有何危害？为了控制和防止有害物质污染食品，应该采取哪些有效措施？

3. 简述食品腐败变质的原因、条件及其控制措施。

4. 常用的食品保藏方法有哪几种？说出进行防蝇、防尘、灭鼠、灭蟑螂的一些方法。

5. 黄曲霉毒素主要产生于哪些食品中？对人体有什么危害？怎样进行预防？

6. 化学农药是如何通过各类食品进入人体的？

7. 烧烤为什么会污染食品？应怎样避免多环芳烃类有机化合物对食品的污染？

8. 哪些塑料常用作食具容器？为什么会造成污染？应如何预防这种污染？

9. 餐饮业常用的铁器、陶瓷器、纸质材料可能产生哪些食品安全问题？应如何预防？

10. 为什么要使用食品添加剂？常使用的食品添加剂有哪些？使用食品添加剂时应遵循哪些原则？

11. 什么是食物中毒？食物中毒的特点和分类是什么？

12. 细菌性食物中毒为什么特别引起餐饮业的关注？主要有哪几类细菌会引起中毒？

13. 要防止细菌性食物中毒，餐饮企业要做好哪些预防措施？

14. 鱼类可能引起哪些中毒现象？针对各种中毒原因应采取哪些预防措施？

15. 植物可能引起哪些中毒现象？针对各种中毒原因应采取哪些预防措施？

16. 餐饮业可能会发生哪些化学性食物中毒？是由于什么原因引起的？应采取哪些预防措施？

17. 餐饮企业为什么对食物中毒问题要特别重视？一旦发生中毒事故，餐饮企业管理人员应进行哪些工作？

18. 日常生活中哪些食物可能会有寄生虫污染？应如何预防？

第三章　各类食品的营养价值及其安全控制

学习目标

1. 了解各类食品原料的营养价值及其合理利用。
2. 掌握各类食品的主要食品安全问题及卫生要求。

对街头食品的担忧

街头食品是一种消费需求，其卫生现状反映了经营者的文化素养和社会责任心，以及一个城市的管理水平和文明程度。某市监测 30 件街头卤菜食品，有 17 件样品检出致病菌，占 56.7%。该市 1989 年 1—9 月共发生 66 起食品中毒，其中 60 起是街头卤菜引起的，占同期发生食物中毒总数的 90%。某城镇 1993 年 9—10 月共发生 17 例伤寒病例，其中有 33.5% 的病人食用过街头出售的凉菜。再对 20 份凉菜检验，其中 2 份检出伤寒杆菌……1987 年上海甲肝的流行，类似的例子不胜枚举，给消费者健康带来严重的危害。

食品的营养价值是指食品中所含营养素能满足人体营养需要的程度。一般来说，凡营养素种类齐全，数量及其相互比例适宜，且易被人体消化、吸收及利用的食品，其营养价值就高；反之，则营养价值低。除此之外，食品还应对人体健康不产生任何不利影响，即"无毒无害"；食品的感官性状(色、香、味、外观)和组织状态(软、硬、松、紧、弹性、韧性、黏、滑、湿润及干燥)等方面应当良好，不应影响食欲和给人以不良的感觉；符合既有营养而又卫生安全的食用的要求。

每一种食品，由于营养成分不同，因而功能也不一样，我们不能仅靠摄食一种食品来满足身体的营养需要，因此，就有必要来分析一下各类食品的营养价值及其安全食用。

第一节　谷　　类

一、谷类的组成与营养价值

谷类包括大米、小麦、玉米、小米、高粱、荞麦等。在我国的膳食中，谷类是能量最主要的来源，有 70%～80% 的能量和 50%～70% 的蛋白质，以及 B 族维生素和部分无机盐都是由谷类供给的，因而谷类被称为主食。

（一）谷粒的构造与营养素的分布

以米、小麦为例，谷类是由谷皮、糊粉层、内胚乳和胚芽等部分组成，如图 3-1-1 所示。

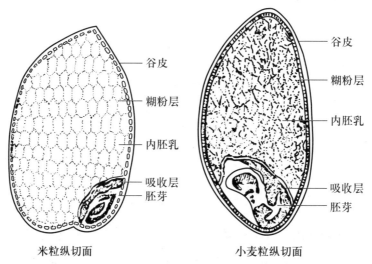

米粒纵切面　　　　　小麦粒纵切面

图 3-1-1　米、小麦粒的构造

1. 谷皮

谷皮是种子的最外层，包括果皮与种皮，又称谷壳，主要由纤维素和半纤维素组成，其中含有维生素和无机盐。因谷皮不能被人体消化，在加工时已去掉。

2. 糊粉层

糊粉层位于谷皮下层，含有丰富的 B 族维生素和较多的蛋白质、脂肪、磷，有较高的营养价值。在加工较细的米、面中，糊粉层中的营养素常常大部分损失掉。

3. 内胚乳

内胚乳占整个谷粒的 83%，它的主要成分是淀粉，也含有一定量的蛋白质，但无机盐和维生素的含量极低。

4. 胚芽（谷胚）

胚芽含有较丰富的 B 族维生素和维生素 E。脂肪、蛋白质、无机盐的含量也较其他部分高。

谷胚和谷粒周围部分还有各种酶（主要的是淀粉酶、蛋白酶、脂肪酶和植酸酶），故谷类贮藏中，如果条件适合酶的活动，就容易变质。

（二）谷类的营养价值

谷类食品营养价值丰富，其主要营养成分见表 3-1-1。

表 3-1-1　部分谷物营养价值（每 100 克可食部含量）

食　物	蛋白质 /g	维生素 B₁ /mg	维生素 B₂ /mg	烟酸 /mg	维生素 E /mg	铁 /mg	锌 /mg	膳食纤维 /g
精大米	7.3	0.08	0.04	1.1	0.2	0.9	1.07	0.4
精面粉	13.3	0.09	0.04	1.01	—	—	0.94	0.3
全麦	13.2	0.50	0.16	4.96	0.71	3.6	2.6	10.07
糙米	7.9	0.40	0.09	5.09	0.59	1.47	2.02	3.50
燕麦	16.9	0.76	0.14	0.96	—	4.72	3.97	10.6
荞麦	9.3	0.28	0.16	2.2	0.9	6.2	3.6	6.5
玉米	8.5	0.07	0.04	0.8	0.98	0.4	0.08	5.5
小米	9	0.33	0.1	1.5	0.3	5.1	1.87	1.6
高粱	10.4	0.29	0.1	1.6	1.8	6.3	1.64	4.3
青稞仁	8.1	0.34	0.11	6.7	0.72	40.7	2.38	1.8
黑麦	9	0.37	1.7	1.7	1.15	4	2.9	14.8

引自：《中国居民膳食指南（2016）》。

1. 蛋白质

谷类不是含蛋白质丰富的食品，每 100 g 中，含蛋白质 8~12 g，其中燕麦的蛋白质含量较高，可达 16.9%，大黄米（黍）为 13.6%，荞麦为 9.3%，稻米、玉米和全麦为 7.3%~13.2%。但因它们是主食，所以谷类是人体蛋白质的主要来源。谷类蛋白质主要存在于糊粉层和内胚乳中。精面粉比标准粉蛋白质含量低，如精面粉为 10.3%，而标准粉为 11.2%。谷类蛋白质一般为半完全蛋白质，其所含的必需氨基酸中赖氨酸、苯丙氨酸和甲硫氨酸的含量都较低，而各类粮食所缺的氨基酸又各不相同。如玉米中色氨酸和赖氨酸含量很低，而小米中色氨酸含量较高。如果玉米和小米混食就可取长补短，发挥蛋白质的互补作用，提高蛋白质的生理价值。因此应当多种粮食混食，或利用生理价值高的动物蛋白质、大豆蛋白质来补充谷类蛋白质的不足。

2. 糖类

谷类所含的糖类主要为淀粉，含量很高，可达 70% 以上，多集中在胚乳细胞内。淀粉经烹调后容易消化吸收，利用率高达 90% 以上，是人类最理想而经济的能量来源。谷类所含的淀粉按其分子结构有直链淀粉和支链淀粉两种，前者一般占 20%~30%，后者一般占 70%~80%。不同品种的谷类，两种淀粉的含量不同。直链淀粉的性质是易溶于水，性黏稠，可以被 β-淀粉酶完全水解成麦芽糖；而支链淀粉只有 54% 能被 β-淀粉酶水解，故支链淀粉较难消化。谷类中这两种淀粉含量的多少会直接影响食用时的风味。小麦中直链淀粉较多，占 27%，所以面粉的黏稠性大，食用时风味较好。而其他谷类直链淀粉较少，黏稠性也差。

3. 脂肪

谷类的脂肪含量不高，在 1%~2%，主要存在于糊粉层和谷胚之中。谷类脂肪除中性脂肪外，还有少量植物固醇（麦角固醇）和卵磷脂。小麦、玉米的胚芽油，亚油酸含量高达 60%，具有防止血胆固醇过高，防止动脉粥样硬化的作用，是一种营养价值很高的食用油，高血压、冠心病、肥胖病患者和老年人食用，具有保健作用。

4. 无机盐

谷类中无机盐的含量在 1.5%~3%，其中主要是磷、钙、镁、铁，大部分集中在谷皮、糊粉层之中，故粗制米面的无机盐含量较高。谷类中所含的磷、钙多以植酸钙镁盐的形式存在，绝大部分不能被机体吸收利用，但好在谷类中含植酸酶，可分解植酸盐并释放出游离的钙和磷，提高人体对钙、磷的吸收率。植酸酶在 55℃ 环境中活性最强，当米面经过蒸煮或焙烤时，约有 60% 的植酸盐可水解而被身体吸收利用。

5. 维生素

谷类是 B 族维生素的重要来源，含维生素 B_1、维生素 B_2 和烟酸较多，胚芽中还含有维生素 E；小米、黄玉米中含胡萝卜素较多。维生素主要集中在糊粉层和胚芽中，但硫胺素却有 60% 存在于内胚乳与胚芽相连接处的盾片部分（吸收层），其余主要集中在糊粉层。烟酸大部分集中在糊粉层，其中有一部分为结合型，不易被人体吸收利用。玉米中的烟酸主要为结合型，必须经过加工烹调变成游离型烟酸才能被人体吸收利用。由于维生素主要集中在糊粉层和胚芽中，因此精白米面中维生素含量比标准米面低，只有谷类原粮含量的 10%~30%。

6. 水分

谷类的水分含量有很重要的安全意义。正常水分含量是 11%~14%。水分含量高能增加谷粒中酶的活动，促进谷类的代谢过程，以致其分解产热，使温度升高，利于微生物和仓库害虫的繁殖，不利于谷类的贮藏。谷类在贮藏过程中应将水分含量降到 14% 以下。

二、合理利用

谷类加工过精过细，会大大降低其营养价值，过粗则影响感官性状、消化吸收率和加工性能。1953 年国家规定的标准米（"九五米"）和标准粉（"八五粉"）都兼顾了上述两方面的要求，较多地保留了谷类中的营养素。膳食中以"九五米""八五粉"为宜，"九二米"（精米）、"八一粉"（精面）不宜经常食用。玉米、小米、荞麦面、莜麦、薯类等杂粮，除含维生素外，还含有锌、钴、铜、硒等微量元素，与主粮搭配，为保健之必要。近年来，精白米面的消费需求日益增长，应当采取相应的营养强化措施以保证消费者的健康。近年我国研究小麦分层碾磨工艺获得成功，减少了谷皮的混入，而尽量多地保留了营养素，从营养学角度看是有实际意义的。

谷类中的 B 族维生素及无机盐均易溶于水。因此，淘米次数不宜过多或应避免用力揉搓，煮饭时应采用焖饭或蒸饭，不丢失米汤。制作面食时采用蒸、烤、烙等方式，维生素 B_1、维生素 B_2 及烟酸损失都比较少，这都有利于减少营养素的损失。

 健康生活探究

谷物混吃好处多

谷类是小麦、稻米、谷子、玉米、高粱、荞麦等的总称，是人类膳食中含糖类最丰富的食物，是膳食能量的主要来源。多种谷物掺和在一起吃要比单吃一种好，而且掺和的谷物种类越多越好，因为这样能发挥营养素的互补作用，尤其是钙、铁、锌、硒和 B 族维生素及氨基酸之间的互补作用，使营养更全面和更均衡。特别是以玉米或高粱为主食时，更应该搭配一些其他种类的谷物和豆类食物。中等体力活动的成年人，每人每天应食用谷类食物 300~500 g。

三、谷类的安全

谷类的安全问题，涉及面广。影响谷类食品安全的主要因素有：霉菌及霉菌毒素对粮食的污染，残留农药对粮食的污染，有毒植物种子的混入，谷类仓库害虫和鼠类的侵害等。

（一）霉菌及霉菌毒素对粮食的污染

对谷类造成污染的霉菌常见的有曲霉、青霉、镰孢霉等。这些霉菌中有的能产生有毒物质——霉菌毒素，其中毒性最强的为黄曲霉毒素（以黄曲霉毒素 B_1 毒性最强）及黄绿青霉素。此外，赤霉病、黄变米、麦角、黑斑病甘薯及其他霉变粮食等，均可引起人体中毒。

为了防止谷类被霉菌及霉菌毒素污染，谷类在收获及贮藏过程中应将其水分含量降低，原粮水分降至14%以下；成品粮（米、面、面条）降至13.5%以下。谷类周围环境温度应降至10℃以下，相对湿度应不超过70%。

（二）残留农药对粮食的污染

各类谷物在种植过程中，种子及土壤消毒、生长期田间管理的防治病虫害和除草等环节使用的农药，最终都会有一定的农药残留。因此应采用安全的生物防治法及高效低毒农药，选择安全施药期和施药方法，严格执行农药允许残留标准，粮谷包装用具不得有农药污染，使谷类的农药残留量降至最低限度。

（三）有害植物种子的混入

随着谷类的收获而常常混进一些有毒植物种子，常见的有麦仙翁子（含有皂苷，国家规定粮食中含量应在0.1%以下）、槐子（国家规定不超过0.04%）、毛果洋茉莉种子（不超过0.002%）等。这些杂草种子都含有一定毒性，如果混进谷类中被食用，就会引起中毒。因此，要加强田间除草，加工谷类时应认真筛选，使其有害植物种子的含量减少至规定量以下，或完全剔除。

（四）谷类仓库害虫和鼠类的为害

害虫和老鼠是谷类贮藏工作中的大敌，我国谷类贮藏害虫有50多种，常见的有谷象、米象、谷蠹和螨类。经虫、鼠损害的谷类感官性状变坏，食用价值大大降低，经济上造成损失。

谷类贮藏的关键是严格控制水分和温度，要加强粮库的卫生管理，要求库房坚固、不漏、不潮，能通风、防鼠、防雀，做到低温、低湿保存。此外还可采用气调（即缺氧）保藏法，使谷类呼吸降低，抑制酶的活性与微生物和害虫的生长繁殖。近年来我国研究用 ^{60}Co 的 γ 射线低剂量辐照方法保藏谷类，经这样处理的粮、豆，其营养成分和品质不受破坏，并可杀死所有害虫，效果良好，现已制定和颁布了相应的卫生标准。

第二节 豆 类

一、豆类的营养价值

豆的种类很多,有鲜豆和干豆之分。常用的鲜豆有蚕豆、豌豆等;豆荚类有豇豆、扁豆、菜豆、毛豆等;干豆有大豆(黄豆、青豆、黑豆)、蚕豆、绿豆、豌豆、红小豆(赤豆)等。

(一) 干豆类的营养价值

1. 蛋白质

豆类的蛋白质含量很高,一般在 20%~40%,其中大豆最高,约为 40%。大豆不仅蛋白质含量高,而且生理价值也高,它除甲硫氨酸含量较低外,其他必需氨基酸的组成与动物蛋白质相近似,为完全蛋白质。

2. 脂肪

豆类的脂肪含量因种类的不同,差别很大,以大豆含量最高,大豆、青豆均为 16.0%,黑豆为 15.9%,故大豆可作为食用油原料。大豆油含不饱和脂肪酸多,高达 85%,并且脂肪里还含有丰富的必需脂肪酸,如亚油酸达 50% 以上,此外豆油里还含有磷脂,所以大豆脂肪为优质脂肪。其他豆类(如绿豆、红小豆、蚕豆、豌豆)的脂肪含量较少,为 1% 左右。

3. 糖类

豆类中的芸豆、豇豆、红小豆、绿豆、豌豆糖类含量最高,可达 50%~60%,且以淀粉为主。大豆的糖类含量较少,为 20%~30%,且多为不能被人体消化吸收的多糖,如棉子糖、水苏糖和纤维素,淀粉含量很少。人体肠道细菌可将豆类的部分多糖分解而产生气体,引起肠胀气。

4. 无机盐

豆类富含钙、磷、铁、镁、钾、硒等无机盐。大豆的钙含量为鸡肉的 21 倍多,为瘦猪肉的 32 倍;大豆的铁含量为瘦猪肉的 2.7 倍,鸡肉的 6 倍,是难得的一类高钾高镁低钠食品,适合于低血钾患者食用。

5. 维生素

豆类一般富含 B 族维生素,大豆每 100 g 中含维生素 B_1 0.41 mg,维生素 B_2 0.20 mg,维生素 E 18.90 mg,都比谷类中的含量高。此外,青豆、黄豆、绿豆还含有一定量的胡萝卜素。

（二）豆制品的营养价值

用大豆等豆类制成的豆制品种类很多，如豆浆、豆腐、腐竹、豆腐干、豆腐皮、豆腐丝、豆腐脑、豆豉、腐乳（酱豆腐、臭豆腐）、豆酱、酱油、豆芽。豆腐含有丰富的蛋白质，并易被人体消化吸收，钙、磷、钾、镁、铁、硒的含量也较高。豆浆中铁、维生素 E 的含量超过鲜乳，但钙、镁、磷、维生素 A、核黄素较鲜乳少。豆芽（包括黄豆芽、绿豆芽）中含有一定量的抗坏血酸，广泛食用豆制品，不仅可丰富菜肴的内容，也可提高膳食的营养价值。

二、合理利用

（1）豆类不仅蛋白质的赖氨酸含量高于谷类的 7 倍，而且豆类中维生素 B_1、维生素 B_2 和钙、磷、铁、镁、钾、硒等无机盐的含量也都比谷类高，将二者混合作为主食，既可提高谷类蛋白质的营养价值，又可增加维生素 B_1、维生素 B_2 和无机盐的供给量，对提高膳食营养极为有益。豆类蛋白质中甲硫氨酸含量较少，若与肉类同食还可提高豆类的营养。

（2）大豆蛋白质的消化率受不同加工烹调方法的影响。整粒熟大豆（炒豆、煮豆）因蛋白质被细胞壁包裹难与消化液接触，大豆中的抗胰蛋白酶因加热不充分又未被彻底破坏，故其蛋白质的消化率仅为 65.3%，但加工成豆浆后可达 84%，制成豆腐可提高到 92%~96%。这是因为在加工中，水泡、磨碎、过滤、煮沸等工序使蛋白质变性，抗胰蛋白酶被彻底破坏、纤维素也被去除，于是蛋白质的消化率就大大提高了。

（3）大豆及大豆制品经霉菌发酵可制成豆酱、豆豉、腐乳等发酵食品，使其产生具有特殊香味的有机酸、醇、酯、氨基酸等物质，并提高了维生素 B_{12} 的含量，更易于消化吸收。膳食中摄取大豆类食物的量可参考大豆类食物互换图来进行配比选择（图 3-2-1）。

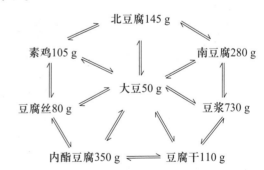

图 3-2-1　大豆类食物互换图*（按蛋白质含量）

*《中国居民膳食指南（2022）》建议大豆摄入量
为 105g/周（4 岁以上人群），其中 14~64 岁人群
可增加到 175g/周

（4）我国近年来，除了传统的豆制食品外，还以大豆和其他油料子的油料粕粉为原料，开发出各种植物蛋白。如蛋白质含量达 90% 的分离蛋白（可以用来强化或制成各种食品）、含蛋白质 70% 的浓缩蛋白、具有肉味口感的组织化蛋白。上述产品已经经过食品工业的应用和营养学鉴定，其氨基酸组成和蛋白质功效比值均较好。今后，随着科技的进步，大豆蛋白质将会得到进一步的开发和利用。

三、豆类与豆制品的安全

（一）豆类的安全

豆类的安全问题与谷类相同，但豆类中含有多种生理有害物质，如胰蛋白酶抑制因子、植物凝血素、致甲状腺肿胀因子，这些物质都是水溶性的，经加热处理后可全部被破坏，残存量很少，故豆类的热处理很重要。另外，大豆等豆类在夏天易遭虫害，因此储藏时间一般不要超过第二年的夏天，要做到当年收购，当年加工、销售和食用。如数量多需要较长时间贮藏，则应采取有效措施加强对夏天仓库的管理和检查，以确保其安全过夏。

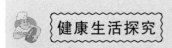
健康生活探究

有人不能吃蚕豆

蚕豆中含有两种对人体健康有危害的物质，即蚕豆嘧啶葡萄糖苷和伴蚕豆嘧啶核苷。这两种糖苷可以分别水解产生香豌豆嘧啶和异氨基巴比妥。如果人血液红细胞中缺乏葡萄糖-6-磷酸脱氢酶，这两种产物就可以使红细胞中的还原型谷胱甘肽迅速氧化而减少，最终导致红细胞膜的破坏而发生溶血作用。所以"蚕豆病"是以溶血性贫血为主要特征的疾病。其症状有发热、乏力、呕吐、腹痛及血红蛋白尿。严重者可致死。

蚕豆病主要发生在地中海地区的居民，有2/3的蚕豆病患者是因为吃了新鲜或干的蚕豆而发病，另外1/3的人是食用了蒸煮过的蚕豆而发病。目前还没有很好的加工方法能去除蚕豆中的这两种糖苷。

（二）豆制品的安全

非发酵性豆制品，如豆腐、豆芽及用豆腐炸卤、熏制、干制的豆制品的安全，可因加工、销售过程中不符合卫生要求而受到化学毒物及细菌的污染。发酵性豆制品，如豆豉、豆瓣酱、腐乳的安全，除存在与非发酵豆制品相同之处外，特别应值得注意的是霉菌污染的问题。为此，豆制品加工车间、设备和工具以及贮藏、运输、销售过程所用的管道、容器、包装材料等都要有防蝇、防鼠、防尘设备，并且不得使用对人体有害的材料制成容器及包装用具，其用具应符合国家安全标准，避免微生物和有毒有害物质对豆制品的污染。发酵豆制品时要选择优良菌种，防止杂菌污染和菌种变异而产生毒素。

豆制品生产用水和添加剂应符合国家标准。将豆制品制成小包装有利于防止运输、销售环节的污染。研究认为豆腐浸泡在流水中（水温 12℃）出售或贮于冷藏柜（温度在 5~10℃ 以下）中出售，其防污保鲜效果较好。豆芽生长中禁止使用尿素等化肥。

豆中含有多种酶类，其中脂肪氧化酶是产生豆腥味及其他异味的主要酶类，在适当条件下可使脂肪氧化分解生成多种有豆腥味的物质，同时还可与亚油酸、亚麻酸等不饱和脂肪酸作用生成具有豆腥味的醛、酮类物质。大豆的脱臭脱腥可用加热的方法，但不够彻底，采用乙醇处理后减压蒸发掉乙醇的办法，效果较好。

第三节　蔬菜、水果及食用菌

一、蔬菜、水果及食用菌在营养上的意义

蔬菜和水果主要供给人们维生素和无机盐，是膳食中胡萝卜素、维生素 C、维生素 B_2、钙和铁的主要来源。

蔬菜和水果的蛋白质含量较低，除豆荚的蛋白质含量稍高外，其他蔬菜、水果所含蛋白质均极少。蔬菜和水果含脂肪量也极少，因此它们不是能量的主要来源。薯类是介于粮食和蔬菜之间的食物，含有一定量的糖和蛋白质，可以提供人们一定的能量。蔬菜和水果中含有丰富的纤维素和果胶。纤维素和果胶虽不能为人体消化吸收，但也是膳食中的重要成分，它们可以促进胃肠蠕动和消化腺分泌，尤其是果胶在水中膨胀后形成柔软的物质，它既不过分刺激胃肠，又能促进胃肠正常蠕动，而纤维素近年来也被科学界认为在预防肠癌的发生上有一定作用。

食用菌是一类不含叶绿素的植物（也称非绿色植物），是以无毒真菌的子实体为食用部分的蔬菜，常用的有香菇、蘑菇、口蘑、木耳、银耳、猴头菇等。

食用菌除含丰富的纤维素外，它们以独特的香气和鲜味而赢得人们的喜爱。食用菌还含有大量的必需氨基酸及钙、磷、铁等无机盐；含有维生素 B_2 和酶类；特别是它们还含有能够预防疾病的特殊成分。如香菇中的核酸类物质对胆固醇有溶解作用，有助于预防高血压病，麦角固醇作为维生素 D 原可预防佝偻病。此外食用菌含有的糖苷具有抗癌作用。

二、蔬菜、水果、野菜、野果的营养价值

（一）蔬菜

我国膳食中常见的蔬菜主要是叶菜类，例如白菜、甘蓝、菠菜；其次是根茎类，例如各

种萝卜、莴笋、薯类；豆荚类，例如毛豆、四季豆、扁豆、豌豆；瓜茄类，例如冬瓜、南瓜、茄子、番茄、辣椒。

蔬菜是维生素 C 的主要来源，长期不摄入蔬菜就会引起维生素 C 缺乏病。叶菜、花菜类含维生素 C 丰富，根菜类次之，辣椒中维生素 C 的含量最高，其他如苋菜、油菜、菠菜、小白菜、番茄中的含量也很丰富。绿叶蔬菜和橙色蔬菜所含胡萝卜素较多，绿叶蔬菜中维生素 B_2 的含量也很丰富，如蕹菜（空心菜）、菠菜、油菜、萝卜缨所含维生素 B_2 较高。

绿色蔬菜含铁量很高。虽然蔬菜及谷类、豆类（大豆除外）中的铁吸收率均较低，仅为 10%，但蔬菜在我国的膳食中铁的供给量仍占一定地位。

蔬菜中含有大量的酶，如白萝卜中含有丰富的淀粉酶，可以促进食物消化。某些蔬菜中，如大蒜中含有植物杀菌素，对抵抗疾病和防止肠道传染病有一定作用。此外，由于蔬菜种类繁多，所以在烹调上可以增加花色品种。

（二）水果

新鲜水果是维生素 C 的主要来源。酸枣含维生素 C 和维生素 P（芦丁）最多，柠檬、蜜柑、广柑、橘子、柚子等次之，山楂也含有丰富的维生素 C。胡萝卜素含量丰富的水果有橘、海棠、杏、红果、枇杷和杧果，其中以杧果含量最丰富。富含铁的水果有桃、李、杏等。

水果中的一些有机酸，如柠檬酸、酒石酸、苹果酸，可以促进消化液分泌。再加之水果色、香、味俱佳，有助于消化吸收。水果中含有大量单糖类物质，很容易被人体吸收。

水果干是鲜果经过加工制成，如葡萄干、杏干、梨脯。水果干的维生素损失较多，已经失去新鲜水果的营养特点，不过它们容易保存，而且加工后别有风味，有一些水果由于本身含有维生素 C 较多，加工处理后仍能保存一定量的维生素 C，故仍然具有一定营养价值。

硬果是硬壳果，它们的表面包了一层硬壳，水分也较少，常吃的硬果有栗子、花生、核桃、瓜子、白果、松子、榛子、杏仁等，其营养特点是蛋白质和脂肪含量都很高，唯栗子例外，栗子的蛋白质和脂肪含量极少而糖含量很高。硬果还含有一定的维生素 B_1、维生素 B_2 和铁。

（三）野菜、野果

野菜、野果不仅味道鲜美而且营养价值也很高。常见的野菜有苜蓿、马齿苋、野苋菜等。这些野菜中胡萝卜素、维生素 C、维生素 B_2 及钙的含量高于普通菜的数倍至数十倍。常见的野果有刺梨、猕猴桃、酸枣等。它们所含维生素 C 和维生素 P 极为丰富，如刺梨所含维生素 C 较之蜜柑高出 50 倍，是维生素 C 的良好来源。野菜食用前一般需经过处理，如在沸水中煮沸片刻后弃去菜汁，再加盐、油烹调后食用。

三、蔬菜、水果的安全

蔬菜、水果以生食或急火炒熟的烹调方法为主，因此它们的安全标准成为衡量其质量的重要方面。

（一）肠道致病菌和寄生虫卵对蔬菜和水果的污染

当前我国蔬菜栽培还有相当一部分利用人畜粪便作肥料，所以蔬菜存在被肠道致病菌和寄生虫卵污染的可能。例如，无论是新鲜蔬菜还是咸菜中都可以检出蛔虫卵，即使浓的盐溶液也不能杀死蛔虫卵。水生植物如红菱（菱角）和荸荠（马蹄）可能有姜片虫囊蚴，生食可能引起姜片虫病。在运输过程中蔬菜和水果混运，可引起水果被肠道致病菌污染，表皮破损的水果更容易被污染。

为了防止肠道致病菌和寄生虫卵对人体造成危害，食用蔬菜、水果要做到以下三点：

（1）生食瓜果、蔬菜前要彻底洗净、消毒；不生食水生植物。

（2）消毒方法有两种：一是以沸水充分浸烫 30 s，既要杀死虫卵，又要保证不过多损失维生素；二是药物消毒，有些蔬菜和水果可用漂白粉或高锰酸钾溶液浸泡，其缺点是有效成分非常不稳定，消毒效果不易掌握，浸泡后还要用冷开水漂洗，还可以用 5% 乳酸溶液或0.3% 氯胺-T 溶液浸泡 5 min，效果也很好。

（3）制作水果拼盘、冷盘等直接入口的食品，要防止苍蝇、蟑螂等害虫接触，避免肠道致病菌和寄生虫卵的污染。

（二）生活污水和工业废水中的有毒物质对蔬菜和水果的污染

用生活污水和工业废水灌溉菜地，不仅可以解决水源和增加肥源问题，而且可以使污水在土壤中进行自然净化，减少河道污染。但未经处理的生活污水中常含有大量致病细菌和寄生虫卵，会污染蔬菜；未经处理的工业废水可能含有各种有毒物质，不利于蔬菜生长，而且对食用者的健康产生一定危害。为此，在使用污水灌溉菜地前，应先经储存、微生物发酵、沉淀以去除有害物质，再行灌溉；对要生食的蔬菜、瓜果要采用高架栽培和地下灌水技术，以避免与污水直接接触；在蔬菜收获前 3~4 周应停止用污水灌溉。对于餐饮业来说要彻底清洗蔬菜、水果，生食的蔬果要经过消毒。

（三）农药残留对蔬菜和水果的污染

为了使农药残留对蔬菜、水果的污染降至最低，在农业生产中要尽量选用高效、低毒、低残留的农药，注意采摘与施药之间隔有足够长的时间；对餐饮业来说加工前要彻底清洗浸泡蔬菜、水果，能削皮的一定要削去表皮。

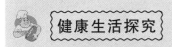 健康生活探究

多吃蔬菜、水果有益于健康

新鲜的蔬菜和水果除了能为人体提供肉、奶、蛋、鱼、谷类、硬果类等食物所不能提供的维生素C和叶酸外，还含有多种植物化学物质。这些物质在人体内具有抗氧化作用，可以清除自由基，发挥保健作用。美国的癌症研究专家在156项膳食研究中发现有128项研究证明了吃水果和蔬菜对人体具有显著的抗癌、防癌作用。另外，水果和蔬菜中的抗氧化成分可以有效地延缓智力和体力的衰老。如对老龄妇女的研究发现，血液中番茄红素（来源于番茄）水平低的人"自我照顾"能力（如洗澡、穿衣、行走、吃饭）差。

蔬菜、水果的种类不同，含有的抗氧化成分就不同。如西蓝花除含有丰富的维生素C、类胡萝卜素、槲皮素、谷胱甘肽和芦丁外，还含有萝卜硫素，多吃西蓝花的人患直肠癌、肺癌及心血管疾病的风险性显著降低。甘蓝是十字花科蔬菜，也具有强大的抗氧化作用，研究表明，每周吃一次甘蓝的人患直肠癌的风险性是每月吃一次甘蓝的人的66%。胡萝卜中的β-胡萝卜素是重要的抗氧化物质，血液中β-胡萝卜素水平低的人更容易患心脏病和各种癌症，哈佛大学的一项研究发现，每周至少吃5次胡萝卜的妇女患脑卒中的风险性可以降低68%。菠菜含有丰富的类胡萝卜素和芦丁等抗氧化物质，可以有效地抵抗癌症、心脏病、高血压、脑卒中、老年性视网膜黄斑变性等。菠菜中的叶酸含量也很高，对脑和动脉的健康很重要。番茄中含有丰富的番茄红素，具有延缓老年人智力与体力衰老的作用，意大利的一项调查发现，吃大量鲜番茄的人患消化道肿瘤的风险性可降低50%。鉴于大量的肯定性研究结果，营养学家提出以下五点建议：

1. 每天至少吃500 g蔬菜和水果。
2. 所食用蔬菜、水果的种类越多越好。
3. 尽可能选择新鲜的蔬菜和水果。
4. 多吃深颜色的蔬菜和水果，颜色搭配得越丰富越好。
5. 避免对蔬菜、水果过度加工。

第四节 畜禽肉类

一、畜禽肉类的营养价值

肉类食品种类很多，膳食中人们常用的畜禽肉类有猪、牛、羊肉和鸡、鸭、鹅等，包括肌肉、脂肪组织、内脏（心、肝、肾、胃、肠）等脏器及其制品、脑、舌等。它能供给人体必需氨基酸、脂肪酸、维生素和无机盐。肉类食物的吸收率高，饱腹作用强，滋味鲜美，含有多种风味物质，可烹调成各式菜肴，色、香、味俱全，具有较高的食用价值。畜禽肉类食品的营养成分随动物种类、年龄、部位及肥瘦程度的不同而有显著差异。

1. 蛋白质

畜肉和禽肉的蛋白质含量相近似，均在 $10\% \sim 20\%$，家畜、家禽的肌肉组织和内脏，如肝脏蛋白质含量高，肥肉中蛋白质含量较瘦肉低。猪肉（肥瘦）的蛋白质含量为 13.2%（肥肉 2.4%，瘦肉 20.3%），猪肝 19.3%；牛肉 18.1%（瘦肉 20.2%），牛肝 19.8%；羊肉（肥瘦）19.0%（肥肉 12.6%，瘦肉 20.5%），羊肝 17.9%；鸡肉 19.3%（肥鸡肉 16.7%），鸡肝 16.6%；鸭肉 15.5%，鸭肝 14.5%；鹅肉 17.9%。肉类蛋白质多为完全蛋白质，其氨基酸组成与人体蛋白质相似，营养价值高。用动物蛋白质可以补充谷类蛋白质的缺乏和不足。

2. 脂肪

脂肪含量随肉类的不同而异，一般是肥肉的脂肪多于瘦肉。畜肉脂肪的平均含量：猪肉（肥瘦）37.0%，肥肉 90.4%；牛肉（肥瘦）13.4%；羊肉（冻、绵羊）24.5%，羊肉（肥瘦）14.1%。畜肉脂肪的成分主要是各种脂肪酸的甘油三酯，还有少量的磷脂、胆固醇、游离脂肪酸和脂溶性色素等。畜肉的胆固醇含量较高，肥肉多高于瘦肉，猪肉（肥）109 mg/100 g（瘦肉 81 mg/100 g）；牛肉（肥）133 mg/100 g（瘦肉 58 mg/100 g）；羊肉（肥）148 mg/100 g（瘦肉 60 mg/100 g）。脑和内脏胆固醇含量更高，如猪脑 $2\,571$ mg/100 g；猪胆、肝 $1\,017$ mg/100 g，牛脑 $2\,447$ mg/100 g，羊脑 $2\,004$ mg/100 g。鸡肉含脂肪 9.4%，鸭肉 19.7%，鹅肉 19.9%。禽肉脂肪中的饱和脂肪酸的含量低于畜肉，而禽肉中结缔组织较柔软，脂肪分布也较均匀，所以，禽肉比畜肉鲜嫩、味美，并且也易于消化。

动物脂肪中人体必需脂肪酸含量一般较植物油低，而饱和脂肪酸含量一般较植物油高，所以心血管疾病患者不宜多食用动物脂肪，而以食用植物油为宜。

3. 糖类

畜禽肉的糖类含量很低，为 $0.2\% \sim 4\%$，主要以糖原形式储存于肌肉和肝脏，含量与动物的营养状况及健壮情况有关。动物宰杀后，由于糖酵解作用，糖原含量下降，乳酸相应增高，酸度因此升高。

4. 无机盐

畜禽肉无机盐总量在 0.8%~1.2%，瘦肉较肥肉含无机盐多，内脏器官（如肝、肾）又较瘦肉多。家畜肉和禽肉食品都是磷、铁的良好来源。肉类中的铁主要以血红蛋白形式的铁存在，不易受食物中其他因素的干扰，因此消化吸收率较高。

5. 维生素

肉类可提供多种维生素，是 B 族维生素的最好来源，尤其是瘦肉中含维生素 B_1 最高，如猪瘦肉为 0.54 mg/100 g，羊瘦肉 0.15 mg/100 g。每 100 g 禽肉中含维生素 E 0.22~0.33 mg。每 100 g 羊肝中含维生素 A 20 972 μg。动物内脏，尤其是肝，它是动物体内含各种维生素最丰富的器官，是维生素的重要来源。

6. 含氮浸出物

肉味非常鲜美是因为肉中含有"含氮浸出物"（含氮浸出物是一些能溶于水的非蛋白含氮物质的总称），如肌凝蛋白原、肌肽、肌酸、肌酐、嘌呤碱和少量的游离氨基酸，这些浸出物越多，味道越浓，促进胃酸和唾液分泌的作用也就越强，这些都有利于人体对蛋白质和脂肪的消化。

二、合理利用

1. 畜禽肉类食品蛋白质的充分利用

畜禽肉类食品的蛋白质属优良蛋白质，谷类食品中常缺少的赖氨酸、甲硫氨酸、苏氨酸、精氨酸和组氨酸在肉类食品中含量特别丰富，因此，肉类食品最宜与谷类食物搭配食用，以提高蛋白质的生物学价值（参见表 1-3-6），营养学家主张，膳食中动物性蛋白质至少要达到摄食总蛋白质量的 10% 以上。

2. 合理保护畜禽肉类食品的营养素

在烹调中，肉类蛋白质、脂肪和无机盐的损失一般较少，而维生素的损失则较多，且又因烹调方法不同而损失各异。红烧和清炖肉维生素 B_1 可损失 60%~65%；蒸和炸损失较少；炒损失最少，仅 13% 左右。维生素 B_2 的损失以蒸为最高，达 87%，清炖和红烧约为 40%，炒为 20%。炒猪肝，维生素 B_1 损失 32%，但维生素 B_2 几乎可全部保存。为了减少维生素的损失，肉类食品宜炒不宜烧炖和蒸炸。

3. 合理使冻肉解冻，以保存肉的营养成分和滋味

冻猪肉经冷冻后，其外观和颜色不如鲜肉，因此，有人就认为冻肉的营养和滋味不如鲜肉，故不少人就不愿意食用冻肉。从营养成分分析，冻肉和鲜肉没有太大区别，冻肉由于存放

失水，不少营养成分的含量比鲜肉还略有增加，只是糖原和核苷酸含量略有下降，但对营养价值影响不大。如果冻肉的滋味不如鲜肉，可能与解冻方法不当有关。对于冻藏食品，应坚持"急速冻结，缓慢融化"的原则。若将冻肉置于高温环境或热水中浸泡，解冻太快，使肉中已溶解的组织液不能迅速为细胞所吸收而流失，肉不能恢复原状，味道和加工性能自然就不如鲜肉了。如果将冻肉置于常温下让其缓慢解冻，使溶解的组织液被组织细胞充分吸收，就可以使冻肉恢复到鲜肉的状态和滋味，且冻肉的营养价值并不亚于鲜肉。

三、畜禽肉与畜禽肉制品的安全

（一）畜禽肉的安全问题

畜禽肉类，营养丰富，具有微生物生长繁殖的理想条件，因此，在宰杀、运输、保藏、加工制作和销售等过程中容易被微生物污染。据有关资料统计，肉食是引起细菌性食物中毒最多的食物，并且牲畜的某些传染病、寄生虫病也是通过肉食传染给人的，为了保障人民的食肉安全，必须特别重视畜禽肉的卫生问题。

1. 腐败变质

肉类食品，从屠宰后开始，一般要经过僵直、后熟、自溶、腐败这四个阶段的变化。前两个阶段为新鲜肉，后两个阶段从自溶开始则有轻度的腐败变化，各阶段的特点如下：

僵直：宰杀后的牲畜，由于细胞中的酶类继续活动，糖酵解产生的乳酸增加，使肌肉酸度升高，肌凝蛋白开始凝固，肌纤维硬化，于是躯体挺硬，呈现为僵直，畜体较禽体更为显著。此时的肉，有不愉快气味。如烹调食用，肉汤混浊，味道较差，也较难消化。

后熟：肌糖原仍继续缓慢分解，凝固的肌凝蛋白开始酸解，肌肉结缔组织变松，肉体逐渐变软并有一定弹性，表面有一层干膜，可阻止微生物的侵入。此时的肉经烹调，气味芳香，肉味鲜美。

自溶：肉体经过前两阶段，已有大量微生物侵入而生长繁殖，此时肌肉松弛而失去弹性，色泽稍暗，并出现湿润和发黏，开始散发出轻微的臭味，此肉经煮沸可使臭味减轻或消失，但肉汤脂肪不是团聚于表面而是散乱的油滴或者没有油滴。

腐败：腐败变质的肉，即受到微生物污染的肉，其蛋白质和脂肪被细菌迅速分解，不仅使肉表面出现绿色霉斑，而且还产生吲哚、硫化氢、粪臭素、尸胺、醛类等分解产物，使肉产生恶臭，这种腐败变质肉不能食用。

鲜畜肉、鲜禽肉的感官指标见表3-4-1及表3-4-2。

表 3-4-1　鲜畜肉感官指标

指标	新鲜肉	次鲜肉	变质肉
色泽	肌肉有光泽，红色均匀，脂肪洁白或淡黄色	肌肉色稍暗，脂肪缺乏光泽	肌肉无光泽，脂肪灰绿色
黏度	外表微干或微湿润，或有风干膜不黏手	外表干燥或稍黏手，新切面湿润	外表发黏，起腐，黏手
弹性	指压后的凹陷立即恢复	指压后的凹陷恢复慢，且不能完全恢复	指压后的凹陷不能恢复，并留有明显痕迹
气味	具有鲜肉正常气味	略有氨味或略带酸味	有臭味
肉汤	透明澄清，脂肪团聚于表面，具特有香味	稍有混浊，脂肪呈小滴，浮于表面，香味差或稍有哈喇味	混浊，有黄色或白色絮状物，脂肪极少浮于表面，有臭味

表 3-4-2　鲜禽肉感官指标

指标	新鲜肉	次鲜肉	变质肉
眼球	眼球饱满	眼球皱缩、凹陷，晶体稍混浊	眼球干缩、凹陷，晶体混浊
色泽	皮肤有光泽，因品种不同而呈淡黄、淡红、灰白或灰黑色，肌肉切面有光泽，皮下脂肪淡黄或黄色	皮肤色泽转暗，肌肉切面尚有光泽	体表无光泽，头颈部常带暗褐色，肉层松软呈暗红、淡绿或灰色，皮下脂肪呈淡灰色
黏度	外表微干或微湿润，不黏手	外表干燥或黏手，新切面湿润	外表干燥或黏手，新切面发黏
弹性	指压后的凹陷立即恢复	指压后的凹陷恢复慢，且不能完全恢复	指压后的凹陷不能恢复，留有明显痕迹
气味	具有鲜禽肉正常的气味	无其他异味，唯腹腔内有轻度不快味	体表和腹腔均有不快味或臭味
肉汤	透明澄清，脂肪团聚于表面，具特有香味	稍有混浊，脂肪呈小滴浮于表面，香味差或无鲜味	混浊，有白色或黄色絮状物，脂肪极少浮于表面，有腥臭味

2. 人畜共患传染病

牲畜疾病种类很多，其中的炭疽、口蹄疫、猪丹毒、布氏杆菌病等，对人有传染性，故称这些疾病为人畜共患传染病。牲畜的有些疾病，如猪瘟和猪出血性败血症，虽不感染于人，但病猪肌肉和内脏有沙门菌继发感染，食用此种病猪肉，易引起食物中毒。

知识拓展

关于"疯牛病"

"疯牛病"是由朊病毒引起的牛脑组织病变，属人畜共患传染病。被朊病毒污染的饲料可通过消化道传播，目前还没有有效的防治办法。英国在 10 年间已有 15 万头牛因患此病而死亡。1993 年，英国著名医学杂志《柳叶刀》报道了一名饲养"疯牛病"牛的农民患"克罗伊茨费尔特-雅各布病"与"疯牛病"病毒感染有关。之后，英国又相继发现 10 例青年患此病，他们都有食用牛脑和牛内脏的历史，这 10 名青年都已死亡。1996 年 3 月 20日，英国卫生大臣在议会开会时确认了"疯牛病"与人类的"克罗伊茨费尔特-雅各布病"的关系。

"疯牛病"病毒耐高温，132℃下需要 1 h 才能灭活。感染病毒后潜伏期很长，少则 2 年，长则 15 年以上。被这种慢病毒感染后人毫无自觉症状，所以很难早期诊断。主要症状表现为失去记忆、昏睡或痴呆。主要病理变化是脑内进行性淀粉样病变，灰质和白质逐渐消失，脑变成海绵状。这种变化难以逆转，目前对此病还无法治疗，死亡率 100%。我国国内至今还没有发现"疯牛病"，并且禁止从"疯牛病"疫区进口牛肉及其产品。

3. 人畜共患寄生虫病

囊虫病：为牛的无钩绦虫和猪的有钩绦虫所致。牛和猪是绦虫的中间宿主，幼虫在其肌肉中发育成囊尾蚴，也称囊尾蚴病。囊尾蚴寄生在畜体的舌肌、咬肌、臀肌、深腰肌、颈肌和膈肌内，形成白色半透明的水泡状包囊，眼见为白色比绿豆略大的颗粒状，包囊中的一端悬有乳白色不透明的头节。含有囊尾蚴的肉称为"米猪肉"或"痘猪肉"。牛囊虫的包囊较小。人摄食了未煮熟的含有囊尾蚴的猪肉、牛肉后，就成为绦虫的终宿主，囊尾蚴用角质钩固着在人体肠壁上，而逐渐发育为成虫，人就罹患了绦虫病。人体患绦虫病后，成虫可不断产生卵和节片排出人体外，污染环境。虫卵被家畜误食后即患囊虫病，人若误食被虫卵污染的蔬菜后，或患有绦虫病的人，由于肠道发生逆蠕动，使肠内脱落的卵或节片逆行入胃，孵化出六钩蚴虫进入血液，而到达全身肌肉，使人同时又患囊虫病，这种危害较罹患绦虫病者更为严重。含有囊尾蚴的"米猪肉"决不可食用。

旋毛虫病：为旋毛虫所致，猪、狗、熊、野猪和鼠等均易感染，旋毛虫成虫主要寄生在宿主小肠内，幼虫寄生在宿主骨骼肌内。人摄食了含有旋毛虫幼虫的食品后，幼虫寄生于肠黏膜，一周后就发育为成虫，又产生大量的幼虫穿过肠壁，经血流而进入肌肉。患者会出现恶心、呕吐、腹泻、高烧、肌肉疼痛、运动受限等症状。如果幼虫进入脑、脊髓，可引起脑膜炎样症状。临床诊断困难，危害甚大。

为了防止寄生虫对肉类的污染和畜禽疾病的传播，必须做好下列工作：

牲畜宰前宰后须经兽医做严格的卫生检验与检疫，做好肉品无害处理；宰后的畜禽应及时取出内脏，清洗干净进行冷冻保存，在运输和加工制作中也应注意清洁卫生，防止污染；禁止加工和出售未经兽医或卫生检验部门检验合格的肉类；禁止加工和出售病死、毒死或死因不明的畜、禽、兽肉类。

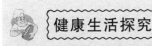
健康生活探究

适量食用动物内脏

常见的动物内脏类食物有肝、肾、心、肺等。这些内脏类食物中含有丰富的脂溶性维生素、B族维生素、铁、锌和硒等，适量摄入可弥补日常膳食的不足。建议每月食用动物内脏类食物2~3次，每次25 g左右。一般情况下，16 g猪肝可满足成人一天的维生素A需要；72 g可满足维生素B_2的需要；33 g可满足铁的需要。45 g猪肾可满足成人一日硒的需要。

（二）畜禽肉制品的安全问题

（1）香肠、腌肉、火腿、肉松等在加工生产过程中，如果灭菌不彻底，就容易引起厌氧菌的繁殖，在保存及运输过程中也易被其他细菌污染而造成肉品变质。

（2）熏肉、火腿、烟熏香肠、叉烧肉、烧鸡、烤鸭等制品，在加工过程中，直接受烟熏或直接与炭火接触，有可能受到多环芳香烃类的污染。其中3,4-苯并芘是公认的致癌物质。

（3）香肠、腌肉在加工制作过程中，一般加入了少量的硝酸盐或亚硝酸盐，目的是使肉品保持鲜红颜色，如果使用量过大，则会造成亚硝酸中毒，或者形成强致癌物亚硝胺。

为了保持肉制品的卫生，肉制品都必须以优质肉为原料，并且在加工制作过程中须特别注意防止细菌污染；熏烤肉制品，要设法控制多环芳香烃的污染，改用电热产生的红外线来烧烤肉制品，可减少3,4-苯并芘的危害；要严格按照国家规定的标准使用添加剂，如亚硝酸盐在肉制品中的残留量：腌肉及中式火腿中均不得超过30 mg/kg，西式火腿应小于70 mg/kg，肉罐头类应小于50 mg/kg；肉制品保存温度应在10℃以下，以较干燥为宜。

第五节 蛋 类

一、蛋类的营养价值

蛋类是人们普遍食用的营养价值很高的食品，也是广泛应用的烹饪原料。它在我国的膳食中占有极重要的地位。常见的禽蛋有鸡蛋、鸭蛋、鹅蛋、鸽蛋、鹌鹑蛋等，蛋制品有咸蛋、松花蛋（皮蛋）、冰蛋和蛋粉等。各种禽蛋的营养成分大致相同。

1. 蛋白质

蛋白质在蛋类中的含量为 13%～15%，蛋黄中（15.2%）比蛋清中（11.6%）含量高，蛋黄主要是卵黄磷蛋白，蛋清主要是蛋清蛋白质。加工后的咸蛋、松花蛋其蛋白质含量都有所增加，但其中松花蛋增加最多，鸡蛋粉（全蛋）蛋白质含量高，可达 43.4%。蛋类蛋白质是完全蛋白质，含有人体必需的各种氨基酸，并且相互之间的比例适合人体需要，利用率可达到 95% 以上，是天然食品中最优良的蛋白质。所以在进行各种食物蛋白质的营养质量评价时，多以完全蛋白质作为参考蛋白。每人每日如果摄入 80～120 g 鸡蛋，就可满足人体对必需氨基酸的需要。

2. 脂肪

蛋类中的脂肪含量为 9%～15%，主要集中在蛋黄中，其约占 30%，蛋清中脂肪含量甚微。蛋类脂肪呈乳融状，在常温下呈液态，易被人体消化吸收。咸蛋、松花蛋中的脂肪含量均略有减少，鸡蛋粉脂肪含量高，可达 36.2%。蛋黄除脂肪外，还含有胆固醇和卵磷脂，每个鸡蛋含胆固醇约 200 mg，蛋黄中的含量可高达 1 510 mg/100 g，咸蛋、松花蛋胆固醇稍有增加；鸡蛋卵磷脂含量丰富，可达 15%。近年来，有关学者调查了 80 多万人 9 年时间的饮食效应发现，鸡蛋可帮助防治冠心病，这是由于鸡蛋含有大量卵磷脂之故，过去有人主张心血管病患者"禁食鸡蛋"，是短期研究造成的误解。

3. 无机盐

蛋类所含的无机盐，主要存在于蛋壳中，其次在蛋黄中，如磷、镁、钙、铁、锌、硒。蛋黄中铁和硒的含量都比较丰富，每 100 g 含铁量为 6.5 mg，比蛋清（0.3 mg/100 g）高 20 多倍（但是吸收率偏低，为 3%）；硒 27.0 mg/100 g，比蛋清（6.9 mg/100 g）高 38 倍多，所以蛋黄是铁和晒的良好来源。鸭蛋被加工成咸蛋、松花蛋后，其铁、钙、磷、硒的含量明显增加。

4. 维生素

蛋类所含的维生素大部分是集中在蛋黄中，以维生素 A、维生素 D、维生素 B_2 和维生素 E 含量丰富，每 100 g 蛋黄中含维生素 A 1 977 μg，维生素 B_2 0.59 mg，维生素 E

95.70 mg。鸡蛋粉(全蛋粉)含维生素 A、维生素 B_2 和维生素 E 非常丰富,咸蛋、松花蛋因在制作过程中加入了碱,维生素 B_1、维生素 B_2 有所损失外,其他维生素都能保存。

表 3-5-1 红皮鸡蛋、白皮鸡蛋和土鸡蛋营养素含量(每 100 g 可食部含量)

营养素含量	白皮鸡蛋	红皮鸡蛋	土鸡蛋
蛋白质/g	12.7	12.8	14.4
脂肪/g	9	11.1	6.4
糖类/g	1.5	1.3	5.6
胆固醇/mg	585	585	1 338
维生素 A/μg(RE)	310	194	199
维生素 E/mg	1.23	2.29	1.36
维生素 B_1/mg	0.09	0.13	0.12
维生素 B_2/mg	0.31	0.32	0.19
烟酸/mg	0.2	0.2	—
钙/mg	48	44	76
镁/mg	14	11	5
铁/mg	2	2.3	1.7
锌/mg	1	1.01	1.3
硒/μg	16.55	14.98	11.5
铜/mg	0.06	0.07	0.32
锰/mg	0.03	0.04	0.06

引自:《中国居民膳食指南(2016)》。

从表 3-5-1 看,维生素 A 含量白皮鸡蛋高于其他两种蛋;维生素 E 含量红皮鸡蛋高于其他两种蛋;而土鸡蛋的胆固醇、钙、铜、碳水化合物含量高于其他两种蛋。总体上三种鸡蛋的营养价值并无明显差别。

二、合理利用

(1) 生蛋清中含有抗生物素蛋白和抗胰蛋白酶因子,它们能分别妨碍生物素(维生素 B_7)的吸收和抑制蛋白酶的活性,故称为抗营养因素。将鸡蛋煮熟后,抗营养因素可被破坏,所以鸡蛋不宜生食。

(2) 食荷包蛋时以溏心蛋吸收率最高,但油炸鸡蛋、炒蛋、煮得过老的蛋都比较不容易消化。

（3）蛋类蛋白质中的甲硫氨酸（363 mg/100 g）、赖氨酸（850 mg/100 g）含量比谷类都高，两者混合食用，能补充谷类食品中甲硫氨酸和赖氨酸的不足，提高蛋白质的营养价值。

（4）松花蛋的加工，是用纯碱、生石灰、茶叶、食盐、黄丹粉（氧化铅）等成分制成的泥塘，包在蛋壳外面，经这样处理后，固然使蛋制品具有特殊香味，又较耐保存，但因碱的作用使维生素 B_1、维生素 B_2 受到损失，铅的含量增加，极不安全。现在已有推广用碘化物代替氧化铅制成无铅松花蛋，以减少铅的含量。

三、蛋与蛋制品的安全

鲜蛋内一般应是无菌的。蛋由禽体内排出时蛋壳表面包裹一层胶状物质，形成胶质膜；蛋壳是含石灰质的硬壳，厚 300~340 μm，其上布满直径为 15~65 μm 的细孔，蛋的大头壳较薄而气孔多，小头壳较厚而气孔较少；壳下有两层黏在一起的膜，称壳下膜（角质薄膜），空气能从此膜自由通过。在蛋的钝端，角质膜分离成一气室。蛋壳的这种结构能阻碍外界微生物的侵入。蛋清中含有一种蛋白质，称为溶菌酶，具有溶菌、杀菌作用。

蛋在收购、运输、保藏过程中，因摩擦、碰撞或其他原因造成壳结构的细微变化都会使微生物有机可乘。如果环境温度较高，通过气孔进入蛋内的微生物会迅速繁殖。如果环境湿度较高，则有利于蛋壳表面霉菌的繁殖，菌丝向壳内蔓延，在蛋壳内壁和壳下膜上生长繁殖，形成大小不同的斑点，斑点处造成蛋液黏着，称为贴壳蛋。入侵微生物的作用可使蛋白质分解，蛋白带断裂，使蛋黄移位，随后蛋黄膜被分解造成散黄蛋。散黄蛋进一步被微生物分解，产生硫化氢、氨、粪臭素等蛋白分解产物，蛋液变为灰绿色稀薄液并伴有大量恶臭气体，这就是泻黄蛋。有时蛋液变质不产生硫化氢而产生酸臭，颜色呈红色，蛋液变稠呈浆状或有凝块出现，这是微生物分解糖所形成的酸败现象，称为酸败蛋。

蛋壳的表面存有大量细菌，干净蛋壳表面有细菌 400 万~500 万个，而污染的蛋壳表面的细菌数可高达 1.4 亿~9 亿个。这些细菌主要来自泄殖腔和不洁的产卵巢。蛋壳表面的微生物可通过壳的毛细孔进入蛋内，当外界温度突变而造成气流出入时，蛋内的污染就更为严重。当然，破壳蛋受到的污染程度就更大了。

新鲜完整而无损的蛋，蛋液和蛋黄里也有一些细菌，这些细菌是精液携带或形成蛋壳前细菌经卵巢和输卵管进入而污染的。但鲜蛋中的蛋清含有占蛋清总量 3.7% 的杀菌素（溶菌酶），有杀菌作用，这种作用在 37℃ 的环境中可保持 6 h，温度越低，保持时间越长。蛋的腐败变质，是因杀菌素随着温度升高失去作用后，使蛋内的细菌得以大量繁殖而造成的。

禽类因饲养条件和饲养场卫生制度的管理等因素，常使禽类带有沙门菌，尤其以禽类的卵巢、输尿管、泄殖腔带菌最多，使蛋的表面和内部均受到沙门菌不同程度的污染，水禽蛋的沙门菌污染则更为严重。因此，不得用水禽蛋作为糕点原料，水禽蛋必须煮沸10 min以上方可食用，以防止发生沙门菌引起的食物中毒。

为了防止鲜蛋腐败变质，提高食品卫生质量，各有关运输、储存、加工等部门，应做好下列工作：

1. 运输

一切运输工具事前都应进行严格检查和消毒，要符合食品安全要求。蛋和蛋制品不能与农药、化肥、化工原料及有挥发性气味的物品混装或同运，要消除一切可能污染的因素；装卸时轻拿轻放，严防破损；在运输过程中要防晒、防热、防淋、防潮和防猛烈震动，到达目的地后，不得露天存放，以防受到周围不良因素的影响而引起质量变化。

2. 储存

主要是抑制微生物的繁殖和防止微生物侵入蛋内。

目前使用的方法有冷藏法、水玻璃液（泡花碱液）和石灰水储存法，二氧化碳、氮气、臭氧等气体保藏法和近年试验用的液体石蜡涂膜法等。

液体石蜡涂膜法的保藏方法是：将经光照检验符合要求的鲜蛋，用液体石蜡涂膜后，将蛋直立于塑料蛋箱中，堆放于10℃的地下室，平均相对湿度为80%，经8个月储存，干耗率仅1%，好蛋率达90%，如存放于气温低于25℃的地面6个月，干耗率也仅为5.2%，好蛋率达85%以上。其保存原理是，涂膜后使蛋壳内部基本与外界隔绝，阻止了微生物的侵入，蛋内CO_2蓄积，有力地抑制了代谢、呼吸，延缓了分解过程而达到了保存目的。但目前采用较多的还是冷藏法，将鲜蛋储存在1~5℃，相对湿度在87%~97%的条件下，可保存4~5个月。贮藏室空气不宜干燥，否则水分蒸发，气室扩大，会增加微生物侵入的机会。鲜蛋自冷库中取出时，应先在预暖室放置一段时间，以免蛋壳上凝结水滴，造成微生物污染。此种蛋要从速销售。

3. 加工

蛋制品在加工制作中，所有打蛋的器具都须经蒸汽消毒处理，对所用之蛋，都要认真进行质量检查，采用一蛋一盆地打，以避免变质蛋对正常蛋造成污染。

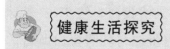 **健康生活探究**

20世纪最大的营养冤案——限制食用鸡蛋

20世纪70年代，一则限制食用鸡蛋的信息从美国扩大到全世界，影响时间如此之长，使得世界上如此全价的营养食物蒙受了将近半个世纪的不白之冤。造成冤案的原因就是：鸡蛋胆固醇的含量高。英国研究人员据此推论：鸡蛋对血液中的胆固醇不利，因此对心脏也有害。这种推波助澜的作用致使这一信息至今还影响许多人的健康认知，使得鸡蛋成为当今世界被误解最深的食物。

鸡蛋含胆固醇确实高。每 100 g 蛋黄中含胆固醇 1 510 mg（每 100 g 全蛋可食部分含胆固醇 585 mg，每颗鸡蛋约含 275 mg 胆固醇）。但多年来的研究事实是：① 探究饮食中的动物脂肪（例如饱和脂肪）和饮食中的胆固醇与血清胆固醇水平及心血管疾病发病风险之间的科学关联一次次失败；通过食物摄入的胆固醇会直接转化为血液中的胆固醇的假设得不到科学研究结果的支持。② 众多研究将血清胆固醇水平与食用鸡蛋相关联进行比较时，反复出现的结果是，不食用鸡蛋或很少食用鸡蛋的人的血清胆固醇水平与大量食用鸡蛋的人的血清胆固醇水平并无明显差异。

胆固醇的代谢过程表明，血液中 80% 以上的胆固醇是由肝合成的。饮食中的胆固醇事实上可能反馈性降低肝合成胆固醇的作用。许多研究明确了鸡蛋的营养价值——鸡蛋是完美的食物，蛋黄是其营养最丰富的部分。因此，吃鸡蛋扔掉蛋黄是不明智的。

第六节　乳　　类

一、乳类的营养价值

乳类是含营养素比较齐全、营养价值很高且又易于消化吸收的食品。乳类主要包括母乳、牛乳、羊乳、马乳等，其中食用最为普遍的是牛乳。牛乳是老、幼、病、弱者的营养滋补品，在母乳缺乏或供应不足时，更是婴儿最好的食物，因其成分较接近于母乳。在制作糕点时，适量加入一些牛乳，可使糕点松软并具有独特的奶香味，提高产品质量。牛乳与人乳相比，蛋白质含量高，而乳糖含量低。

乳类及乳制品的营养价值如下：

1. 蛋白质

牛乳中蛋白质含量约为 3.0%，以酪蛋白为主，占 86%，其次为乳清蛋白，约 9%；乳球蛋白较少，约 3%；人乳蛋白质含量较低，为 1.3%。但是人乳中的酪蛋白与乳清蛋白所占的比例却相反，酪蛋白少（占 33%），而乳清蛋白高（占 50%）。乳类蛋白质均是含有全部必需氨基酸的完全蛋白质，其营养价值（生物学价值约为 85%）和利用率（消化吸收率为 87%~89%）都很高。

2. 脂肪

牛乳脂肪含量为 3.2%，人乳稍高，为 3.4%。牛乳中，低熔点的油酸占 33%，故乳脂的熔点较低，如牛乳脂肪溶点为 34.5℃。牛乳中的脂肪成乳糜化的极小颗粒状态，均匀地分布在乳汁中，易被消化吸收，乳脂中含有必需脂肪酸、卵磷脂和脂溶性维生素（以维生素 A 较多，为24 μg/100 g），并具有良好的色、香、味。此外乳中还含有少量的胆固醇，如鲜牛乳含 15 mg/100 g，人乳为 11 mg/100 g，鲜羊乳为 31 mg/100 g。

3. 糖类

乳类中的糖类 99.8% 为乳糖，牛乳中的乳糖含量为 3.4%，较人乳（7.0%左右）少，因此对婴儿来说，人乳比牛乳好。牛乳的甜度仅为蔗糖的 1/6，所以用牛乳代替人乳喂养婴儿时，应加入 5% 的蔗糖以增加甜度和提供足够的能量。乳糖有调节胃酸、促进胃肠蠕动和消化腺分泌等作用。乳糖的消化吸收率很高，可达到 100%。有些成人因缺少乳糖酶，不能分解乳糖，使其不能被消化吸收而滞留在肠腔中，在肠道细菌作用下发酵成乳酸、甲酸等小分子有机酸，使肠腔内容物渗透压增加，促使肠壁水分反流入肠腔，结果出现水样腹泻，大便酸性升高。而发酵产生的气体可引起腹胀等。表现为喝牛乳后有胃部不适、腹泻等症状，称为乳糖不耐受症。

4. 无机盐

牛乳中的无机盐以钙、磷、钾含量最丰富，钙含量高达 104 mg/100 g，是人乳（30 mg/100 g）的 3 倍多，且易于消化吸收，能满足婴幼儿生长发育的需要。但铁含量低，仅为0.3 mg/100 g，故用牛乳喂养的婴儿，一般会缺铁，第 4 个月后应开始补充青菜泥、蛋黄、肝泥等富铁食品，随着月龄的增长还可以补充肉糜。牛乳中成碱元素（如钙、钾、钠）多于成酸元素（如氯、硫、磷），有助于维持体内酸碱平衡。此外，乳类还含有多种微量元素，如铜、锌、碘、锰、硒。

5. 维生素

牛乳中含有维生素 A、维生素 D、抗坏血酸、维生素 B_1、维生素 B_2、烟酸和维生素 E 等多种维生素，其中维生素 B_2（0.14 mg/100 g）和维生素 E（0.21 mg/100 g）含量较高，故牛乳是维生素 B_2 的良好来源。脂溶性维生素（即维生素 A、维生素 D、维生素 E）存在于乳脂中。牛乳中的维生素含量受饲料和季节等因素的影响，奶牛夏秋季食青草，日照又多，乳中胡萝卜素、抗坏血酸和维生素 D 含量比冬季高。

二、合理利用

（1）对乳的食用必须合理，在喝乳前，先吃一些馒头、饼干、糕点、粥等一类的食物，这样可以使乳不被当作糖类变成能量消耗掉，使乳中的蛋白质充分利用。

（2）牛乳加热至 60℃ 时，胶体状的蛋白微粒会由溶胶变成凝胶状态，磷酸钙由酸性变成中性而发生沉淀，加热到 100℃ 时，乳糖开始焦化，逐渐分解成乳酸并产生少量甲酸，影响乳的色、香、味，故牛乳不宜久煮，一沸即可。

（3）喝酸牛乳有益于人体健康，酸牛乳由于酸度增加，有利于一些维生素的保存，并能刺激胃酸分泌，增强消化功能，促进新陈代谢，有延年益寿之功效。酸牛乳中，蛋白质、钙、脂肪等营养成分均能保存，而乳糖含量却减少了 1/5，所以那些乳糖酶活性低的成年人或老年人饮用就更为适宜。

（4）据有关资料报道，牛乳还有催眠作用，在睡前喝一杯鲜牛乳，可促使人舒适入睡，特别能使后半夜睡得更为香甜。

（5）现已发现，光波可破坏乳中的 B 族维生素和维生素 C，故牛乳暂时不饮用时，应做避光保存。

三、乳与乳制品的安全

微生物污染是乳的主要安全问题。乳及乳制品一方面受乳酸杆菌中的革兰阴性菌、大肠杆菌、酵母菌和霉菌等腐败微生物的污染而发生腐败变质，另一方面是被结核菌、布氏杆菌，或口蹄疫、乳房炎、炭疽等病原菌通过乳腺而进入乳中，再通过乳使人感染。所以乳类是人畜共患传染病的重要传播途径之一，必须加强其各个环节的安全管理，严防污染。

乳的运输和储存均应在低温隔热条件下进行，并应尽量缩短运输和储存的时间。初挤出的乳中含有溶菌酶，能抑制微生物的生长，这种抑制作用的时间与乳中细菌总数和温度有关，细菌少，温度低，抑菌维持时间就长，乳的新鲜度保持时间也较长，如在 0℃ 时可保持 48 h，10℃ 时保持 24 h，30℃ 时仅 3 h。因此，刚挤出的乳应立即冷却，否则微生物就会大量繁殖，从而加速乳的腐败变质。乳储存的最佳温度是 4.4℃ 的低温，10℃ 下保存稍差，超过 15℃ 时就会使乳的质量发生变化，鲜乳质量鉴别见表 3-6-1。

表 3-6-1　鲜乳质量鉴别表

项　　目	鲜　　乳	变　质　乳
组织状态	无杂质、无沉淀、无凝块的均匀胶态混悬液	呈絮状或凝块状，与水分离
滋味与气味	具有奶香味和稍有甜味，无异味	有酸败味、苦味、恶臭味
色泽	呈乳白色或稍带黄色	白色凝块或浮清呈淡黄绿色
煮沸试验	正常沸腾，无异常变化	部分或全部凝块

现将几种乳制品保藏的温度、湿度的一般要求及保藏期限（自生产日起）列述于下：

奶粉：冷库温度应在 25℃ 以下，相对湿度在 75% 以下。其保藏期限，聚乙烯塑料袋装 3 个月，瓶装 9 个月，马口铁罐装为 1 年。

炼乳类：炼乳类多以罐头形式保藏。淡炼乳应在凉爽、干燥、恒温，不高于20℃，相对湿度不高于85%的仓库内保藏，保藏期限不超过1年；甜炼乳在上述同样条件下保藏，但每月还需进行1~2次翻罐，以防乳糖沉淀，保藏期限不超过6个月。

奶油：一般在-10℃以下保藏。在-15℃时可保藏6个月，4~6℃保藏不得超过7 d。

酸牛乳：酸牛乳成品应存放于10℃冷库中保存，为了保证质量，罐装酸牛乳用的奶瓶，事前应经严格清洗消毒（蒸汽消毒5~10 min），方可使用。

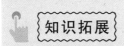

真假奶粉的鉴别

（1）手感　手捏住奶粉袋来回磨搓，真奶粉质地细腻，发出"吱吱"声音；假奶粉掺有葡萄糖、白糖等较粗颗粒，磨搓会有粗糙感或发出"沙沙"的声音。

（2）色泽　真奶粉呈淡乳黄色或乳白色，颗粒细小、均匀、无结块、无杂质；假奶粉颜色较白或呈漂白色，细看有结晶块。

（3）气味　真奶粉有牛奶特有的纯正的奶香味；假奶粉的奶味很淡或没有。

（4）滋味　真奶粉细腻发黏，无糖的甜味，加糖奶粉有适度的甜味；假奶粉入口后很快溶解，不黏牙，有甜味。

（5）溶解　真奶粉用冷开水冲时需要搅拌才能溶解，用热水冲时有上浮现象，搅拌时粘勺子，溶解后呈均匀的胶态流体，杯底无沉淀，无焦粉粒；假奶粉用冷开水冲时不经搅拌就自动溶解或发生沉淀，用热开水冲时溶解迅速，没有天然乳的香味和颜色。

（6）外包装　真奶粉会按照《预包装食品标签通则》的要求标，无论是铁听、玻璃瓶或塑料袋，都会注明商标品名、厂名、厂址、产品说明、生产日期、保存期限、净含量、配料表、营养成分、食用方法、保存方法、执行标准等，包装严密、完整、无破损，货满且无外溢，铁罐无胖听、无锈斑；假奶粉可能仅有其中某些标识，不完整。

第七节　水　产　品　类

一、水产品类的营养价值

水产品类包括鱼类、软体类（如牡蛎、蛤蜊、蛏子、蚶子、鱿鱼、海参、海蜇）、虾类、甲壳类（如龟、甲鱼、蟹）、海藻类（如海带、紫菜、石花菜）等，种类繁多，其为膳食的多样化，为机体获得全面营养素提供了物质基础。

（一）鱼类的主要营养价值

鱼类分为淡水鱼和海产鱼，其营养价值与畜肉类相近似，所以鱼类食品也是营养价值较高的食品之一。

1. 蛋白质

鱼类蛋白质含量一般为 15%～20%，其蛋白质的氨基酸组成与肉类很接近，只缺少甘氨酸，属于完全蛋白质。蛋白质中的必需氨基酸以赖氨酸、甲硫氨酸、苏氨酸最为丰富，生物学价值（在 85% 以上）较畜肉蛋白质高。鱼肉的肌纤维细而短，肌球蛋白和肌浆蛋白相互联系疏松，因此，比畜肉蛋白质易于消化，其消化率为 87%～98%。鱼的结缔组织和软骨组织中的含氮物质主要为胶原蛋白和黏蛋白，因此，经水煮沸，冷却后的汤汁呈凝胶状态。鱼罐头如果出现澄清液或混浊汤汁，则可视其为腐败变质的开始。

2. 脂肪

鱼类脂肪含量为 1%～10%，多数为 1%～3%，是一类低脂肪食品，但海鲫鱼（九九鱼）的脂肪含量可达 13.7%，鲥鱼脂肪含量高达 17%。鱼类脂肪多为不饱和脂肪酸，通常呈液态，易被人体消化，其消化率在 95% 左右，但也容易被氧化，不易保存。

海洋鱼类中的多不饱和脂肪酸［二十碳五烯酸（EPA）和二十二碳六烯酸（DHA）］可将人体内动脉粥样硬化斑上的胆固醇运走，在血管中还有抑制血小板凝集和扩张血管的作用，可防止血栓形成和动脉粥样硬化。它们具有人体必需脂肪酸的生物活性，也是大脑所需要的营养物质，故被誉为“脑黄金”。

3. 无机盐

鱼肉含无机盐及微量元素丰富，钙、磷、钾、钠、锌、铜、铁、锰、镁、硒等均有，但鱼肉的钙、磷、钾、镁、硒含量比畜肉高，如鱼肉的钙含量为 30～80 mg/100 g，畜肉中仅为 6 mg/100 g，鱼肉的磷含量为 180～204 mg/100g，畜肉中为 162 mg/100 g，鱼肉含硒 14.31～19.47 mg/100 g，畜肉中为 9.5 mg/100 g，海水鱼的钙、碘含量比淡水鱼高。牡蛎中含锌特别丰富，而且人体对其吸收率比植物性食物高。

4. 维生素

鱼肉的维生素 B_2、维生素 E 含量都比肉类高，此外还含有较丰富的烟酸、维生素 B_{12} 和一定量的维生素 B_1。因此，鱼类也是维生素 B_2、烟酸和维生素 E 的良好来源。此外，鳝鱼（维生素 B_2 为 0.98 mg/100 g）、泥鳅（维生素 B_2 为 0.33 mg/100 g）、河蟹（维生素 B_2 为 0.28 mg/100 g）的维生素 B_2 含量就更为丰富。鱼油里有维生素 A、维生素 D，特别是鱼肝的脂肪中，含维生素 A 和维生素 D 极为丰富，是其他肉类不可相比的。鱼肉中含有硫胺酶，能分解维生素 B_1，所以鱼死后要尽快加工烹调。

（二）几种水产品和干制水产品的主要营养价值

1. 甲鱼

甲鱼又称团鱼、鼋鱼、鳖等，是一种水产爬行动物。其营养价值非常丰富，肉味鲜美可口，尤其是背盘、周缘柔软的"裙边"别有滋味。甲鱼含有蛋白质、脂肪、糖类、无机盐、维生素 B_1、维生素 B_2、烟酸、维生素 A 等多种营养成分，其中，蛋白质含量高达 17.8%，比鲜牛乳多将近 6 倍，铁相当于牛乳的 9 倍，因此，甲鱼是餐馆、酒店筵席的佳肴，是大病初愈者的良好补品。它具有养筋、滋阴、活血等功效。常食甲鱼可降低胆固醇。其肉、甲、头、血、胆、脂肪均可入药。

2. 虾米

虾米即海米或干虾仁，营养丰富，味道鲜美，除蛋白质含量非常丰富（高达 43.7 g/100 g）外，还含有脂肪（0.5 g/100 g）和很高的钙（555 mg/100 g）、磷（666 mg/100 g）、铁（11.10 mg/100 g）、硒（75.40 μg/100 g）及较多的维生素 B_1（0.01 mg/100 g）、维生素 B_2（0.12 mg/100 g）和烟酸（50 mg/100 g）等。

3. 海参

海参属棘皮动物，我国有 20 余种可供食用，如刺参、乌参、梅花参、乌元参，都属名贵海产。海参是一种高蛋白、低脂肪、低胆固醇食品，干海参每 100 g 含蛋白质 76.5 g、脂肪 1.1 g、糖类 13.2 g、无机盐 4.2 g。此外还含有氨基酸和维生素等多种营养成分。它不仅是味道鲜美、营养丰富的名菜，并且对老年人是良好的滋补品，对高血压、冠心病、肝炎等患者也具有一定的保健作用。

4. 海带

海带为一种褐色海藻，含有多种营养成分。海带碘含量丰富，为 24 mg/100 g；钙和铁的含量也很丰富，分别为 1 177 mg/100 g 和 150 mg/100 g；还含有相当数量的维生素 A、维生素 B_1、维生素 B_2、维生素 B_3，以及一定量的维生素 B_6、维生素 B_{12}、维生素 C、维生素 E，泛酸、叶酸等；含有大量的纤维素和海藻酸，几乎不含脂肪。

二、水产品的安全

影响水产品安全的因素很多，主要有细菌污染引起的腐败变质、寄生虫的污染和工业"三废"的污染等。

鱼类营养丰富，含水量高，被污染的微生物也多。鱼离水后很快就死亡，鱼死后，同样也经过僵直、后熟、自溶、腐败四个阶段。"僵直"是鱼鲜度的良好标志，鱼体的自溶是在体内蛋白酶的作用下将蛋白质分解的结果，于是使肌肉组织渐渐变软，失去弹性，同时细菌也大量生长繁殖，鱼体表面黏液蛋白被细菌分解，由透明变为混浊状态，鱼体由硬变软，鱼鳞容易脱落，腹胀气，肛门突出，眼球下陷，混浊无光，鱼鳃由鲜红变成暗褐色或暗灰色。同时鱼体内细菌也迅速繁殖，对含氮物质进行分解，造成体内各组织的溃烂和严重的破坏而产生粪臭素、氨、硫醇、硫化氢等腐败产物，这时有明显臭味。鱼肉在微生物继续分解下而导致肌肉碎裂与鱼骨分离，此时，已达到严重腐败阶段，因而不能食用。

对水产品新鲜程度的鉴定，目前仍无理想的理化检验方法，主要以感官检查为主（表3-7-1）。

表 3-7-1　鱼、虾、蟹类的鲜度感官指标

鱼	虾	蟹
体表有光泽，有一层清洁透明的黏液，鱼鳞完整，不易脱落，眼球饱满、凸出，角膜透明；鳃色鲜红，鳃丝清晰；腹部坚实，无胀气现象，肛孔白色，凹陷，肉质坚实有弹性，骨肉不分离	头胸节与腹节连接紧密，河虾体表色泽呈紫青色，清晰透明；海虾呈淡红色。虾肉坚实，有弹性，体内组织完好，尾节弯曲性强，背部有一肠管，透明清晰，具虾特有的腥味，无臭味	鲜海蟹呈青褐色，有光泽，腹部呈白色，腹脐上部无黑色的"胃印"；蟹黄呈凝固状，蟹肢体连接牢固，呈弯曲状，鳃微黄，肌纤维清晰，呈束状

寄生在鱼、蟹体内的寄生虫，我国主要有中华分支睾吸虫（肝吸虫）和卫氏并殖吸虫（肺吸虫）两种。肝吸虫寄生在淡水鱼体内，食用生鱼粥（将热粥浇到生鱼片上，加佐料食用）、生鱼片（生鱼片加上姜、醋、酒等生食）等生鱼或未熟的鱼，有可能患肝吸虫病，多见于广东、广西等地，因当地人多喜欢吃"鱼生"。肺吸虫主要是寄生在蟹体内，因食入未被杀死的肺吸虫囊蚴而致病。此病尤以浙江和台湾等地区感染率较高。病因多为喜食醉蟹所致，为了防止感染这类寄生虫病，鱼、蟹必须彻底烹熟后再食用。

工业废物对水体的污染通过食物链的作用，富集于水生动物体内，导致水产品污染。受污染严重的鱼，体形出现变异，如头大尾小，脊柱弯曲畸形，体表颜色异常，眼睛混浊无光或向外鼓出，鳃较粗糙，有时还可闻到大蒜味、氨味、石油味等不正常气味，此类鱼决不可食用。

除上述污染因素之外，水产品中还有青皮红肉的鱼类分解时会产生大量组胺而形成污染；鳝鱼、甲鱼、螃蟹死后组氨酸在脱羧酶作用下也产生组胺，而引起组胺中毒。此外还有河豚毒素中毒、贝类中毒，以及咸鱼所含的二甲基亚硝酸盐，进入人体后转化为致癌性很强

的二甲基亚硝酸胺等，都对人体会产生危害。

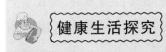

健康生活探究

用生冷自来水煮米饭不科学

前面曾经讲过，天然水要变成饮用水必须经过澄清和消毒过程。目前自来水的消毒多用漂白粉。漂白粉的有效成分是次氯酸钙，所以自来水中常含有一定量的游离氯。用生冷自来水煮饭时，水中的游离氯会破坏大米中的维生素 B₁，煮饭时间越长，维生素 B₁ 的损失就越大。一般损失可达 30% 左右。如果煮饭前先将自来水烧开，使水中的游离氯挥发，再用来煮饭则可一定程度地减少维生素 B₁ 的损失。

煮稀饭加碱同样会破坏米中的 B 族维生素。因为 B 族维生素在碱性条件下是不稳定的，遇碱、遇热就会被破坏。

第八节　食　用　油　脂

食用油脂主要有动物脂肪和植物油。常用的动物性油脂有猪油、羊油、牛油、黄油（乳脂肪），植物性油脂有豆油、花生油、芝麻油、菜籽油、棉籽油、茶油、葵花子油等。

食用油脂是膳食中的重要组成部分，为高能量的食品，每 100 g 能产热 900 kcal 左右。由于油脂在胃内停留的时间较长，故油脂类食物的饱腹作用强。

一般来说，植物性油脂的营养价值高于动物性油脂，因为植物性油脂中必需脂肪酸的含量高，且富含维生素 E。由于植物性油脂熔点低，在室温呈液态，易乳化，故其吸收率亦较动物性油脂高。

动物性油脂中以黄油营养价值较高。其含有一定量的维生素 A 和维生素 D，是其他动植物油脂所欠缺的。

餐饮业中，食用油脂的安全问题主要有以下两个方面：

一、油脂的酸败

1. 油脂酸败的原因

油脂长期保藏于不适宜的条件下会发生氧化、裂解和歧化反应，生成多种较小分子有异味的化合物，使油脂的品质和风味改变。这种改变，称为油脂酸败。造成油脂酸败的原因，可能有两方面：一方面是由于动植物组织残渣和微生物产生的酶引起的酶解过程；另一方面是纯化学过程，即在空气、阳光、水等作用下发生的水解过程和不饱和脂肪酸的自身氧化。由于一系列的化学变化，致使油脂分解出醛、酮、低级脂肪酸、各种氧化物和过氧化物等，造成油脂感官性质发生改变。

2. 油脂酸败的安全问题及预防措施

已经酸败的油脂，由于感官性质的改变，其强烈的不愉快的味道和气味可使油脂完全不适于食用。酸败过程使油脂中的营养素同时遭到破坏，首先是高度不饱和的必需脂肪酸被破坏，随之维生素 A、维生素 D、维生素 E 也很快被氧化，失去效用。同时，氧化产物如醛、酮等具有毒性，会破坏体内的物质代谢，危害机体健康。例如，葵花子油很易酸败从而引起食物中毒。

防止食用油脂酸败变质，首先要求油脂的纯度高且保藏条件合乎卫生要求。如在加工过程中，要防止植物残渣的存留，避免微生物的污染，限制油脂中的水分含量，我国规定油脂中的水分含量不得超过 0.2%。

由于阳光和空气能促进油脂氧化，所以油脂保藏时要注意避光，放在阴暗之处，密封。微量金属如铁、铜、锰、铅等能加速脂肪的酸败，故加工油脂所用的设备和储油容器，都不应含铜、铅、锰等元素。

奶油和人造奶油都是需要冷藏的油脂。高温是引起奶油和人造奶油品质发生劣变的最根本的原因，当温度达 18~20℃时，它们就开始熔化。因此，奶油和人造奶油必须保存在冷藏柜内，最适宜的储存温度在-5~5℃。

在现代食品工业中，常在食用油脂及富含脂肪的食品中添加各种化学合成的抗氧化剂，如使用较广泛的有丁基羟基茴香醚（BHA）、二丁基羟基甲苯（BHT）、没食子酸丙酯（PG）等，但对其使用范围和使用量有一定的要求。

为防止或延缓油脂氧化酸败，也常使用天然抗氧化剂，大致有以下三种：

（1）脂溶性维生素 E　维生素 E 不但是一种对人体十分重要的维生素，而且也是一种很好的天然抗氧化剂。通常植物性油脂中的维生素 E 含量为 50~300 mg/dL，而动物性油脂中的含量仅有植物性油脂的几十分之一至几百分之一，故此动物性油脂更容易发生氧化酸败。如果在动物性油脂中添加 0.01%~0.03% 的维生素 E（每 250 g 食用油中放一粒维生素 E 胶丸，放入前要用针刺破胶皮），这样，添加了维生素 E 的油脂与不添加的油脂相比，保存期可延长一倍。

（2）烹调常用的香料　在烹调中常用的丁香、花椒、茴香、生姜、桂皮等香料中，一般都含有具抗氧化性能的成分。将它们与油脂一同熬炼后，可延长油脂的保藏期。如在 1 kg 猪油中加入 2 g 的丁香或 2 g 的生姜一同熬炼，会收到较好的抗氧化效果。

（3）磷脂和柠檬酸等　这些物质实际上是抗氧化剂的增强剂。因为当它们单独使用时，并不能使油脂明显具备抗氧化能力，而当它们与抗氧化剂共同使用时，则能大大增强抗氧化剂的效能。因此，当抗氧化剂与这些增效剂共同使用时，可以减少抗氧化剂的用量，并且抗氧化效果很好。

值得注意的是，油脂在空气中的自动氧化是以一种包括引发、传播和终止 3 个阶段的连锁反应的方式进行的，一旦反应开始，就一直要进行到氧气耗尽，或自由基之间结合产生稳定的化合物为止。即使添加抗氧化剂也并不能防止氧化，只能延缓反应的诱导期和降低反应速度。

二、高温加热油脂的营养价值及安全

1. 高温加热油脂的营养损失

高温可使油脂中的维生素 A、胡萝卜素、维生素 E 等受破坏，同时因氧化，必需脂肪酸亦遭破坏。高温处理过的油脂，其能量供给量只有生油脂的 1/3 左右，因而在体内氧化时不能产生同等的能量。经过高温加热的油脂，根据动物实验的结果，不但不易为机体所吸收，且妨碍同时进食的其他食物的吸收，在一般的烹调过程中，油脂加热的温度不高，时间短暂，对营养价值的影响不显著，但用来油炸食物的油脂经反复高温加热时，其营养价值的破坏就较大。

 知识拓展

酸败油脂可引起食物中毒

食用油脂储存不当，含油脂多的食品储存时间过长等都可能发生油脂酸败，或用酸败油脂制作食品，酸败油脂所产生的过氧化物、醛类、酮类等物质可引起食物中毒。北京、天津等地曾报道过炸油饼引起食物中毒的病例，西安也曾有食用油炸方便面引起食物中毒的病例。

食用含有酸败油脂的食物，如酸败的糕点、饼干、油炸方便面、油条、油饼，短则半小时，长则 24 h，一般 3~12 h 发病，主要症状为恶心、呕吐、腹胀、腹泻。腹泻多为水样便。并伴有头晕、头痛、乏力、关节及周身酸痛、发热等。病程 1~4 d。

消费者选择食品时要注意保质期，并可从食物的气味和滋味两个方面来判断，失去新鲜油脂香气或口感的食物不要再食用。

2. 高温加热油脂的安全

高温加热（≥200℃）时，甘油和脂肪酸经脱水生成具有刺激性气味的丙烯醛和低分子碳氢化合物。反复循环加热油脂时，油脂中的不饱和脂肪酸，如亚麻酸、亚油酸，可发生聚合反应。所谓聚合反应就是两个或两个以上分子的不饱和脂肪酸互相聚集，以致碳链闭合，构成大的分子团。油炸、油煎温度不超过190℃时一般不产生聚合物。很多研究证明，三聚体是不能被机体吸收的；二聚体只有一部分能被吸收，毒性亦较强；单聚体中直链单聚体毒性较小，而环状或非直链形单聚体则毒性较大。

脂肪酸的聚合物可使动物和人生长停滞，生殖功能障碍，肝肿大，肝功能受损，甚至有致癌作用。尤其是反复使用的高温加热油脂，聚合体更多，其对机体的危害更大。

因高分子量、非挥发性物质是最稳定的煎炸油检测指标，所以目前最常用的煎炸油安全质量控制指标是对极性组分（PC）检测。油脂在煎炸期间，PC不断产生，不饱和度越高的油越容易产生PC。随着PC的增加，油脂的导电性增强，可通过测导电性指标PC含量。测定PC的方法具有准确、简单和可重复性。

第九节　调味品

食品不仅要营养丰富，卫生质量良好，同时还要有色香味俱全的感官性质。色香味俱全的食品可以提高人们的食欲，有助于食物的消化和吸收。

调味品是指能赋予食物咸、甜、酸、鲜、辛辣等特定味道或特定风味的一大类天然或加工制品，常用于食品加工、食物烹调或直接用于餐桌佐餐。包括食盐、鲜味剂、醋、酱油、酱及酱制品、调味料酒、香辛料（如香辛料及粉、香辛料油、香辛料酱）、水产调味品（如鱼露、虾酱、蚝油、虾油）、复合调味品等。

为了改善和增强食品的感官性质，就必须向食品加入适当的调味品。例如加入香料可以去除食品的膻腥气味；使用食用色素可以增强和改善食品的色调，使食品味道鲜美、香气扑鼻、颜色诱人。另有些调味品，如豆腐乳、豆豉、豆瓣酱，对提高膳食的蛋白质和能量也具有一定的意义；酱菜更可调剂在不同季节或不同地区副食品供应不平衡的状态；食盐可提供无机盐，同时又可改善口感。虽然调味品不是人体所需营养素的主要来源，但在营养上却起着非常重要的作用。调味品如使用不当，也会发生一些问题，必须加以重视。

一、酱油和酱

酱油和酱的鲜味主要来自蛋白质经发酵分解产生的一些低分子含氮浸出物，如氨基酸、核苷酸。

1. 酱油

酱油根据生产工艺可分为酿造酱油、配制酱油和营养强化酱油。

（1）酿造酱油　是以大豆和/或脱脂大豆、小麦和/或小麦粉和/或麦麸为原料，经微生物发酵制成的具有特殊色、香、味的液体调味品。酿造酱油又可分为天然酿造酱油和人工酿造酱油。天然酿造酱油是利用微生物的酶分解大豆蛋白质，经压榨或淋出，获得含低分子含氮浸出物的液态呈鲜味基质，再添加适量的食盐、色素，调味而制成。人工酿造酱油与天然发酵不同，是在发酵时需接种专用曲菌，有控制地进行发酵酿制。因着色力的不同，酿造酱油有老抽、生抽之别。老抽的着色力更强，一般用于提色；生抽则主要用于增鲜。酿造酱油不得添加酸水解植物蛋白调味液，一旦添加了酸水解植物蛋白调味液，就不能称之为酿造酱油，而是配制酱油。所谓酸水解植物蛋白调味液是以食用植物蛋白的（脱脂大豆、花生粕、菜籽粕、小麦蛋白或玉米蛋白）为原料，经盐酸水解、碱中和制得的蛋白水解液，又称氨基酸或大豆水解蛋白，其使用应符合《酸水解植物蛋白调味液》（SB/T 10338—2000）的规定。

（2）配制酱油　是指以酿造酱油为主体，添加酸水解植物蛋白调味液、食品添加剂等配制而成，其生产应适用复合调味料相关标准。

（3）营养强化酱油　目前主要是铁强化酱油，是按照标准在酱油中添加一定量的乙二胺四乙酸铁钠制成的营养强化酱油。

酱油成品中还经常添加鲜味剂、色素、食盐、防腐剂等。增鲜常用谷氨酸钠、5′-呈味核苷酸二钠。增色常用焦糖色素。食盐不仅使酱油具有适当的咸味，而且与氨基酸共同形成酱油的鲜味。在起到调味作用的同时，适量的食盐浓度对非耐盐性的细菌、酵母有一定的抑制作用。由于酱油含有丰富的营养物质和水分，又是一种低酸食品，故易受微生物污染。酱油出品时虽经灭菌处理，但在长期储存中也可能产生二次污染，易发生霉变，故酱油在灭菌后常添加防腐剂，以防止腐败变质，延长储存期。

酱油感官要求应具有特有的色泽，具有该品种应有的滋味和气味，无不良气味，不得有酸、苦、涩等异味和霉味，不混浊，无异物，无霉花浮膜，必须符合食品安全国家标准《酱油》（GB 2717—2018）的相关要求。

2. 酱

酿造酱是以谷物和/或豆类为主要原料，经微生物发酵而制成的半固态调味品。按原料不同可分为豆酱（黄豆酱、蚕豆酱、杂豆酱）、面酱。酱类的酿制过程中食盐起着很重要的作用，不但能使酱醅安全成熟，而且是酱制品咸味的来源，并与氨基酸共同形成酱的鲜味，在发酵过程及成品中有一定的防腐作用。酱的感官要求无异味，无异臭，无正常视力可见霉斑及外来异物，必须符合《酿造酱》（GB 2718—2014）的要求。

酱油和酱的食用方法，通常作为烹调的佐料，但也可生食，如凉拌菜或不加味食品常蘸酱油或酱食用，这些通常不经高温消毒，因此若酱油或酱中存在肠道传染病的病原微生物时，很可能成为病原微生物的传播途径。

此外，在不安全条件下生产的酱油，在气温较高季节，表面容易生出一层白膜，即所谓"生白"现象。使酱油"生白"的微生物是一种产膜性酵母菌，通过不清洁的容具及空气中的尘埃而污染酱油。

为了防止酱油被肠道病原菌及产膜性酵母菌污染，必须从多方面进行预防措施，必须彻底改变酱油生产加工和餐饮经营单位的环境卫生；酱油的生产和使用要遵守安全操作规程；容器及用具必须保持清洁，使用前要进行煮沸消毒。

二、食醋

食醋是单独或混合使用各种淀粉、糖类为原料，经微生物发酵而制成的液体调味品。食醋按照原料可分为粮食醋、米醋、薯干醋、果醋、糖醋、酒醋等。按颜色可分为浓色醋（黑醋）、淡色醋、白醋。按生产工艺可分为酿造醋和配制醋。配制醋是以酿造醋为主要原料，添加食用冰乙酸、食品添加剂等混合配制而成，适用混合调味料相关标准，不得以醋为食品名称。

各种醋在罐装前多用糖、盐、花椒、茴香、桂皮、生姜等香辛料调味。不同的食醋具有不同的芳香和风味，主要是发酵过程中所形成的低级脂肪酸酯（如乙酸乙酯，又称醋酸乙酯）、醇类、糖类及有机酸等的共同作用。食醋的乙酸含量为 1%~5%，含有一定量的其他有机酸，在体内可氧化产热，1 g 醋酸可产生 12.58~20.93 kJ 热量（3~5 kcal）。醋酸乙酯是醋香的主要成分。食醋还含有一定量的维生素和无机盐。食醋能溶解植物中的纤维质，也能使动物骨骼中的钙有一定量的溶出，有利于吸收利用。

食醋生产过程中可污染醋虱、醋鳗，耐酸霉菌也能生长形成霉膜，故食醋常需添加一定量的防腐剂，并需严格杀菌。还要做好环境卫生与容器消毒工作。因食醋含有较多有机酸，有一定的腐蚀性，所以不可采用金属容器或不耐酸的塑料容器酿制或盛装食醋，以免有害物质溶出污染食品，必须选择符合安全要求的容器和包装材料。

对食醋的感官要求是应具有产品应有的色泽、食醋特有的香气，酸味柔和，无涩味，无异味或其他不良气味，澄清、无悬浮物，无沉淀物（或可有极少量沉淀物），无异物，无霉花及浮膜，无醋虱或醋鳗，必须符合《食醋》（GB 2719—2018）的相关规定。

三、调味品的安全保管

调味品的保管必须注意以下三个方面：

（1）应掌握先进先用的原则。调味品一般均不宜久存，所以在使用时应遵循先进先用的原则，以避免储存过久而变质，虽然少数调味品（如黄酒）越陈越香，但开启后也不宜久存。

（2）应掌握好数量。需要事先加工的调味品，一次不可加工太多。如湿淀粉、切碎的葱花、姜末、酱汁，都要根据用量掌握加工量，避免一次加工太多，造成变质和浪费。

（3）不同性质的调味品应分类储存并注意保管。

知识拓展

菜籽油中的芥酸

菜籽油中含有占脂肪酸总量20%~55%的芥酸。凡十字花科植物的种子油、辣油都含有较多的芥酸。芥酸是二十二碳一烯酸（22：1）。动物如果摄入含芥酸过多的饲料会引起生长缓慢，并积蓄在心脏，长期饲喂时心肌细胞浸润处发生心肌坏死，形成瘢痕，导致心脏病。肾、肝等器官也有不同程度的受损。这种损害对大鼠、鸭、兔等动物较为明显，而对猪、鸡影响较小。但是，芥酸对人体健康的危害目前还没有直接的证据，我国特别是南方地区居民有百年以上食用高芥酸菜油的传统习惯，至今还未发现其与心脏病的发生有相关性的报告，当然这还有待进行流行病学调查。

加拿大是菜籽油的主要生产国，已成功地培育出低芥酸菜籽，并生产出含低芥酸的菜籽油。

第十节　饮　　料

一、冷饮

冷饮食品是指夏季大量食用的冷食和清凉饮料。最常见的有雪糕、雪泥、食用冰、冰棒、汽水、冰淇淋、酸梅汤、果子露、奶昔等。

冷饮食品生产量大，销售面广，食用前又不再加热，因此，如果在生产、销售过程中受到病原微生物的污染，就可能成为肠道传染病的传播途径，造成肠道传染病的流行。

1. 冷饮食品的主要安全问题

（1）细菌的污染　常见的有沙门菌、金黄色葡萄球菌等，致病菌指标必须符合 GB 29921—2013《食品中致病菌限量》、GB 2759—2015《冷冻饮品和制作料》的标准要求。

（2）有害化学物质的污染

① 冷饮食品中所使用的食品添加剂，如食用色素、食用香料、食用酸、人工甜味剂及防腐剂，若不合卫生要求，就有可能造成对冷饮食品的污染。

② 含酸较高的冷饮食品有可能从模具或容器上溶出有害重金属，如铅。

2. 对冷饮食品原料的安全要求

冷饮食品使用的原料很多，主要有水、糖、奶、蛋和一些食品添加剂。水应符合国家规定饮用水水质标准；奶、蛋、糖等卫生质量应良好；食品添加剂应符合国家食品安全标准的规定；汽水中所使用的二氧化碳必须纯净。

3. 对冷饮食品生产过程的安全要求

冷饮食品生产过程的卫生，是保证产品质量的关键，因此，在生产过程中必须做好以下五个方面的工作：

（1）保持生产环境的清洁卫生，安装防蝇和防尘设备。

（2）应保证生产过程的连续性，以避免原料、半成品和成品交叉污染。

（3）对直接接触食品的设备、容器、工作台面等，必须进行清洗和消毒。

（4）生产人员，特别是用手直接接触食品的人员必须严格遵守个人卫生制度。

（5）原料配成半成品后，特别是含奶、蛋、淀粉的配料，应尽快加热消毒，尽快冷却，尽快冷冻，这是防止细菌繁殖的关键措施。

二、酒类

酒的种类很多，但由于制造方法的不同，可分为三类：蒸馏酒、发酵酒和配制酒。

（一）蒸馏酒

蒸馏酒是利用淀粉或糖类，如谷物、薯类，经发酵后，再行蒸馏所得的含酒精量很高的酒类，如烧酒，其酒精含量在 30%～70%。

蒸馏酒除烧酒外，还有白兰地（发酵的葡萄汁或葡萄酒蒸馏制成）、威士忌等。

（二）发酵酒

发酵酒中的葡萄酒是利用水果汁中的糖分自然发酵制成，即将葡萄去茎磨成糊，压榨出汁，再经发酵制成葡萄酒。普通葡萄酒的酒精含量为 9%～14%，烈性葡萄酒为 17%～20%。此外，尚有大量（60%～80%）未发酵的葡萄汁以及少量其他醇类、有机酸等，这些物质赋予产品特有的香味。

（三）配制酒

配制酒是以蒸馏酒或食用酒精为主要原料，加水、糖、食用色素和食用香料等配制而成。其酒精含量较蒸馏酒低，如青梅酒、玫瑰酒和其他色酒。

酒精是饮料酒的主要成分，进入人体后绝大部分（95%以上）在肝氧化成乙醛，再进一步氧化成乙酸，大部分乙酸随血液进入组织，氧化分解为二氧化碳和水，并提供一定的能量。其余的酒精则直接通过呼吸、皮肤及尿排出。

由于酒精主要在肝脏氧化分解，因此长期大量饮酒可直接损害肝细胞，还可能危害心、脑、胰、肾等脏器。而一次饮酒过量发生的急性酒精中毒，则主要是高级中枢神经系统受抑制甚至麻痹，导致心、肺功能障碍（如呼吸肌麻痹、心动过速等）所致。

酒类还含有少量杂醇油及甲醇、醛类、酯类等，在这些成分中，有的具有一定的毒性，故应加以注意，主要包括以下四种：

1. 甲醇

用含果胶多的水果（特别是腐烂水果）、薯类、糠麸等做发酵原料时，酒中甲醇含量较高。与乙醇相比，甲醇氧化分解速度慢，在人体内容易积蓄，若人体内储量在 4~10 g，即可引起严重中毒。甲醇慢性中毒主要是黏膜刺激症状，眩晕、昏睡、头痛、消化障碍、视力模糊和耳鸣。严重者还会导致双目失明甚至死亡。另外，甲醇还会氧化产生毒性更强的甲醛和甲酸。因此，我国规定蒸馏酒和配制酒中甲醇含量：以谷类为原料者，不得超过 0.04 g/100 mL；以薯干及代用品为原料者，不得超过 0.12 g/100 mL。

2. 杂醇油

杂醇油是酒中高级醇的总称，主要有丙醇、异丁醇、戊醇及异戊醇等。它们是在酿酒过程中由原料中的蛋白质分解而成的。杂醇油对人的毒性和麻醉作用较乙醇强而且持久，所以饮用了含杂醇油多的酒更容易酒醉，而且引起头痛。我国规定蒸馏酒及配制酒中杂醇油的含量每 100 mL 酒中不得超过 0.15 g，以大米为原料者不得超过 0.20 g。

3. 醛类

酒中醛类是相应的醇在发酵过程中被氧化而成的。甲醛、乙醛等是低沸点醛；丁醛、糠醛等是高沸点醛，它们的含量也与所使用的原料有关。醛类对人的毒性大于醇类，甲醛的毒性是甲醇的 30 倍，能使人体蛋白质凝固，10 g 甲醛即可导致人死亡。

4. 铅和其他有毒物质

酒中铅的来源是蒸馏器和贮酒容器，尤其是酸度较高的酒中铅含量也较高。我国规定蒸馏酒和配制酒中含铅量不得超过 1 mg/L。另外，酿酒原料中的苯并（a）芘和黄曲霉毒素的含量也会影响酒类的安全标准，因此规定这两种有毒物质在酒中都不得检出。用木薯酿造的酒中可能有氰化物存在，因此规定以木薯为原料的酒含氰化物不得超过 5 mL/L，以代用品为原料的酒，氰化物不得超过 2 mL/L。

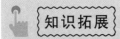

饮酒的误区与事实

误区1：一小杯酒会使人暖和起来。

事实：酒精通过血液运输到皮肤组织使人感觉暖和，但实际上是酒精使人体对温度不敏感，身体变凉了。

误区2：葡萄酒和啤酒比较温和，它们不会使人上瘾。

事实：全世界喝葡萄酒和啤酒的人死于与酒精相关疾病的比例很高。喝的什么酒并不重要，关键在于喝了多少。

误区3：不同的酒混合着喝容易产生宿醉。

事实：是过多的酒精造成的宿醉，而不是喝酒的方式。

误区4：酒精是兴奋剂。

事实：酒精会抑制大脑的活动。

误区5：酒精是合法的，因此它不是药物。

事实：酒精是合法的，但是它能改变机体功能，在医学上也就被定义为抑制药。

世界卫生组织(WHO)已经明确指出：饮酒有益于健康的说法根本没有严谨的科学依据，根本不存在饮酒安全量问题。

三、其他饮料

饭店、餐厅、酒吧供应的饮料，除酒类外，还有茶、咖啡、矿泉水和运动饮料等。

1. 生物碱饮料

主要有茶饮料和咖啡饮料。茶的品种繁多，分类的方法各异，通常是按茶叶的加工制造方法和品质特色，将它分为红茶、绿茶、花茶、乌龙茶、紧压茶五大类。茶叶的主要成分如下：

（1）茶多酚　是多酚化合物的总称。它占茶叶干燥时总量的 20%～30%，茶多酚有杀菌消炎、强心降压、增强血管壁弹性的作用，能促进人体对维生素 C 的积累，并对尼古丁、吗啡等有害生物碱有解毒作用。长期适量饮茶有助于预防心脑血管疾病，可降低某些肿瘤的发生风险。

（2）茶碱　茶叶中含有 5% 左右的生物碱，它具有兴奋神经中枢、加强肌肉收缩、促进新陈代谢、消除疲劳的作用。

（3）芳香油　它是一种芳香族化合物，能溶解脂肪，帮助消化食物。芳香油是赋予茶叶香气最主要的成分，茶叶中芳香油的含量是决定成品茶质量的主要因素。

（4）无机盐和维生素　茶叶中含有钾、钙、磷、铁、锰等无机盐，维生素包括维生素A、维生素C、维生素K、维生素B_1和维生素B_2等。其中维生素C含量最为丰富，如500 g绿茶约含维生素135 mg。

饮茶已成为一种嗜好，在人们的日常生活中占据着重要的地位。但是，如果茶叶储存保管不当或不讲究饮用方法，对人体健康也会产生不良影响。

为保证茶叶质量良好和防止有害因素的污染，要做到：

（1）存放环境要干燥，容器要密封，注意防潮及避免细菌的滋生。

（2）不能与其他散发异味的食物混放，防止"串味"，影响茶叶品质。

（3）已发霉的茶叶和隔夜茶均不宜饮用。

在饮用卫生方面，有两点值得注意：

一是酒后即饮浓茶，有人认为这样能解酒，但由此而产生的副作用应引起注意。据国内外医学试验证实，酒中所含的乙醇对人心血管系统有较强的刺激作用，饮酒过量后往往出现心悸、头昏、四肢乏力等症状。而浓茶同样具有兴奋心脏的作用，两者同时作用，对于心脏功能欠佳的人，特别是对老年人来说，是十分危险的。另外，浓茶中所含的茶碱，能抑制肾小管再吸收功能而具有迅速利尿的作用，这样就会使酒中尚未分解的有毒物质过早地进入肾脏，从而造成对肾功能的损害。

二是饭后或平时饮茶不宜过浓，因茶叶中的茶多酚能与食物中的铁元素发生化学反应，产生沉淀，影响机体对铁的吸收利用。睡前饮浓茶亦能导致失眠。

咖啡，居世界三大饮料（咖啡、可可、茶叶）之首，是由咖啡树种子咖啡豆经碾磨制成。由于咖啡豆在焙炒过程中经高热、高氧等特殊制作过程造成营养素的破坏，所以咖啡液的营养价值不高。不过，咖啡液中的无机盐种类较多，如Ca、Cr、Fe、K、Mg、Mn、Ni、Sr、Zn、Pb、Cd、Cu。烟酸也是个例外，每100 mL咖啡中含有0.2~1.6 mg烟酸，所以咖啡是烟酸的一个很好来源。咖啡的香气成分多而且复杂，可明显增加大脑下视丘的血流量，从而提高人的愉快感。香气成分还可使人脑电波的振幅变大，使人能够集中注意力，提高工作效率。适量地饮用咖啡一般对健康人体无害。

2. 矿泉水饮料

矿泉水饮料是指以矿泉水为基础，添加各种果汁、菊花、蜂蜜、香精、糖等原料而制成的瓶装饮料。

矿泉水是一种含有溶解的矿物质或较多气体的地下水，由于水中含有一定量的特殊化学成分和气体，故能影响人体的生理作用。

矿泉水必须具备下列一些基本条件：

（1）口感良好，风格独特。

（2）含有对人体有益的成分。

（3）有害成分或放射性物质不得超过安全标准。

（4）微生物学指标符合饮用水卫生要求。

（5）在装瓶后的保存期（一般为一年）内，水的外观和口味无变化。

3. 运动饮料

运动饮料是针对体育运动而研制的一种饮料，它是根据人体体液成分配制而成，主要是补充人体因激烈运动所消耗的能量、水、无机盐（钾、钠、钙、镁、铁）和维生素（维生素 A、维生素 B_1、维生素 B_2、维生素 B_3 和维生素 C）。运动饮料可预防能量耗尽时引起的低血糖，维持机体在大量出汗的情况下水和电解质的平衡，以迅速消除疲劳，防止机体因丢失无机盐引起的运动能力下降、心律失常或肌肉抽搐等情况的发生。

第十一节　罐头食品及糖果糕点

一、罐头食品的安全

罐头食品是指以肉类、禽类、水产品、蔬菜、水果等作为原料，经过高温灭菌处理后，用铁皮罐或玻璃罐密封起来的食品。罐头食品对保证居民的合理营养、菜肴品种多样化、调节淡季和旺季的膳食需要，以及出差、旅行的携带有着重要意义。

近年来，国内外还发展用铝箔和复合材料制成"软罐头"，其特点是质量轻、体积小、柔韧性强、易开启、保存期长。

人们一般认为，罐头食品经过高温处理，营养素被严重破坏，其营养价值低于用普通方法烹制的新鲜食品。诚然，罐头食品的某些营养素是有所破坏，但是由于密封罐头内空气被排空，食品中的酶被高温所破坏，一切氧化过程均被阻止，所以高温处理对营养素的破坏并不比普通的烹调方法严重。肉类罐头中，氨基酸基本无变化；蔬菜罐头中，维生素 C 的保存率与蔬菜切块的大小、形状、加热温度和时间，以及罐头的真空度有关。

1. 罐头容器的安全

金属罐以马口铁为材料，这是镀锡的低碳钢。罐口的焊接应尽可能使用高频焊接，以避免焊锡中的铅对食品造成污染。金属罐内壁涂有酚醛树脂、环氧酚醛树脂、乙烯树脂及丙烯酸树脂等涂料，将呈弱酸性的食品与金属罐壁隔开，以避免或减少食品对罐头铁皮的腐蚀，也避免了铁皮中的重金属对食品造成污染。规定食品中含铅量不得超过 2 mg/kg，含铜量不得超过 10 mg/kg。

玻璃罐，其特点是化学稳定性好，不易腐蚀，能保持食品的原有风味，罐壁透明，可以看到内容物的色泽、形状。但其缺点是质脆易碎，导热性和热稳定性较差，内容物易褪色，在杀菌和冷却过程中容易破裂。

"软罐头"又称蒸煮袋，整袋食品放在沸水中煮烫 5 min 后，开启包装即可食用，能保持原有菜肴的原汁、原味。此袋所用材料采用 3 层式结构(聚酯/铝箔/改性聚乙烯或乙烯、丙烯共聚物)或 4 层式结构(聚酯/铝箔/聚酯/聚丙烯或改性聚丙烯)，以保证与食品接触的材料不会污染食品。食品装袋后采用真空密封包装，再以 135℃高温灭菌，因此，食品可以保存较长时间，是目前国际上比较先进的食品包装方式。

2. 罐头食品的腐败变质

罐头在储存期间，可能出现底盖凸出现象，称为"胖听"。引起胖听的原因可分为物理性、化学性和生物性三种。物理性胖听，多是在低温时内容物结冰或内容物过多，排气不充分，受热后气体膨胀所致，只要罐头的密封性未遭破坏，罐头仍可食用。化学性胖听，则多是因为金属罐壁受到酸性食物的腐蚀产生氢气而膨胀，敲击时发出空响，穿孔时有气体逸出，并无腐败气味，此类罐头也可食用。生物性胖听，是由于罐内食物受微生物污染，以致微生物在罐内生长繁殖，产生气体，穿孔时有腐臭气体逸出，此类罐头内的食品已腐败变质，不能再食用。采购罐头食品时采购员要注意检查是否有胖听现象，使用时要分清胖听的性质，以决定其取舍。

金属罐头的铁皮很容易被食品中的酸性物质腐蚀。例如，含硫高的鱼、肉类罐头，因蛋白质分解产生 H_2S，则会腐蚀因镀锡不均匀或有划伤的金属壁，产生硫化铁黑斑。如果黑斑较多，说明腐蚀严重，罐头不能再食用。

采购回来的罐头食品应储存在通风、阴凉、干燥的仓库里。库内相对湿度以 70%~75% 为宜，温度在 20℃以下，以 1~4℃最有利于罐头的保藏。当然，不同种类的食品其储存温度也各异，如肉类、鱼类、蔬菜罐头为 0~20℃；乳类罐头为 5~20℃；醋浸蔬菜罐头为 0~4℃；水果罐头为 0~15℃；果酱罐头为 10~20℃。总之，最高储存温度不得超过 28℃。

知识拓展

罐头食品的感官检查

1. 外表清洁，封口完整，底盖稍凹入。

2. 不生锈，不膨胀，不变形，无裂缝。

3. 二重卷边处无铁舌、无突角。

4. 玻璃罐罐身无碎裂。

5. 罐头内壁锡层涂膜完整、不变色、无脱落、无硫化腐蚀现象。

6. 内容物应具有相应的色、香、味和组织状态。

7. 各类罐头不得有异物、杂质。

采购罐头要注意检查打在罐头底盖上的生产日期，不买过期产品。厨房应坚持"先产先用，先购先用"的原则，避免逾期食用。

二、糖果、糕点的安全

糖果、糕点的原料有糖、面粉、油脂、乳、蛋、水果以及色素、香精、食用酸等。糖果、糕点富含能量，而且很容易被身体吸收利用。但由于糖果、糕点是不再加热直接入口的食品，因而对其原料的质量、生产过程、成品的储存、运输、销售过程的卫生应有严格的要求。

1. 原料的选择

要求所有原料都应符合安全标准，特别是乳和蛋类，由于其营养丰富，适于微生物生长繁殖。为了防止沙门菌污染，规定水禽蛋（鸭蛋和鹅蛋）不能作为糕点的原料。壳蛋在打蛋前要进行清洗消毒，若用冰蛋作原料，则要求质量好，临使用前再解冻。葡萄球菌容易在含乳、蛋的糕点上繁殖并产生毒素，因此对乳及其制品要求经过巴氏消毒。

2. 生产、销售

在糕点生产、销售过程中要加强卫生管理，防止污染，控制温度，各环节从业人员均不能用手直接去拿食品，有传染性疾病的患者，不得参加糕点的制作和出售。糕点容易霉变的原因之一是未烘透，致使水分含量过高；另外糕点的脂肪和果仁中的油脂容易氧化酸败，因此，所有的油脂和果仁都要新鲜，否则在烘制过程中受到高温、高湿度的影响，会加速脂肪的氧化酸败。

3. 包装

要根据糖果、糕点本身的特点选择合适的包装材料。当糕点中含水量高于9%时，不适宜用塑料包装，否则，在不通风透气的情况下，糕点容易发生霉变。虽然塑料包装有轻便、防污染性好的特点，但若选用不当，塑料中一些未完全聚合的单体会缓慢地溶解到糕点的油脂中，使食品产生异味。因此要选择本身无毒、聚合度高的塑料做包装材料。

4. 储存、运输

生产糕点的企业和销售单位都应有冷藏设备，运输途中要遮盖严密，避免污染。特别要注意防尘，防蚊蝇、防蟑螂、防蚂蚁、防老鼠等有害生物对糖果糕点的污染。盛装糕点的塑料盒要经常清洗与消毒，糕点盒不可放在地上。

关于食品保质期的规定：

△ 糖果第四季度生产的保质期为 3 个月，第二、三季度生产的保质期为 2 个月（梅雨季节生产的为 1 个月）。

△ 饼干保质期为：马口铁桶装 3 个月，塑料袋装 2 个月，散装 1 个月。

△ 夹心巧克力保质期为：3 个月，纯巧克力 6 个月，方便面 3 个月。

△ 瓶装普通熟啤酒保质期为 2 个月，特制啤酒 4 个月；瓶装葡萄酒、果露酒 6 个月，汽酒 4 个月，露酒 6 个月，瓶装黄酒暂定 3 个月。

△ 奶粉保质期为：马口铁罐装 12 个月，玻璃瓶装 9 个月，500 g 塑料袋装 4 个月；甜炼乳马口铁罐装 9 个月，瓶装 3 个月。

△ 酱油和食醋保质期均为 6 个月。

△ 果汁汽水、果味汽水、可乐汽水玻璃瓶装保质期为 3 个月，罐装 6 个月；果汁（包括原果汁或从天然水果提取的香料经加糖、酸味剂配成的糖浆）玻璃瓶装 6 个月。

△ 鱼、肉、禽类罐装、玻璃瓶装保质期为 24 个月；水果蔬菜类罐头铁罐装、玻璃瓶装 15 个月。

△ 油炸干果、番茄酱铁罐装、玻璃瓶装保质期为 12 个月。

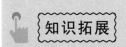 知识拓展

吃橘子注意"橘黄病"

橘子是秋冬季市场的主要水果之一，是男女老幼皆喜食的果品。但是，食用橘子过多可能患类似"黄疸"样的"橘黄病"。其原因在于长期大量食用橘子，橘子中的类胡萝卜素在体内大量蓄积，肝不能及时代谢，血液中的类胡萝卜素浓度过高，沉积于皮肤角质层，使皮肤出现黄染，即"橘黄病"。这种情况极易被误认为是"急性黄疸性肝炎"。出现这种情况时应向医生仔细讲清楚发病前的饮食情况。

"橘黄病"对身体功能无特别影响，不需要特殊治疗，只要多喝水，促进体内过多的类胡萝卜素的排出，一般 4~6 周黄染的皮肤就会逐渐恢复正常。

街头食品是食源性疾病的重要传播源

食源性疾病是指食用了被各种病原物质污染的食物而引起食用者的感染或中毒。如果同一污染食品的食用人数较多或分发供应范围较广，就会在某一特定地点或场所引起食源性疾病的暴发，或引起较大范围的流行（如 1987 年上海甲肝的流行），有时食源性疾病的暴发可能波及全国，甚至引起国际的大规模暴发流行。由于各方面的原因，街头食品成为食源性疾病的重要传播源。

总体来说，街头食品的卫生缺乏保证，其潜在危害有化学性和物理性因素，但是给消费者带来最大的危害还是微生物因素（细菌、病毒、真菌）。1992 年中国街头食品调查总合格率为 47.3%，对 1 646 名消费者的调查发现有 33% 的消费者因吃街头食品而发生过胃肠不适或食源性疾病。山东省食物中毒资料表明，由街头食品引起的食物中毒案件数、发病人数、死亡人数分别占食物中毒总数的 44.7%、43.8% 和 18.2%。联合国粮农组织（FAO）研究结果，拉丁美洲、加勒比地区部分国家及菲律宾、印度的霍乱流行与食用街头食品有关。新加坡曾报道吃街头的乌贼引起霍乱暴发。我国引起食源性疾病的街头食品品种主要有熟肉、凉拌菜、豆制品等。

1998 年我国对 7 个城市街头食品的调查结果是：街头食品商贩取得卫生许可证的占 85.81%。街头食品加工过程的卫生问题主要表现为：工具不洁，33.1%；容器不洁，42.1%；台面不洁，44.2%；生熟不分，24.9%；操作人员不洗手，42.1%；操作人员无工作衣帽，60.7%。街头食品销售过程的卫生问题主要表现为：食品超过保质期，7.2%；食品变质或不洁，7.8%；餐具不消毒，17.2%；包装材料不洁，20.1%；货款不分，28.7%；不用专制工具取熟食，33.2%；易腐食品未冷藏或热藏，35.1%；待售熟食品未加盖、加罩，51.8% 等。

近年来，随着我国经济的发展和《食品安全法》的实施，在有关部门的强力管控下，街头食品的卫生现状已有了明显改善。但改善并不等于根除，病原微生物始终存在于自然界，稍不留意就会造成污染与传播，而且还有新的化学性污染因素不时出现，如用甲醛和/或氢氧化钠泡制的牛百叶，用尿素和硝酸铵及无根剂培植的豆芽，从泔水中提炼的泔水油。街头食品仍然是食源性疾病不可忽视的传播源之一。任何认识上的盲目乐观或管理上的松懈，都可能造成严重后果。因此，对街头食品的安全管理是一项长期而又艰巨的工程。

本章小结

营养是保障，安全是前提

食物是人类赖以生存和繁衍的必需物质，也是国家政治稳定和社会发展的保障。健康的身体需要有健康的食物来支撑，而"健康食物"必须具备营养与安全两大基本要素。每一种食物都有其营养特点，每一种食物又都可能对人体健康产生不利。要吃"饱"比较容易做到，要吃"好"却需要知识和技巧。

思 考 题

1. 谷类蛋白质有何特点？如何提高其生理价值？

2. 豆类蛋白质的营养价值如何？将大豆加工成豆制品有什么好处？

3. 畜禽肉类的营养价值如何？什么是含氮浸出物？含氮浸出物主要含哪些成分？它的作用是什么？

4. 蛋类的营养特点是什么？防止鲜蛋腐败变质的具体措施有哪些？

5. 乳类的营养特点是什么？通过乳可以传播哪些人畜共患传染病？

6. 鱼类食品蛋白质和脂肪的营养特点是什么？为何容易消化吸收？鲜鱼、虾、蟹的感官检验指标有哪些？

7. 鱼类食品的主要安全问题是什么？

8. 引起食用油脂酸败的原因是什么？针对这些原因应如何预防？

9. 对调味品的保管要注意哪几方面？

10. 餐饮业从业人员应对酒类、软饮料和各种冷饮食品了解哪些食品安全知识？如何加强对这类食品的管理？

11. 酒分哪几类？各类酒含有什么主要成分？它们分别对酒有何影响？

12. 罐头食品为什么也会发生腐败变质现象？餐饮单位在采购和使用罐头食品时应注意哪些安全问题？

13. 为了防止肠道致病菌和寄生虫卵对人体造成危害，食用蔬菜、水果时要注意哪些卫生问题？

14. 生产和销售糕点时应如何加强食品安全管理？

15. 走访食品防疫及监督部门，了解他们是如何用试剂或试纸去测定残留农药超标的有毒蔬菜的。

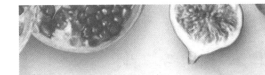

第四章　餐饮行业食品安全管理

学习目标

1. 了解食品安全法的主要内容。
2. 掌握饮食卫生"五四"制的主要内容。
3. 掌握对餐饮企业、从业人员及生产经营过程的安全要求。

 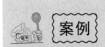

是天灾还是人祸

2003 年 8 月 7 日，一个叫荣荣的婴儿被送进医院。13 日，出世仅 130 天的荣荣因肝、肾重度衰竭死去。2005 年初，阜阳市工商部门查封了 33 种低劣奶粉……

"食品安全管理"是指食品生产经营企业内部，即食品管理部门和食品生产经营企业对食品质量进行安全管理。在商品生产经营过程中，任何一个企业的内部管理都是十分重要的，而对于生产经营食品这样一种特殊商品的企业来说，加强自身的食品安全管理就显得格外重要。食品安全管理不但可以实现食品质量的自我控制，提高食品生产合格率，更重要的是它对于保证食品安全，避免生产经营不安全食品而造成食物中毒甚至发生死亡事故，保障人民的健康起着重要作用。

自身管理不是一个空洞的概念，而是《中华人民共和国食品安全法》要求一切食品生产经营主管部门和食品生产经营企业必须付诸实施的行为。

第一节　食品安全法与饮食卫生"五四"制

一、食品安全法简介

《中华人民共和国食品安全法》(以下简称《食品安全法》) 于 2009 年 2 月 28 日第十一届全国人民代表大会常务委员会第七次会议通过,并于 2009 年 6 月 1 日起施行,此前的《中华人民共和国食品卫生法》同时废止。2015 年 4 月 24 日第十二届全国人民代表大会常务委员会第十四次会议对《食品安全法》进行了修订,2018 年 12 月 29 日第十三届全国人民代表大会常务委员会第七次会议对其进行了第一次修正,2021 年 4 月 29 日第十三届全国人民代表大会常务委员会第二十八次会议对其进行了第二次修证。

《食品安全法》是我国食品安全法律体系中的主体。《食品安全法实施条例》是由国务院颁布实施的行政法规,是有关食品安全的法律规范。各省、自治区依据该法律制定的地方法规(例如《浙江省实施〈中华人民共和国食品安全法〉办法》),同《中华人民共和国农产品质量安全法》(以下简称《农产品质量安全法》) 等法律法规一起,都是我国食品安全法律体系的重要组成部分。

《食品安全法》共十章 154 条,内容涵盖了从农业源头到餐桌的全过程。凡在中华人民共和国境内从事下列活动,都应当遵守该法:

(一) 食品生产和加工(以下称食品生产),食品销售和餐饮服务(以下称食品经营);

(二) 食品添加剂的生产经营;

(三) 用于食品的包装材料、容器、洗涤剂、消毒剂和用于食品生产经营的工具、设备(以下称食品相关产品)的生产经营;

(四) 食品生产经营者使用食品添加剂、食品相关产品;

(五) 食品的贮存和运输;

(六) 对食品、食品添加剂、食品相关产品的安全管理。

《食品安全法》将供食用的源于农业的初级产品的质量安全管理与《农产品质量安全法》相衔接,使从源头起的种植/养殖、采摘/屠宰、储存、运输、加工、包装、生产销售等全程处于法律的监管之下。并明确规定:食品生产经营实行许可制度。食品生产经营者对其生产经营食品的安全负责。

《食品安全法》节选:

第三十四条　禁止生产经营下列食品、食品添加剂、食品相关产品:

(一) 用非食品原料生产的食品或者添加食品添加剂以外的化学物质和其他可能危害人

体健康物质的食品，或者用回收食品作为原料生产的食品；

（二）致病性微生物，农药残留、兽药残留、生物毒素、重金属等污染物质以及其他危害人体健康的物质含量超过食品安全标准限量的食品、食品添加剂、食品相关产品；

（三）用超过保质期的食品原料、食品添加剂生产的食品、食品添加剂；

（四）超范围、超限量使用食品添加剂的食品；

（五）营养成分不符合食品安全标准的专供婴幼儿和其他特定人群的主辅食品；

（六）腐败变质、油脂酸败、霉变生虫、污秽不洁、混有异物、掺假掺杂或者感官性状异常的食品、食品添加剂；

（七）病死、毒死或者死因不明的禽、畜、兽、水产动物肉类及其制品；

（八）未按规定进行检疫或者检疫不合格的肉类，或者未经检验或者检验不合格的肉类制品；

（九）被包装材料、容器、运输工具等污染的食品、食品添加剂；

（十）标注虚假生产日期、保质期或者超过保质期的食品、食品添加剂；

（十一）无标签的预包装食品、食品添加剂；

（十二）国家为防病等特殊需要明令禁止生产经营的食品；

（十三）其他不符合法律、法规或者食品安全标准的食品、食品添加剂、食品相关产品。

……

第一百二十三条　违反本法规定，有下列情形之一，尚不构成犯罪的，由县级以上人民政府食品安全监督管理部门没收违法所得和违法生产经营的食品，并可以没收用于违法生产经营的工具、设备、原料等物品；违法生产经营的食品货值金额不足一万元的，并处十万元以上十五万元以下罚款；货值金额一万元以上的，并处货值金额十五倍以上三十倍以下罚款；情节严重的，吊销许可证，并可以由公安机关对其直接负责的主管人员和其他直接责任人员处五日以上十五日以下拘留：

（一）用非食品原料生产食品、在食品中添加食品添加剂以外的化学物质和其他可能危害人体健康的物质，或者用回收食品作为原料生产食品，或者经营上述食品；

（二）生产经营营养成分不符合食品安全标准的专供婴幼儿和其他特定人群的主辅食品；

（三）经营病死、毒死或者死因不明的禽、畜、兽、水产动物肉类，或者生产经营其制品；

（四）经营未按规定进行检疫或者检疫不合格的肉类，或者生产经营未经检验或者检验不合格的肉类制品；

（五）生产经营国家为防病等特殊需要明令禁止生产经营的食品；

（六）生产经营添加药品的食品。

明知从事前款规定的违法行为，仍为其提供生产经营场所或者其他条件的，由县级以上人民政府食品安全监督管理部门责令停止违法行为，没收违法所得，并处十万元以上二十万元以下罚款；使消费者的合法权益受到损害的，应当与食品生产经营者承担连带责任。

违法使用剧毒、高毒农药的，除依照有关法律、法规规定给予处罚外，可以由公安机关依照第一款规定给予拘留。

第一百二十四条　违反本法规定，有下列情形之一，尚不构成犯罪的，由县级以上人民政府食品安全监督管理部门没收违法所得和违法生产经营的食品、食品添加剂，并可以没收用于违法生产经营的工具、设备、原料等物品；违法生产经营的食品、食品添加剂货值金额不足一万元的，并处五万元以上十万元以下罚款；货值金额一万元以上的，并处货值金额十倍以上二十倍以下罚款；情节严重的，吊销许可证：

（一）生产经营致病性微生物，农药残留、兽药残留、生物毒素、重金属等污染物质以及其他危害人体健康的物质含量超过食品安全标准限量的食品、食品添加剂；

（二）用超过保质期的食品原料、食品添加剂生产食品、食品添加剂，或者经营上述食品、食品添加剂；

（三）生产经营超范围、超限量使用食品添加剂的食品；

（四）生产经营腐败变质、油脂酸败、霉变生虫、污秽不洁、混有异物、掺假掺杂或者感官性状异常的食品、食品添加剂；

（五）生产经营标注虚假生产日期、保质期或者超过保质期的食品、食品添加剂；

……

二、饮食卫生"五四"制

饮食卫生管理是餐饮企业的一项经常性的工作，必须建立适当的卫生制度，采购、收货、仓管、厨房和餐厅各部门的所有员工都要依章办事，企业内部才能形成卫生管理一条龙。

餐饮企业卫生"五四"制，即五个环节中各规定了四条章程，其具体内容如下：

1. 由原料到成品实行"四不制度"

采购员不买腐烂变质的原料；保管验收员不收腐烂变质的原料；加工人员（厨师）不用腐烂变质的原料；营业员（服务员）不卖腐烂变质的食品（零售单位不收进腐烂变质的食品，不出销售腐烂变质的食品，不用手拿食品，不用废纸、污物包装食品）。

2. 成品（食物）存放实行"四隔离"

生与熟隔离；成品与半成品隔离；食品与杂物、药物隔离；食品与天然冰隔离。

3. 用（食）具实行"四过关"

一洗，二刷，三冲，四消毒（蒸汽或开水）。

4. 环境卫生采取"四定" 办法

定人、定物、定时间、定质量。划片分工，包干负责。

5. 个人卫生做到"四勤"

勤洗手剪指甲；勤洗澡理发；勤洗衣服被褥；勤换工作服。

食品行业中的消毒工作是保证食品质量安全的关键。食品企业生产经营过程中所用餐具、容器、工具、管道、台板和生产环境应每班清洗，定时（期）消毒，保持经常。

贯彻"五四"制要与企业内部的岗位责任制结合起来，把"五四"制的原则落实到餐饮行业各个环节的具体工作程序之中，使其成为更具体的操作规程。一方面，比如食品生产经营环境（场所、设施）不符合安全要求的；餐、饮具（容器）不消毒或不洁或消毒不符合要求的；个人卫生不符合要求的，结合本单位实际具体制定实施细则。另一方面，也要与奖惩制度挂钩，卫生管理工作成绩突出者给予奖励，管理不善出现漏洞甚至事故者要给予处罚，以激励全体从业人员主动抓好饮食卫生管理工作。

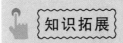

什么是食品GMP

食品良好生产规范（good manufacture practice，GMP）是为保障食品安全和质量而制定的贯穿于生产全过程的一系列措施、方法和技术要求。GMP要求食品生产企业应具备良好的生产设备、合理的生产过程、完善的质量管理体系和严格的检测系统，确保终产品的质量符合标准。GMP是对食品生产过程的各个环节、各个方面实行全面质量控制的具体技术要求和为保证产品质量必须采取的监控措施。其内容可分为硬件和软件两部分。硬件指对食品企业提出的厂房、设备、卫生设施等方面的技术要求；软件指可靠的生产工艺、规范的生产行为、完善的管理组织和严格的管理制度等规定和措施。实施GMP的意义在于：① 确保食品质量；② 促进食品企业质量管理的科学化和规范化，推动食品加工行业整体质量管理水平的提高；③ 有利于产品进入国际市场；④ 提高食品监督管理部门对食品企业进行监督检查的水平；⑤ 优胜劣汰，促进食品企业的公平竞争。

我国食品企业GMP在内容的全面性、严格性和具体化方面已基本与国际GMP接轨，这为中国食品产品进入国际市场创造了一定条件。

第二节　餐饮企业的卫生要求及食品安全管理

一、餐饮企业的卫生要求

（一）环境卫生

环境卫生是指工作地点的室内、室外及四周环境的卫生。它包括厨房餐厅的合理布局和卫生设备要求，以及室外的日常卫生等。

1. 厨房的合理布局

随着饭店、集体食堂食品加工操作机械化程度的提高，增添了淘米机、洗菜机、绞肉机、包饺机、洗碗机等多种炊事机械设备，由于其卫生水平的要求，必须开辟"卫生通过室"，致使后场面积增大。因此，厨房面积和餐厅面积的比例不得小于 1∶1，或者厨房、餐厅总面积（以最高峰时进餐人数计算）每人折合 1~1.2 m² 为宜。

为了使食品从原料到成品的流水作业线不发生交叉污染，垃圾、炉灰不得进入厨房，特别是烹调间，除操作员工外，不留有无关人员在厨房中穿行或停留的面积。房间的配置应考虑从食品原料→仓库→初加工间→切配间→冷菜间→烹调间→备餐间→餐厅→食具洗消室，要形成 3 条分线（即主食加工 1 条线、副食加工 1 条线和食具洗消 1 条线），4 条通道 4 个出入口（即食品原料入口、垃圾污物出口、工作人员出入口和进餐人员出入口）。食品做到生熟分开，主副食分开，动物性食品与植物性食品分开。

2. 厨房的卫生设备

（1）下水道设备　初加工间和洗消间都应有独立的下水道，并在下水道上方设除油器（油脂分离装置），回收废油，这样既能防堵塞，又能避免因排放油污而造成环境污染，做到综合利用。厨房地面要有坡度，便于冲刷和干燥。

（2）冷藏设备　冷库应自成一个系统与其他房间隔绝。生熟食品冷藏时要分开存放，冷藏设备要定期洗刷。

（3）洗涤设备　除了设置足够数量的洗涤池、洗手池外，还必须设置脚踏式流水洗手池，专供备餐间工作人员操作前洗手消毒用。擦手用的毛巾，由于很快会被细菌污染，因此有必要采用独特的擦干手的方法。例如，使用纸巾将手擦干，再将用过的纸巾放入脚踏式垃圾箱内；使用经过消毒的环型毛巾；使用热空气干燥机。

（4）除油烟、通风设备　为了降低厨房的温度和湿度，以及排除烹饪时散发出来的气味、蒸汽和油烟等，应在厨房里或炉灶上方安装排气扇和抽油烟机等设备。这些设备必须保持清洁，上面不得沾满油脂和污物。因为这些油污会影响设备的效能，还可能滴落在食物上。为了通风而打开的窗户必须装有纱窗，以防昆虫等飞入。

（5）照明设备　厨房内所有房间必须要有足够亮度的照明设备，以防止在加工食品时发生意外。灯光应避免阴影，确保所有污物能很快地被发现而便于打扫。

（6）工作面　工作面必须用结实耐用、容易洗净的材料制成。这类材料同样要求不吸水，又不会被食物的残余物所腐蚀，不锈钢或硬质塑料是理想的材料。不要采用木制工作面，因为木质面很容易被污染，而且又不便于洗净。硬木一直被用来做切菜板，但使用硬质塑料板或压缩橡胶则更好。制备生食和熟食须使用不同的切菜板，这样才不会发生交叉污染。任何工作面，如发生碎裂、裂缝，出现较深划痕时应及时更换，因为破损的工作面会藏匿食物残渣和细菌。

（7）废弃物处理装置　一些大型的食品企业或酒店都装有一套由高速切削系统构成的废弃物处理装置，用以将废弃物切碎，再用水冲洗排入下水道。焚化炉和从厨房定期运走的塑料袋或纸袋垃圾桶也是处理废弃物的最安全的方法。

（8）卫生通过室　卫生通过室配置在炊事员入口的门到厨房之间，包括专用的流水冲洗式厕所、浴室、更衣洗手室和休息室。该室的空气严禁流入厨房。

3. 餐厅的卫生要求

餐厅卫生包括两个方面：一是日常清洁卫生，二是餐厅进食条件卫生。

（1）日常清洁卫生　卫生工作的范围是地面、桌面、墙壁、门窗和玻璃等。重点是清除桌面、地面油污，保持座位排列整齐，做到卫生工作经常化。为避免交叉污染，同时要注意以下两个方面：

① 顾客用后的餐饮具应先在洗消室洗净消毒，然后在指定设备内存放，不能直接进入厨房。

② 饭菜由专人从烹调间送入备餐间，服务员从备餐间窗口接出后送给顾客。服务员不能直接从烹调间递拿饭菜给顾客。

（2）餐厅进食条件卫生　餐厅能否给顾客留下回味难忘的印象，不仅与食品和饮料的质量、服务人员的态度、餐厅的设备和价格有关，而且与餐厅的气氛有密切的联系。为使顾客进食愉快，必须搞好餐厅进食条件的卫生。

① 餐厅美化。根据餐厅的格局和大小，可布置几种不同气氛的餐厅。如考虑餐厅的民族性、地区性，设计可富丽堂皇、古色古香，也可简单明快、清雅大方。餐厅灯饰可使用变阻器，用间接照明调和直接照明，早餐时，应造成光线明亮、欢乐的气氛，午餐的气氛应当是娴静的，晚餐的气氛应富有浪漫色彩，适当地摆上时令花草或播放悠扬的轻音乐，使人精神舒畅、赏心悦目地进餐。

② 服务态度。基本要求是服务工作要主动、热情、耐心、周到。微笑服务会使顾客情

绪开朗，就餐愉快。

③ 服务质量。菜肴点心要做到色、香、味、形、器俱佳，符合质量标准，价格合理，令顾客进餐后感到满意。

（二）生产过程的卫生要求

餐饮企业生产过程的卫生要求可归纳为两个方面：一是严格遵守操作规程和卫生程序；二是减少污染，提高食品质量。特别是对凉拌菜和酱制肉菜等更为重要。

1. 食品制作者的个人卫生要求

食品的质量安全与食品制作者的个人卫生有密切的关系。食品制作者必须保持高标准的个人卫生要求，防止将细菌带入食物，并要重视工作间中一切可能出现的污染源。具体要求如下：

（1）保持手的经常性清洁　这是防止食品受到污染的重要防护手段之一。

在发生以下情况时必须立即洗手：

① 便后。粪便中的细菌会通过手纸转移到手上，再转移到食物上。

② 擤鼻。鼻腔中含有的致病菌，其中一些会转移到手上。最好选用一次性纸巾。

③ 处理生肉和蔬菜之后。许多生肉表面上都有致病菌（如沙门菌），容易转移到食具或盛具上。

④ 处理废弃物、腐败物或污染过的食物以后。废弃物和废弃食品中存有大量的各类细菌。

（2）注意饮食操作卫生　食品制作者无论如何绝不能出现以下情况：

① 在操作时吸烟。因为细菌可以从口腔和嘴唇转移到手上，烟灰也可能掉进食品中。

② 在操作时用手指舔尝食物。使用小碗或匙品尝，尝后余汁不能倒入锅中。

③ 在工作间梳头。微生物在头皮上能很好地生长，梳下的头皮屑有可能落到食物上。所以必须定期洗头，并且戴上工作帽。

④ 对着食物打喷嚏和咳嗽。在配餐和制作冷盘时，应戴口罩。

⑤ 一布多用。抹布要经常搓洗，以免交叉污染。消毒后的餐具，不要再用抹布揩抹。

⑥ 在工作间里佩戴戒指或其他珠宝饰物。

（3）注意仪表整洁　勤剪指甲、勤理发、勤洗澡、勤换衣服（包括工作服）。

（4）食品从业人员要保证身体健康　食品从业人员要特别注意防止胃肠道和皮肤传染病的感染，定期检查身体，注射疫苗。

2. 制作凉拌菜的卫生程序

制作凉拌菜时必须遵守卫生程序才能保证质量，否则会给人体造成病患。制作过程中应按下列程序进行：

（1）制作凉拌菜前要将所使用的用具进行烫洗和消毒，操作人员要认真清洗双手并消毒。消毒液多用1∶1 000或1∶2 000苯扎溴铵溶液，也可用75%乙醇消毒。

（2）制作凉拌菜所使用的蔬菜和其他原料要认真清洗，能烫泡的菜，可用90℃以上的热水烫泡5 min，不能烫泡的菜可用1∶5 000高锰酸钾溶液，或1∶2 000苯扎溴铵溶液浸泡5 min，以杀灭蔬菜和其他配料上的细菌。

（3）盛装凉菜的盛器和餐具要进行烫洗和消毒，消毒可用蒸汽、药物等。

3. 制作酱制肉的卫生要求

酱制肉是直接入口的食物，在制作和保管时必须按下列程序进行，以保证酱制肉的质量。

（1）制作熟食卤味肉应有专门场地，由专人操作，用具和盛器必须专用。

（2）加工前，操作人员应严格清洗双手并用1∶1 000苯扎溴铵溶液或75%乙醇消毒。

（3）隔夜、隔市的熟食品在出售前必须经过回锅烧煮，以杀死在运输、存放时污染的细菌。

（4）存放熟食品必须要有防蝇、防尘设备，以防污染。

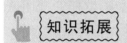

什么是"保健食品"

"保健食品"是指适用于特定人群食用，具有调节机体功能，不以治疗疾病为目的，并且对人体不产生任何急性、亚急性或慢性危害的食品。其特征如下：

1. 保健食品必须具备食品的基本特性。既应当无毒无害，符合应当有的营养要求，具有相应的色、香、味等感官性状。但不能要求保健食品像普通食品那样为人体提供各种营养素，更不能将其视为正常食品用作各种营养素来源的主要途径。

2. 必须具有特定的保健功能。这种功能必须是明确的、具体的、有针对性的并经科学验证是肯定的。

3. 保健食品是针对特定人群而设计的，食用的范围不同于普通食品。

4. 保健食品是以调节身体功能为目的，不是以治疗为目的。

5. 保健食品的成分构成主要是功效成分和营养素。营养素的摄入量应达到相应营养素每日推荐供给量的30%以上。不能含有抗营养因子，不能含有过多的脂肪、盐等，即不能违背现代营养学的准则。

6. 保健食品的产品属性既可以是传统的食品属性，也可以是胶囊、片剂等新的食品属性。

二、餐饮企业的安全管理

1. 食品安全管理机构设置和人员配备

根据《中华人民共和国民法通则》《中华人民共和国企业法人登记管理条例》等有关规定要求，具备企业法人条件的企业，其法定代表人和不具备法人条件的企业负责人，对企业的生产经营和管理全面负责。对于餐饮单位而言，企业的法定代表人或负责人要对本单位的食品安全负总责，理所当然地成为食品安全的第一责任人。当然，作为第一责任人，法定代表人或负责人通常并不具体承担安全操作活动，其主要职责和作用应该是提出有关安全管理的总体目标要求，并决定餐饮单位落实要求应采取的措施，督促、协调有关安全管理职责部门和食品安全管理人员予以落实。

食品安全管理是一项系统工程，具体包括对食品采购、储存、加工、销售全过程的食品安全以及人员录用培训、体检等相关环节的全面安全管理。因此，仅靠法定代表人或负责人自己和手下一两名安全管理人员，要做好企业安全管理是远远不够的，还必须发挥管理团队的优势，要通过设置与自身经营规模、品种、档次相适应的安全管理职责部门或组织，来全面承担本单位具体的食品安全管理工作。需要说明的是，这里所说的安全管理职责部门不一定是一个专门成立的部门，它也可以是一个构建在各相关部门（如原料采购、厨房加工和餐厅服务）基础上的管理组织，由组织中的成员共同行使管理职责。其具体的职责应包括：安全管理的理念、策略和规章制度的制定，安全管理措施落实的督促、协调和检查验证等。有关职责的具体划分应由餐饮单位的相关文件作出明确规定并予以公布，以便于操作执行和监督实施。

（1）大型以上餐馆（含大型餐馆）、学校食堂（含托幼机构食堂）、供餐人数 500 人以上的机关及企事业单位食堂、餐饮连锁企业总部、集体用餐配送单位、中央厨房应设置食品安全管理机构并配备专职食品安全管理人员。

以下三种情况必须设置专职食品安全管理员：

① 集体用餐配送单位　因为要在短时间内对食品进行集中加工，并且从加工完毕到消费者食用有一定的时间间隔，有储存过程，存在致病菌大量繁殖的可能，因此所供食品的安全风险度较普通餐饮食品高。

② 连锁经营的餐饮单位　由于这类企业往往是统一供货、统一半成品加工，一旦原料或半成品出现问题，影响或危害面较大。

③ 加工经营场所 1 500 m² 以上的餐馆、食堂　达到这一规模的餐馆和食堂，可同时供千人以上就餐，因此安全管理更应重点加强。

鉴于这三类企业的上述特点，要求其必须设立专职食品安全管理员，以便有足够的时间和精力对企业从原料的采购、供配到加工供应等生产经营全过程实施全面、系统的管理，保证各项管理措施落到实处。

（2）其他餐饮服务提供者应配备专职或兼职食品安全管理人员。

需要提醒的是，兼职食品安全管理员一般不应由加工经营环节的工作人员兼任。因为加工经营环节的工作人员的职责是完成本职岗位的加工任务，加之缺乏行政管理职权，也未经系统学习食品安全管理知识，因此既无暇顾及也无从保证行使有效的安全管理职责。

2. 食品安全管理人员基本要求

设置食品安全管理员的基本条件：食品安全管理员首先必须身体健康并具有从业人员健康合格证明，其次还应有从事食品安全管理工作的经验，参加过食品安全管理员培训并经考核合格。关于学历要求，原则上应具备高中（含相当高中水平）以上学历，如果从事食品安全管理的年限较长并具有较丰富的实际管理经验，经考核合格，可以适当放宽对学历的限制要求。具体要求：

（1）身体健康并持有有效健康证明。

（2）具备 2 年以上餐饮服务食品安全工作经历。

（3）持有有效培训合格证明。

（4）符合食品监督管理部门规定的其他条件。

3. 食品安全管理人员职责

（1）建立健全食品安全管理制度，明确食品安全责任，落实岗位责任制。

食品安全管理制度主要包括：从业人员健康管理制度和培训管理制度；加工经营场所及设施设备清洁、消毒和维修保养制度；食品、食品添加剂、食品相关产品采购索证索票、进货查验和台账记录制度；关键环节操作规程，餐厨废弃物处置管理制度；食品安全突发事件应急处置方案，投诉受理制度以及食品药品监管部门规定的其他制度。

（2）制订从业人员食品安全知识培训计划并加以实施，组织学习食品安全法律、法规、规章、规范、标准、加工操作规程和其他食品安全知识，加强诚信守法经营和职业道德教育。

（3）组织从业人员进行健康检查，依法将患有有碍食品安全疾病的人员调整到不影响食品安全的工作岗位。

（4）制订食品安全检查计划，明确检查项目及考核标准，并做好检查记录。

（5）组织制订食品安全事故处置方案，定期检查食品安全防范措施的落实情况，及时消除食品安全事故隐患。

（6）建立食品安全检查及从业人员健康、培训等管理档案。

（7）承担法律、法规、规章、规范、标准规定的其他职责。

一方面，这七项职责为食品生产经营单位设立食品安全管理员岗位，明确其职责、权力提供了依据，也为食品安全管理员开展工作提供了"尚方宝剑"。从而从根本上解决了餐饮单位内部食品安全管理员应该干什么和怎么干的问题。企业必须首先赋予食品安全管理员充分和合理的管理权限，以使其能切实督促检查安全制度和要求的执行情况，并在发现违反安全要求的行为时有权直接纠错。食品安全管理员的有关具体职责，应由企业以企业法定代表人或负责人授权并签署有关文件的形式予以明确规定，并予以公布，以便于操作执行和监督实施。

另一方面，这七项职责也成为考核食品安全管理员是否称职的标准。

 知识拓展

世界卫生组织提出的饮食安全十要素

1. 煮好的食物应立即食用，食物在常温下存放4~5 h是最危险的。
2. 食物特别是动物性食物因一般带有病原体，应熟食。
3. 最大可能地选择已加工处理过的食物。
4. 无法一次食用完的食物应在低温环境下保存。
5. 存放过的熟食应加热后再食用。
6. 生食与熟食应严格分开。
7. 保持厨房厨具、餐具的清洁卫生。
8. 处理食物之前要洗手。
9. 避免让小动物接触食品。
10. 饮用水要保持清洁，尽量不要饮用生水。

第三节　食品从业人员的卫生管理及职业道德

一、食品从业人员的卫生管理

（一）食品从业人员的健康管理

食品在生产经营过程中容易受到病原体污染，成为食源性疾病特别是肠道传染病的传播媒介。如果食品从业人员身体携带病原体或处在患病期间，极有可能通过污染食品将其进一步传播给消费者，引发食物中毒或其他食源性疾病。所以，所有食品从业人员，包括新参加工作的人员都必须取得健康合格证明后方可上岗。

员工有发热、腹泻、皮肤伤口感染、咽部炎症等病症时，应主动报告食品安全管理员，不应隐瞒实情。

另外，还要求食品生产经营单位，尤其是大、中型食品生产经营单位应建立食品从业人员健康档案。健康档案内容包括：从业人员基本情况，每天上岗前健康状况检查记录。健康档案至少应保存12个月。

对食品从业人员健康的具体要求：

（1）食品从业人员（包括新参加和临时参加工作的人员）在上岗前应取得健康证明。

（2）每年进行一次健康检查，必要时进行临时健康检查。

（3）患有痢疾、伤寒、甲型肝炎等消化道传染病（包括病原携带者），活动性肺结核，化脓性或者渗出性皮肤病等有碍食品安全的疾病者，不得从事接触直接入口食品的工作。

（4）餐饮服务提供者应建立每日晨检制度。有发热、腹泻、皮肤伤口或感染、咽部炎症等有碍食品安全的疾病的人员，应立即离开工作岗位，待查明原因并治愈后，方可重新上岗。

（二）食品从业人员个人卫生

讲究个人卫生，养成良好的卫生习惯，不仅关系到自身健康，也关系到广大消费者的身体健康。食品从业人员个人卫生主要应从以下三个方面考虑：

1. 个人一般卫生

食品处理区从业人员个人一般卫生主要涉及四个方面：

（1）操作时要穿符合要求的（一般为白色）的清洁的工作服、戴工作帽。

（2）头发不得外露，以防止头发或者头皮屑在操作中掉入食品中。

（3）不得留长指甲，不得涂指甲油。员工手指甲的长度不能超过指端，指甲如果超过指端，内部容易存有污物，有可能会污染食品。

（4）员工在操作时不得佩戴饰物，以防掉入食品中造成污染。

餐厅服务人员除可不戴工作帽外，其他要求与食品处理区人员要求相同。

2. 手的卫生

由于手是人体接触食品最多的部位，因此，手的卫生非常重要。专间以外的员工在开始工作、处理食物前，在处理生食物、便后、处理污染用具或废物、咳嗽、打喷嚏、擤鼻、触摸身体某些部位后，均应洗手并消毒，使手部保持清洁。接触直接入口食品的人员，应特别强调对双手的清洗消毒，不仅是操作前要洗手消毒，而且在操作中也要根据情况适时地消毒双手。

3. 个人卫生管理

服务人员在传递饭菜时，注意不得将手指伸进饭菜中；不得穿戴专间工作衣帽从事与专间内操作无关的工作，若要从事与专间操作无关的工作，应脱掉专间工作衣帽；个人衣物及私人物品不得带入食品处理区，应存放在更衣室；员工不得在食品处理区内吸烟、进食，如果需要，必须远离食品处理区；食品处理区不允许非工作人员进入，如果因工作需要，应按工作人员要求做好准备后再进入；专间员工不能穿戴专间工作衣帽离开专间。

（三）食品从业人员工作服管理

工作服具有一定的防护作用，因此对工作服的管理主要考虑以下三个问题：

1. 工作服颜色

从业人员工作服最好用白色或浅色布料做成，便于辨别干净程度，选择清洗保洁时间。

2. 工作服清洗保洁制度

工作服应有清洗保洁制度，做到定期更换，随时清洗，保持清洁。规定工作服清洗的时间，每周至少洗涤三次。不同区域员工的工作服应分别清洗消毒。食品加工和销售的工作服应分开清洗，并有清洁的放置场所，不得随意放在地上或者不清洁的地方。脱下的工作服应放在更衣柜内，有条件的情况下应用紫外线消毒。接触直接入口食品人员的工作服应每天进行更换。

3. 工作服管理

从业人员便前应在更衣室内脱去工作服。卫生间门口应该设置洗手消毒设施。卫生间内要有防蚊蝇设施，保持良好通风、地面干燥、清洁卫生。准备清洗的工作服不要放在食品处理区，以免污染食品。为了便于更换清洗，从业人员工作服每人应至少有2套或以上。

（四）食品从业人员培训要求

（1）从业人员（包括新参加和临时参加工作的人员）应参加食品安全培训，合格后方能上岗。

（2）从业人员应按照培训计划和要求参加培训。

（3）食品安全管理人员原则上每年应接受不少于40 h的餐饮服务食品安全集中培训。

培训的目的：培训从业人员是为了提高其食品安全和相关法律法规知识水平，增强其食品安全意识和责任，以促进自身管理。

培训的内容：包括相关法律、法规、规范、标准和食品安全知识、食品制作各岗位操作规程等。岗前培训重点内容为相关法律、法规、规范、标准和食品安全知识；在职培训重点内容为食品安全知识、食品制作各岗位操作规程等。例如，污染的食品对人体健康可能造成的危害，如何操作才不至于造成食品污染，一旦造成食品污染要承担的法律责任。

培训的组织：培训工作主要应由食品生产经营单位负责，即生产经营者应制订从业人员教育和培训计划，组织各部门负责人和从业人员参加各种岗前及在职培训。单位也可以组织从业人员参加由各级食品监督管理机构和与食品有关的协会举办的培训班。

培训的形式：培训形式可以多种多样，因地制宜，因材施教，因人而异。例如集中培训、面对面培训、现场示范、案例分析、角色扮演。

二、食品安全领域的职业道德

食品从业人员在食品安全领域中，应该遵守的职业道德有以下四个方面：

1. 尽心尽力，对顾客健康负责

消费者所需要的大量食品，都是由食品从业人员生产、加工、储存、运输、销售的。如果在工作过程中稍有疏忽，就会造成食品污染，就有可能把有毒有害的食品带给消费者，给消费者的健康带来威胁和损害。因此，每个食品从业人员都应该以主人翁的态度，对消费者的健康负责。这不仅表现为一种高尚的职业道德观念，更重要的是使消费者受益的高尚的职业道德行为。

2. 养成良好的卫生习惯

食品安全在某些方面是与食品从业人员的个人卫生和职业习惯分不开的。良好的卫生行为和习惯，在某种程度上，可以起到防止食品污染的作用，而这种良好的卫生行为和习惯，在食品安全领域是一条重要的职业道德。但不应只理解为对个人讲究卫生，同时还应包括使用食品用工具和容器的卫生习惯、处理生熟食品的卫生习惯等。

3. 端正经营思想，安全质量第一

食品生产经营活动，离不开提高经济效益的因素，但这绝不是单纯追逐利润。食品企业，应以为人们提供营养丰富、安全的食品为宗旨。反之，唯利是图、掺假掺杂、粗制滥造的可耻行为，是应该受到职业良心的责备和社会舆论的谴责的。

4. 学好食品安全科学知识

食品安全是一门科学，而保证食品质量安全必须要以科学知识为指导，如果食品从业人员不掌握一定的食品安全科学知识，那么"保证食品安全质量，把好安全这一关"就只是一句空话。

第四节 食品储存、运输、销售及烹饪过程的安全

一、食品储存、运输、销售过程的安全

1. 食品储存

食品储存的基本要求在于控制食品的腐败变质，消灭或控制微生物的繁殖，抑制组织酶

的活性，保持食品固有的性状及食品中的营养素，延长食品的可供食用期限，保证餐饮企业的食品原料供应。

餐饮企业储存各类食品的仓库应按原料、半成品、成品分开，要考虑各类食品污染的程度，生食与熟食分开，有特异气味的食品（如海产品）与容易吸收气味的食品（如面粉、茶叶、饼干）不能储存一起。储存杀虫剂和其他有毒物品的仓库，严禁储存食品。

食品储存仓库首先应做好防霉工作，其温度和湿度应有一定的要求。低温保藏仍是目前我国食品企业主要的储存方法，可较长时间保藏肉、鱼、蛋、乳、蔬菜、水果等易腐败变质的食品。蔬菜、水果还可用臭氧保存。仓库的温度和湿度应保持恒定，有条件的地方要装置空气调节器，防止温、湿度骤变影响仓库食品的储存期。此外，仓库应有清洁安全制度，定期检查防鼠灭鼠的效果和进行清扫消毒，避免灰尘、细菌和异物的污染。要加强入库食品的验收工作和库存食品的卫生质量检查，发现问题及时处理。对库存食品应"先进先出"，加强周转，尽量缩短储存期。

2. 食品的运输

食品运输过程的安全要求有以下四个方面：

（1）防止食品及原料在运输过程中污染，要求运输食品的交通工具以及容器、用具必须符合卫生要求，并建立清洗消毒的安全制度。对于直接入口的食品，应采用"以箱换箱"的方法，不再用手盘点食品。市内运输食品，要有专用车辆，要使用密闭容器装载运输，避免沿途灰尘污染。

（2）生熟食品、食品与非食品、卫生质量差的食品与卫生质量良好的食品均应分别装运。根据食品的性质，还应该有具体的运输条件，如长途运输易腐败变质的食品要用冷藏运输工具。

（3）严禁使用装载过农药、化肥或其他有毒物品的运输工具装运食品。

（4）提高运输效率，缩短运输时间，尽量避免拆包重装，防止食品在运输过程中受污染和腐败变质。

3. 食品的销售

食品销售是保证食品质量安全的最重要的一个环节。通过销售，食品最终到达消费者手中。尤其是直接入口食品的质量安全，与人民健康的关系最为密切，因此必须充分注意销售的卫生。为此必须做到：

（1）加强《食品安全法》的宣传教育，健全各类规章制度和奖惩措施，对出售检验不合格的食品，或造成食物中毒事故，危害人民身体健康，情节严重者要依法惩办。

（2）加强食品从业人员的食品安全知识学习，提高对食品安全科学知识和食品污染危害性的认识，养成良好的安全习惯，自觉地做好防止食品污染的工作。

（3）尽量做到销售过程密闭化、自动化，避免食品暴露，出售食品时要钱货分开，减少污染机会。

（4）直接食用的食品，消费者和营业员都不能用手挑拣。餐饮企业必须要使用对人体无害的薄膜袋、蜡纸、硬纸盒对食品分包，这样既避免由人手直接接触所造成的污染，又可保持食品原有的色、香、味。

（5）做好食品从业人员的健康管理，这是贯彻"预防为主"的一项重要措施。

二、烹饪过程的安全

1. 烹饪安全要求

（1）烹饪前应认真检查待加工食品，发现有腐败变质或者其他感官性状异常的，不得进行烹饪加工。

（2）不得将回收后的食品经加工后再次销售。

（3）需要熟制加工的食品应烧熟煮透，其加工时的食品中心温度应不低于70℃。

（4）加工后的成品应与半成品、原料分开存放。

（5）需要冷藏的熟制品，应尽快冷却后再冷藏，冷却应在清洁操作区进行，并标注加工时间等。

（6）用于烹饪的调味料盛放器皿宜每天清洁，使用后随即加盖或苫盖，不得与地面或污垢接触。

（7）菜品用的围边和盘花应保证清洁新鲜、无腐败变质，且不得回收后再使用。

2. 烧烤加工安全要求

（1）加工前应认真检查待加工食品，发现有腐败变质或者其他感官性状异常者，不得进行加工。

（2）原料、半成品应分开放置，成品应有专用存放场所，避免受到污染。

（3）烧烤时应避免食品直接接触火焰。

对烹调方法的研究发现，烧烤时将食物直接接触火焰或食物油脂滴落到火焰上，会发生高温热聚合作用而使苯并芘的形成量增加。苯并芘主要分布于肉的表面，距热源较远的地方苯并芘含量较低。可以通过下列措施避免食物直接接触火焰及避免食物油脂滴落到火焰上，以减少烤制过程中苯并芘的产生。

① 避免焦化；② 尽可能使用电热法烤制，少用煤炉、柴炉、草炉、木炭烤制；③ 做好脂滴的回收利用；④ 烤制时使用文火，避免火焰与食物接触；⑤ 尽量在低温下烤熟；⑥ 宜选用脂类含量较低的原料烤制。

通过选择适当的烧烤方法，可以达到提高烧烤食品安全性的目的。

3. 凉菜配制安全要求

凉菜供应在餐饮业中属高风险经营品种，因食用凉菜引起的食物中毒比较常见。由于其制作过程不需加热，加工过程中防止有毒有害物污染就非常关键。凉菜配制过程的原料，配制空间，使用的容器、工具，制作凉菜的过程等任何环节出现污染，后续工艺均无法有效去除该有害因素。

（1）先对手进行清洗消毒。加工前应认真检查待加工食品，发现有腐败变质或者其他感官性状异常者，不得进行加工。

（2）专间内应当由专人加工制作，非操作人员不得擅自进入专间。

（3）专间每餐（或每次）使用前应进行空气和操作台的消毒。使用紫外线灯消毒的，应在无人工作时开启 30 min 以上，并做好记录（较好的消毒办法是班前班后无人时开启 30 min 以上，而且要把紫外灯开关设置在专间外，减少紫外线对从业人员的危害）。

（4）专间内应使用专用的设备、工具、容器，用前应消毒，用后应洗净并保持清洁。

（5）供配制凉菜用的蔬菜、水果等食品原料，必需清洗处理干净后才能带入专间。

（6）制作好的凉菜应尽量当餐用完。剩余尚需使用的应存放于专用冰箱中冷藏或冻藏。

（7）职业学校、普通中等学校、小学、特殊教育学校、托幼机构的食堂不得制售凉菜。

4. 生食海产品加工安全要求

生食海产品是一些中高档餐馆供应的高风险餐饮品种，与水果拼盘和现榨果蔬汁类似，要求生食海产品必须在专用操作场所内进行，并对其操作过程有更为严格的规定。

从食品安全的角度，生食海产品较果蔬汁和水果具有更大的风险，食用不符合安全要求的产品极易发生食物中毒或食源性疾病，因此用于加工的生食海产品必须保证其本身在细菌、寄生虫、病毒、天然有毒物质等方面是安全的。

生食海产品在加工过程中可能受到的污染，除人员、环境和用具外，对于从整个水产品个体（如整条鱼、象鼻蚌）开始加工的餐饮单位而言，另一重要的污染来源是水产品本身，因为水产品表面常带有致病微生物，如副溶血性弧菌。因此在加工此类生食海产品时，必须采取一定的措施，如分切前先对水产品表面进行消毒，避免其内部的可食部分受到污染。

由于生食海产品是不经加热处理的品种，不可避免地含有一定量的细菌，极易发生变质，且风险较果蔬汁和水果更大。故规定加工后的生食海产品应当放置在食用冰中保存并用保鲜膜分隔，从加工后至食用的间隔时间不得超过 1 h，从温度和时间两方面保障食用安全，同时使加工后的生食海产品不受冰块可能带来的污染。另外，待分餐或加工后的生食海产品在规定食用时间内以适当方式存放于冷藏设施中保鲜效果更好。

（1）用于加工的生食海产品应符合相关食品安全要求。

（2）加工前应认真检查待加工食品，发现有腐败变质或者其他感官性状异常者，不得进行加工。

（3）从事生食海产品加工的人员操作前应清洗、消毒双手，操作时佩戴口罩。

（4）用于生食海产品加工的工具、容器应专用。用前应消毒，用后应洗净并在专用保洁设施内存放。

（5）加工操作时应避免生食海产品的可食部分受到污染。

（6）加工后的生食海产品应当放置在密闭容器内冷藏保存，或者放置在食用冰中保存并用保鲜膜分隔。

（7）放置在食用冰中保存时，加工后至食用的间隔时间不得超过 1 h。

5. 水果拼盘及现榨饮料制作安全要求

水果拼盘和现榨饮料是经现场分切、压榨等简单加工，无须加热就供消费者食用的直接入口食品，属较高风险品种。

水果拼盘及现榨饮料易被污染的原因：

（1）操作人员频繁接触食品是加工时可能造成污染的主要原因之一。餐饮业内从事水果拼盘和现榨饮料加工的人员在操作前更衣、洗手并进行手部消毒和佩戴口罩，就是为了有效防止人员通过手、工作服等对食品造成污染。

（2）水果拼盘和现榨饮料加工时可能受到污染的另一个主要来源，就是加工的设备和用具。因而规定：首先要求设备、用具应专用，尤其是要杜绝与加工生食品原料的混用；其次要求用后就应洗净，避免果蔬残渣残留在设备、用具上引起细菌繁殖，并进行保洁防止洗净后的设备、用具受到再次污染；最后要求每餐次使用前应消毒，杀灭设备、用具上的细菌。

（3）食品本身的卫生和品质是保障其安全的主要因素，所以要求瓜果食品本身应新鲜，在进行加工前必须进行处理以符合食品安全要求，包括剔除不可食部分和进行洗净消毒。

（4）由于制作过程不加热，新鲜蔬果内不可避免地含有一定量的细菌。在适宜温度及营养条件下，一个细菌经 6 h 的连续繁殖大约就可变成 26 万个，水果拼盘和现榨饮料本身含有丰富的营养素、充足的水分及生物酶等，构成良好的微生物培养基，极易使制作好的食品发生安全和品质的劣变。因此制作的水果拼盘和现榨饮料最好是现制作现食用，若隔餐供应风险极高。

水果拼盘和现榨饮料制作必须遵守下列规范：

（1）从事饮料水果拼盘和现榨饮料制作的人员，操作前应清洗、消毒手部，操作时佩戴口罩。

（2）用于饮料水果拼盘和现榨饮料制作的设备、用具、容器应专用。每餐次使用前应消毒，用后应洗净并在专用保洁设施内存放。

（3）用于制作水果拼盘和现榨饮料的蔬菜、水果应新鲜，未经清洗处理干净的不得使用。

（4）用于制作现榨饮料、食用冰等食品的水，应为通过符合相关规定的净水设备处理后或煮沸冷却后的饮用水。

（5）制作现榨饮料不得掺杂、掺假及使用非食用物质。

（6）制作的水果拼盘和现榨饮料当餐不能用完的，应妥善处理，不得重复利用。

6. 面点制作安全要求

（1）加工前应认真检查待加工食品，发现有腐败变质或者其他感官性状异常者，不得进行加工。

（2）需进行热加工的，食品中心温度应不低于70℃。

（3）未用完的糕点馅料、半成品，应冷藏或冻藏，并在规定存放期限内使用。

（4）奶油类原料应冷藏存放。水分含量较高的含奶、蛋的糕点应在高于60℃或低于10℃的条件下储存。

7. 食品再加热安全要求

（1）保存温度低于60℃、高于10℃，存放时间超过2 h的熟食，需再次利用的应充分加热。加热前应确认食品未变质。

（2）冷冻熟食应彻底解冻后经充分加热方可食用。

（3）加热时食品中心温度应在70℃以上，未达到加热标准的食品不得食用。

冷冻熟食因解冻不彻底、加工时间或温度不够而造成食物中毒的事故非常常见，因此冷冻熟食应彻底解冻后经充分加热方可食用。彻底解冻应以冷冻食品恢复到正常状态为宜，解冻所需的时间因解冻环境温度、食品大小及食品本身特性等因素不同而异。食品从业人员应根据经验判断不同食品彻底解冻所需的时间，从而进行相应的操作。如解冻米饭以用筷子能轻松搅松米饭为彻底解冻。

👆 **知识拓展**

什么是转基因食品

转基因食品又称基因工程食品，是指利用基因工程技术改变基因组构成。将某些外源性基因转移到动物、植物或微生物中，改造其遗传物质，使其性状、营养价值或品质向人们所需的目标转变，并由这些转基因生物加工生产的食品。

20世纪70年代初，由于发现了能够在特异位点切开DNA的限制性内切酶和DNA连接酶，使人们可以按照自己的意愿切割和分离DNA，并将不同的DNA片段组装在一起后导入其他生物体内，促进了生物改良基因工程技术的发展。利用转基因技术定向改良作物，大大加速了优良作物的筛选和培育过程。转基因食品由此产生、发展，并成为食品领域的新热点。

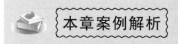 **本章案例解析**

儿童的灾难，成人的罪过

安徽阜阳劣质奶粉事件导致100多名儿童受害，13名儿童死亡。经媒体披露后令人震惊，引起社会各界的关注。造假者为了牟取暴利不惜牺牲消费者的生命的行为确实可恶，而当地那些"常在河边走"的职能部门对自己的职业责任心、职业道德和职业操守也应该向公众做出公开检讨。儿童的灾难是成人的罪过！奶是婴儿的第一膳食，是婴儿维持健康和生长发育所必需的营养素来源。劣质奶粉的核心问题就在于其营养价值太低，造成婴儿营养不良，连婴儿的健康都难以维持，更不用说促进生长发育。那么，什么样的饮食才算是营养膳食呢？作为营养膳食，应该具备以下五大特点：

（1）充分性　食物必须提供足量的各种必需营养素、膳食纤维和能量。

（2）平衡性　所选择的食物不能因过分强调某一种营养素或某类食物而忽略了其他。例如，大部分含铁丰富的食物含钙量都很少，钙的最佳来源是奶和奶制品，而它们却恰恰含铁量极少，在一定的食量下过分地摄入奶或奶制品就可能把含铁丰富的食物排挤在外，造成机体缺铁。

（3）控制热量　保证从食物中摄取的能量与人体活动所消耗的能量相平衡，这样有利于控制体内脂肪含量和体重。

（4）适度性　为了健康，某些营养成分的摄入，如脂肪、蔗糖和盐等都应受到控制。"适度"并非"戒绝"。一条重要的原则是，保证脂肪的摄入量不超过总能量摄入量的30%。如经常吃牛排或冰淇淋可能会有害，但是在适度饮食中每周吃一次也没什么关系，如果是一个月吃一次那连一点负面影响都不会有。又如，膳食中含有一定量的纤维对消化系统的健康有好处，但纤维过多就会导致营养素丢失。

（5）多样性　没有一种食物能充分供给人体所需要的全部营养素。食物中的一些不太为人所知的非营养成分可能对健康很重要。另外，单调的食物可能会带来大量的污染物或毒素，这些成分可以通过同时食用其他食物而被稀释。最后，多样性还可以增加生活情趣，尝试新食物能给人带来享受与快乐。

《食品安全法》相关　　《食品安全法》相关　　《食品安全法》相关

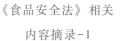

内容摘录-1　　　　　内容摘录-2　　　　　内容摘录-3

本章小结

责任重于泰山

　　一位资深的法国营养学家曾经说过："一个民族的命运，要看他吃的是什么和怎么吃。"对"吃"的管理也同等重要。为了国民的健康，我国有自己的《食品安全法》，有自己的食品GMP，我们有食品质量标准，有烹饪操作卫生制度，并且还在不断地改进与完善管理制度。我们还需要一个非常重要的素质，那就是责任心。

思 考 题

1.《食品安全法》的内容主要包括哪几个方面？

2. 饮食卫生"五四"制的内容是什么？执行卫生"五四"制有何重要意义？

3. 环境卫生包括哪些方面？简述厨房卫生内容。

4. 消毒有哪几种方法？各用于哪些方面？

5. 餐厅和食品仓库应注意哪些卫生问题？

6. 食品从业人员应该遵守哪些职业道德？

7. 请按照"实习三"的内容与方法写出一份调查报告。

8. 简述烹饪过程中对生食海鲜的安全要求。

9. 制作凉拌菜有何安全要求？

实 习 指 导

实习一　膳食营养调查

营养调查是了解人们营养状况的重要方法，通过调查，可以发现存在的问题，以便采取措施，及时改进，更好地满足人们合理营养的要求。

完整的营养调查应该包括膳食调查、体格营养状况检查和生化检验三个方面的工作。

膳食调查

调查用膳者一定时期内的食品消耗量，计算出平均每人每天摄取的能量，各种营养素的种类和数量，并对烹调方法、膳食调配以及食堂卫生状况进行了解。调查方法可根据情况采用询问法、称重法和记账法三种。调查的范围根据目的和需要，可分为团体膳食调查（如工厂、学校、幼儿园）和家庭膳食调查。个人膳食调查则在某些特殊情况下应用，如调查患有与膳食有关的某些疾病（如心血管病）。

体格营养状况检查

应用临床体征检查的方法来观察与营养状况有关的一些项目，确定用膳者有无营养缺乏的症状与体征，以及生长发育是否正常等。

生化检验

膳食中营养素的轻度缺乏，尚不足以引起典型的临床症状，但人体生理功能可能已有改变，可借助血、尿、便的生化检验早期发现。例如，缺乏维生素 B_1 时血和尿中丙酮酸含量增高，维生素 B_1 负荷试验时尿中维生素 B_1 排出减少；血清碱性磷酸酶水平可说明维生素 D 的营养状况。从而可了解营养素在体内吸收、利用和储存的情况。

以上有关营养调查的体格营养状况检查和生化检验的内容，只做一般知识性介绍，本次实习只进行膳食调查（记账法）。

一、目的要求

（1）了解膳食调查的意义。

（2）初步掌握膳食调查的方法和食物成分表的应用。

（3）学会膳食评价的方法。

二、内容与方法

用记账法调查一个膳食团体的膳食，计算摄入营养素的量，并从合理营养的角度做出评价。膳食调查的方法一般有以下三种：

（一）询问法

询问一定时期内所摄取的食物种类和数量，同时询问进食者人数、年龄、职业、日常工作和生活情况，列表进行登记分析。此法不够精确，但比较方便，可以粗略估计用膳者的营养素摄入情况。

（二）称重法

此法比较精确，是对每餐各种饭菜生熟食品及调味品都称重记录，包括吃剩的饭菜，并统计用膳人数，得到每人每日所摄入营养素的情况。称重法最少调查 7 d。

（三）记账法

此法比较常用，也较简便。一般应调查 7 d。在调查开始前一天的晚餐后，将库存各种食品包括晚餐剩余食品进行称重，此后逐日登记食品购入的数量（表实 1-1），最后将原库存量加上逐日购入量再减去调查最后一餐的库存量，则为调查期间共消耗的食品量。将几天内消耗食品总量除以调查期间进膳总人数，得出平均每人每天摄取食品的重量（消耗量），然后应用"食品成分表"计算各种食品可食部分数量，再算出所摄取的蛋白质、脂肪、糖、热量……将食品中摄取的各类营养素分别相加，即为平均每人每天摄入各种营养素量（表实 1-2）。如被调查的对象均属同一类型，即可参照"每日膳食中营养素供给量"标准进行膳食评价。如果营养摄入量占供给量标准的 50% 以上，可不出现缺乏症状，但不能保证机体有足够的储存量；在特殊生理或病理情况下，需要量增高时，易产生缺乏症状；低于 50% 则可出现缺乏症。

膳食的评价除上述外，还需要按以下项目进行分析：

（1）能量来源　蛋白质、脂肪、糖类各占多少比例。

（2）蛋白质来源　动物性食品、谷类、豆类、其他植物性食品各占多少比例。

（3）钙磷比例。

（4）每 4 180 kJ(1 000 kcal)能量，硫胺素(维生素 B_1)、核黄素(维生素 B_2)、烟酸(维生素 B_3)的摄入量，成人的硫胺素及核黄素均是 0.5 mg 以上为优，烟酸 5 mg 为优。

（5）膳食的多样化，所摄取食物的色、香、味，烹调方法(特别要考虑营养素的损失)。

根据以上结果，总结该膳食的优缺点，提出改进意见。

三、课题

利用记账法调查某学校学生食堂的膳食共 7 d。进行调查时主要获得两个资料：

（1）调查期间共消耗食品的种类和数量。

（2）调查期间进膳人数、年龄、性别、劳动强度与生理状况。

每天各餐的进餐人数登记于表实 1-3 中。

由于三餐进食的比例不同，一般早餐占 1/5，中餐、晚餐各占 2/5，故首先需算出 7 d 进餐的总人日数。假设 7 d 早餐人数共计 1 727 人，则折合人日数为 $1\,727\times\dfrac{1}{5}=345.4$；午餐人数共计 1 742 人，则折合人日数为 $1\,742\times\dfrac{2}{5}=696.8$；晚餐人数共计 1 736 人，则人日数应为 $1\,736\times\dfrac{2}{5}=694.4$，将三餐的人日数相加，345.4+696.8+694.4=1 736.6 即为 7 d 进餐的总人日数。

表实 1-1　食物出入量记录表　　　　　调查日期：　　　单位：

类　　别	毛豆									
结存量										
第一天										
第二天										
第三天	71									
第四天										
第五天										
第六天										
第七天										
剩余量										
7 d 消耗总量	71									
平均每人每天消耗量	41									
备注										

表实 1-2 平均每人每天营养素摄入量计算表

日期：

项目	消耗量 /g	可食重量 /g	蛋白质 /g	脂肪 /g	糖 /g	热能 /kcal	钙 /mg	磷 /mg	铁 /mg	胡萝卜素 /mg	维生素 B₁ /mg	维生素 B₂ /mg	烟酸 /mg	维生素 C /mg
稻米（籼）（标一）男	500													
稻米（籼）（标一）女	460													
毛豆（青豆）*	41	21	2.9	1.2	1.5	28.1	21	46	1.3	0.06	0.07	0.03	0.36	5.3
平均每人每天摄入量男														
平均每人每天摄入量女														
摄入量/供给量标准 ×100=% 男														
摄入量/供给量标准 ×100=% 女														

注：*是以毛豆为例，其他食物均按此计算。1 kcal=4.18 kJ。

填表人：_____

表实 1-3　每天各餐进餐人数登记表

餐别	第一天	第二天	第三天	第四天	第五天	第六天	第七天	共计 (A)	折合人日数
早餐									$A \times \dfrac{1}{5} =$
中餐									$A \times \dfrac{2}{5} =$
晚餐									$A \times \dfrac{2}{5} =$
								总人日数 =	

一般情况下中职学校男学生（16~19 岁）的平均每人每天食品摄入量以 500 g 计，女学生以 460 g 计。两数字可直接填入表实 1-2 "消耗量"栏内，分别计算各种营养素含量。其他副食品摄入量男女同学相等。

副食品购入量以千克计，需换算成克再除以总人日数，即为该食品平均每人每天的消耗量。设 7 d 内消耗毛豆 71 kg，则平均每人每天毛豆消耗量为 $\dfrac{71\,000(\text{g})}{1\,736.6(\text{人日数})} \approx 41$ g。其他各种食品均按此法将实际消耗量换算成平均每人每天消耗量，填入"消耗量"栏内，然后查食物成分表，再以该食品的可食重量①来计算出各种营养素的含量。

实习二　塑料包装材料和容器的检验

一、目的要求

掌握塑料包装材料和容器定性检验方法。

二、内容与方法

（一）燃烧试验

因食用塑料包装一般是由合成树脂加工而成，因而可取样本采用燃烧法鉴别其安全成分（表实 2-1）。在进行试验时，注意安全防护。

（1）观察样本是否容易点燃。

---

① 可食重量是指从市场购买来的食物去掉废弃部分。

（2）从火源拿出样本，观察是否继续燃烧。

（3）观察燃烧火焰的颜色与纯净度。

（4）观察样本软化、膨胀等状态。

表实 2-1　塑料样本燃烧试验

化学物	燃烧情况	自燃性（离火后）	火焰特征	燃烧后的特征	气味
聚氯乙烯	难燃	不燃	上端黄色、底部绿色	软化、卷曲、变黑	氯的特异臭
聚乙烯	易燃	燃烧	上端黄色、底部蓝色	蜡样，熔融滴落	同石蜡燃烧臭味相同
聚丙烯	易燃	燃烧	上端黄色、底部蓝色	膨胀滴落	石油臭
聚苯乙烯	易燃	燃烧	橙黄色、有浓黑烟	软化	苯乙烯的单体臭
脲醛	难燃	不燃	黄色、上端淡蓝色	膨胀、龟裂、燃烧端成白色	尿素甲醛的特异臭
酚醛（无填料）	难燃	不燃	黄色火花	膨胀龟裂	酚臭
酚醛（木粉填料）	缓燃	不燃	黄色、黑烟	膨胀，不现裂缝	木头、甲醛气味、酚臭
三聚氰胺	难燃	不燃	淡黄色	膨胀、龟裂、燃烧端成白色	类脲醛树脂特异臭

（二）感官检查

1. 外观检查

仔细观察样本的外观，表面应平滑，有光泽，无特殊臭味。

2. 浸水试验

将沸水倒入容器内，泡 10 min，水浸出液不应染色，不应混浊，不应有异味。容器表面应保持原有光泽，无任何变化。

3. 褪色试验（染料释出试验）

装盛油脂的容器，必须检查油对其的浸蚀情况，以及是否存在被油溶解的物质。将容器先用水洗净擦干，然后用一块清洁的脱脂棉蘸取少量植物油（油色尽可能浅一些）。在容器内壁小面积内用力往返擦拭不小于 100 次，棉不应染色，擦拭表面不应失去原有光泽。

实习三 餐饮企业的参观调查

一、目的要求

了解餐饮企业的基本卫生要求与卫生制度。

二、内容与方法

参观一个食堂，了解其建筑设备、食品原料采购、保管、加工、烹调卫生状况，食具卫生制度，工作人员卫生制度。注意存在的卫生问题，做出评价，提出改进意见。

（一）听取食堂基本情况和卫生工作情况的介绍

（1）食堂名称，所属部门，食堂的组织机构。

（2）就餐对象、人数、就餐方式。

（3）过去和现在的卫生情况，有否发生过食物中毒，当时的情况如何。

（二）参观调查

1. 地段选择

食堂的位置、距污染源（卫生间、垃圾站、畜舍及其他蚊蝇孳生地）的最短距离。

2. 食堂的建筑与配置

（1）食堂的组成（厨房、餐厅、烹调准备间、配餐和出售间，仓库和工作人员生活室等）。

（2）建筑的配置是否按流水作业的要求配置。如原料储存、拣洗、切配、烹调、熟食放置和供应，这些场所是否便于洗刷，便于保持清洁。

（3）厨房的排烟、排气装置设备如何。

（4）防蝇、防鼠、防尘、通风、采光照明的设施。

3. 厨房卫生

（1）上下水道的设备，污水排出通路。

（2）食具和用具的卫生处理，如何洗涤消毒。

（3）有无食品冷藏设备。

（4）食品存放的方式、时间。

（5）食品容器和烹调用具的质料是否污染食品，是否生熟分开。

4. 烹调加工卫生

（1）食品原料是否新鲜，有否混有腐败变质食品。

（2）各种食品烹调加工的方式对保持食品营养素感官性状的影响。

（3）生熟食品是否分别放置，洗、切、配、煮、烧是否有交叉污染的可能。

（4）食品是否烧熟煮透，是否有外熟里生的情况。凉拌菜、凉拌面的卫生处理。

（5）隔餐剩余饭菜的处理，供应前是否回锅烧透。

（6）使用添加剂（糖精、人工合成色素、人造香精）的情况。

（7）炊事人员烹调加工、配餐是否有直接用手抓取食物的情况。

5. 炊事员个人卫生

（1）炊事人员（包括食堂职工）体格检查及带菌检查的情况，对传染病患者的处理。

（2）个人卫生习惯，衣帽、口罩是否保持清洁，工作前和便后是否有洗手习惯。

（3）工作人员是否接受过食品安全知识或营养常识的培训。

6. 经常性卫生制度和食品安全检查制度

（1）食堂的安全制度和安全公约的内容。

（2）餐票的形式。除电子餐票外，其他餐票均不能直接收取，而应存放在专用票据盒内。

（3）对患传染病的进餐者是否能做到隔离餐桌或隔离餐间单独进餐，食具是否分用和严格消毒。

（4）食品出售前的检查制度。

（三）安全评价

根据食品安全调查，就该食堂的卫生状况，肯定其工作经验，提出存在的问题和改进意见，对目前改进有一定困难的方面也应提出建议。

参 考 文 献

[1] 葛可佑. 中国营养科学全书：上、下册［M］. 北京：人民卫生出版社，2004.

[2] Barbara A. Bowman，Robert M. Russell，现代营养学：第9版［M］. 荫士安，汪之顼，王茵，译. 北京：人民卫生出版社，2008.

[3] 盖钧镒. 当代食物安全［M］. 南京：江苏凤凰科学技术出版社，2014.

[4] 中国营养学会. 中国居民膳食指南（2016）［M］. 北京：人民卫生出版社，2016.

[5] 孙长颢，刘金峰. 现代食品卫生学［M］. 2版. 北京：人民卫生出版社，2017.

[6] 张晔. 中国居民膳食指南（家庭实用版）［M］. 北京：电子工业出版社，2017.

[7] 张怀玉. 食品安全与操作规范［M］. 北京：高等教育出版社，2018.

[8] T. 柯林·坎贝尔，托马斯·M. 坎贝尔. 中国健康调查报告［M］. 张宇晖，译. 长春：吉林文史出版社，2006.

[9] 周勍. 民以何食为天［M］. 北京：中国工人出版社，2007.

[10] 杨月欣. 中国食物成分表（2004）：第2册［M］. 北京：北京大学医学出版社，2005.

[11] 杨月欣. 中国食物成分表：第1册［M］. 2版. 北京：北京大学医学出版社，2009.

[12] 杨月欣. 中国食物成分表（标准版）：第1册［M］. 6版. 北京：北京大学医学出版社，2018.

郑重声明

高等教育出版社依法对本书享有专有出版权。任何未经许可的复制、销售行为均违反《中华人民共和国著作权法》，其行为人将承担相应的民事责任和行政责任；构成犯罪的，将被依法追究刑事责任。为了维护市场秩序，保护读者的合法权益，避免读者误用盗版书造成不良后果，我社将配合行政执法部门和司法机关对违法犯罪的单位和个人进行严厉打击。社会各界人士如发现上述侵权行为，希望及时举报，我社将奖励举报有功人员。

反盗版举报电话　（010）58581999　58582371
反盗版举报邮箱　dd@hep.com.cn
通信地址　北京市西城区德外大街4号　高等教育出版社法律事务部
邮政编码　100120

读者意见反馈

为收集对教材的意见建议，进一步完善教材编写并做好服务工作，读者可将对本教材的意见建议通过如下渠道反馈至我社。

咨询电话　400-810-0598
反馈邮箱　zz_dzyj@pub.hep.cn
通信地址　北京市朝阳区惠新东街4号富盛大厦1座
　　　　　高等教育出版社总编辑办公室
邮政编码　100029

防伪查询说明

用户购书后刮开封底防伪涂层，使用手机微信等软件扫描二维码，会跳转至防伪查询网页，获得所购图书详细信息。

防伪客服电话
（010）58582300

学习卡账号使用说明

一、注册/登录

访问http://abook.hep.com.cn/sve，点击"注册"，在注册页面输入用户名、密码及常用的邮箱进行注册。已注册的用户直接输入用户名和密码登录即可进入"我的课程"页面。

二、课程绑定

点击"我的课程"页面右上方"绑定课程"，在"明码"框中正确输入教材封底防伪标签上的20位数字，点击"确定"完成课程绑定。

三、访问课程

在"正在学习"列表中选择已绑定的课程，点击"进入课程"即可浏览或下载与本书配套的课程资源。刚绑定的课程请在"申请学习"列表中选择相应课程并点击"进入课程"。

如有账号问题，请发邮件至：4a_admin_zz@pub.hep.cn。